U0209861

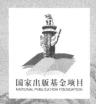
国家出版基金项目
NATIONAL PUBLICATION FOUNDATION

"十二五"国家重点图书出版规划项目

国医大师临床研究

中华中医药学会 组织编写

张琪临床医学丛书

张琪论养生与防病

张晓昀
黄彦彬 主编

张佩青
曹洪欣 总主编

科学出版社
北京

内 容 简 介

　　本书是"十二五"国家重点图书出版规划项目《国医大师临床研究·张琪临床医学丛书》分册之一，获得国家出版基金资助。本书是国医大师张琪教授养生防病专著，全面反映了张琪教授的养生经验和防病思路。全书由总论、养生篇、防病篇三部分组成，共11个章节。总论为张琪教授对历代养生理论的研究和认识，着重论述张琪教授对中医养生与养身的独特见解；上篇为张琪教授养生理论方法研究，详细介绍了张琪教授在继承中医传统养生理论的基础上，结合现代生活实际，提出行之有效的养生方案；下篇为张琪教授对防病即"治未病"研究，主要介绍张琪教授对临床常见的亚健康"未病先防"，以及常见慢性和疑难疾病的"既病防变"的综合保健方案。全书以天人合一、形与神俱、阴阳平衡为中心思想，比较全面地展示了张琪教授70余年的养生防病实践成就，具有十分重要的养生防病研究价值。

　　本书可供中医药院校师生、临床工作者参考使用，也可作为中医养生爱好者及广大人民群众的健康参考书。

图书在版编目(CIP)数据

张琪论养生与防病 / 张晓昀，黄彦彬主编 . —北京：科学出版社，2015.1
（国医大师临床研究·张琪临床医学丛书）

国家出版基金项目·"十二五"国家重点图书出版规划项目

ISBN 978-7-03-042672-7

Ⅰ. 张… Ⅱ. ①张… ②黄… Ⅲ. 养生（中医）–基本知识 Ⅳ. R212

中国版本图书馆 CIP 数据核字（2014）第 284591 号

责任编辑：刘　亚　郭海燕　曹丽英／责任校对：张怡君
责任印制：李　彤／封面设计：黄华斌　陈　敬

科 学 出 版 社 出版
北京东黄城根北街 16 号
邮政编码：100717
http://www.sciencep.com

北京凌奇印刷有限责任公司 印刷
科学出版社发行　各地新华书店经销

*

2015 年 1 月第 一 版　开本：787×1092　1/16
2022 年 1 月第四次印刷　印张：14
字数：395 000

定价：78.00 元
（如有印装质量问题，我社负责调换）

《国医大师临床研究》丛书序

2009年6月19日，人力资源和社会保障部、卫生部和国家中医药管理局在京联合举办了首届"国医大师"表彰暨座谈会。30位从事中医临床工作（包括民族医药）的老专家获得了"国医大师"荣誉称号。这是新中国成立以来，中国政府部门第一次在全国范围内评选国家级中医大师。国医大师是我国中医药事业发展宝贵的智力资源和知识财富，在中医药的继承创新中发挥着不可替代的重要作用。将他们的学术思想、临床经验、医德医风传承下来，并不断加以发展创新，发扬光大，是继承发展中医药学，培养造就高层次中医药人才，提升中医药软实力与核心竞争力的重要途径。

为了弘扬中华民族文化，广泛传播和充分利用中医药文化资源，满足中医药人才队伍建设的需要；进一步完善中医药传承制度，将国医大师的学术思想、经验、技能更好地发扬光大。科学出版社精心组织策划了"国医大师临床研究"丛书的选题项目，这个选题首先被新闻出版总署批准为"十二五"国家重点图书出版规划项目，后经科学出版社遴选后申报国家出版基金项目，并在2012年获得了基金的支持。这是国家重视中医药事业发展的重要体现，同时也为中医药学术传承提供良好契机。国家出版基金是国家重大常设基金，是继国家自然科学基金、国家社会科学基金之后的第三大基金，旨在资助"突出体现国家意志，着力打造传世精品"的重大出版工程，在"弘扬中华文化，建设中华民族共有精神家园"方面与中医药事业有着本质和天然的相通性。国家出版基金设立六年以来，对中医药事业给予了持续的关注和支持。

作为我国成立最早、规模最大的中医药学术团体，中华中医药学会长期以来为弘扬优秀民族医药文化、促进中医药科学技术的繁荣、发展、普及推广发挥了重要作用。本丛书编辑出版工作得到了中华中医药学会大力支持。国家卫生和计划生育委员会副主任、国家中医药管理局局长、中华中医药学会会长王国强亲自出任丛书主编。

作为中国最大的综合性科技出版机构，60年来科学出版社为中国科技优秀成果的传播发挥了重要作用。科学出版社为本丛书的策划立项、稿件组织、编辑出版倾注了大量心血，为丛书高水平出版起到重要保障作用。

本丛书同时还得到了各位国医大师及国医大师传承工作室和所在单位的大力支持，并得到各位中医药界院士的支持。在此，一并表示感谢！

本丛书从重要论著、临床经验等方面对国医大师临床经验发掘整理，涵盖了中医原创思维与个性诊疗经验两个方面。并专设《国医大师临床研究概览》分册，总括国医大师临床研究成果，从成才之路、治学方法、学术思想、技术经验、科研成果、学术传承等方面疏理国医大师临床经验和传承研究情况。这既是对国医大师临床研究成果的概览，又是研究国医大师临床经验的文献通鉴，具有永久的收藏和使用价值。

文以载道，以道育人。丛书将带您走进"国医大师"的学术殿堂，领略他们深邃的理论造诣，卓越的学术成就，精湛的临床经验；丛书愿带您开启中医药文化传承创新的智慧之门。

《国医大师临床研究》丛书编辑委员会
2013 年 5 月

路 序

　　吾友张琪教授天性敦敏，无涉虚浮，皓首穷经，师而不泥，诊病疗疾，出奇制胜，化险为夷，诚吾辈之翘楚，国医之栋梁。近闻张老于九十大寿之际，又将其学术思想和宝贵经验系统整理成书，即将付梓，欣喜之余，仅弁言数行，以表贺忱。

　　张老系首获国医大师殊荣之一，但其素性谦和，毫无骄姿，而是愈感不足，团结同道，唯善是从。不尚空谈重疗效，知行合一。常曰："医乃活人之道，余不自欺亦不欺人也。"故博及各科，尤精研肾病数十载，救人无数，成果丰硕，蜚声华宇。医之大者天下为公，寿臻耄耋，常思中医之振兴，多次建言献策，可谓用心良苦。年虽九十，犹亲临一线，为民服务，实杏苑之楷模。

　　夫名垂青史者，非独名钟鼎于庙廊，垂竹帛于殿堂。《左传》有言："太上立德，其次立功，其次立言，谓之不朽。"而张老利济苍生七十载，起民之天札，而增其寿者，难以数计。自轩辕尊岐伯为天师，探鸿蒙之秘，阐生生之机。制九针，尊养生。神农尝百草，医药始成，开世界医学之先。厥后仲景、皇甫、思邈等历代医家，纷纷著书立说，使中国医药学不断发展，日臻完善。至于近代，运气有别，习性有异，新知不应束之高阁，古论不能弃之不用，发皇古意，融汇新知，为治学之道。张老于鲐背之年，医湛德高，仍好学不倦，立言以传后世，毫无保留公之于众，乃龙江医派今之旗帜。

　　张老养生有术，守恒有节，九十高龄仍耳聪目明，心广体健，实大德者有其寿，为中医之福。研索经典，老而弥坚，博采众长，推陈创新，临证思维，跃然纸上。叹书之宏富，辨病与辨证之精，立法处方遣药之妙等，足可为后世登堂入室之舟楫。

　　吾与张老，既是同乡，又是同道，相知相交数十年，互相砥砺，切磋学问，日有所益。惜吾辈年事已高，不觉间年近期颐，忆往昔民生之多舛，国医之浮沉，感慨良多。曾几何时，中医将废，幸中医同道奋起反抗，仗义执言。看今朝，中医药事业蒸蒸日上，国泰民安，不仅国内繁荣发展，且走出国门，跻于世界医学之林，为人类造福，吾辈欢欣鼓舞，难以言表。

　　祝张老福体康泰，传承后学，再续佳作。愿我后学，若能参阅本书，捷足先登，步入大医之途，则幸矣！

壬辰年孟冬于北京怡养斋

颜　序

杏林耆宿，张琪国医大师，河北乐亭名医之后。幼承庭训，早窥国医之堂奥；未及弱冠，只身闯荡东北。从事中医药临床、教学、科研工作七十春秋，既登堂执鞭，饱育桃李，又坚守临证，未尝一日懈怠；既衷岐黄仲景，遍览金元明清诸家，又与时俱进，借鉴今人之医学成果，通古贯今，活人无算，为北疆龙江医派当今之旗帜，名扬寰宇。近年来兼任上海同济大学中医大师人才传承首席教授，循循善诱，不远万里，几下江南，大家风范，为世所重。为医精勤，诊必有得。关心中医事业，八老上书，传为佳话。

余与张琪先生以医会友，交厚数十载，谈医论艺，获益良多。今逢老友九十寿诞，门人弟子将其历年著作、论文、验案、讲课资料多方整理，汇成一轶。余觉其收罗宏博，取舍谨严，珠玉琳琅，皇然巨制，蔚为大观，兹一出版，必将补苴前失，嘉惠后来，诚为医门盛事，意至美也。欣见杏林又增大作，乐为之序。

颜德馨

壬辰大雪于餐芝轩

总 前 言

张琪是我国著名中医学家、中医临床家、中医教育家，全国著名中医肾病专家，首届国医大师，黑龙江省中医研究院的创建人之一，全国肾病治疗中心奠基人，位列黑龙江省四大名医，当代龙江医派的旗帜，是黑龙江中医发展史上的一座丰碑，更为中医学术上的一代宗师。

张琪历任黑龙江省祖国医药研究所（现黑龙江省中医研究院）研究员、内科研究室主任、副所长、技术顾问；黑龙江中医药大学教授、博士生导师；中华中医药学会常务理事、顾问、终身理事；中国中医科学院学术委员会委员；国务院首批享受政府特殊津贴专家；首批全国老中医药专家学术经验继承工作指导老师；曾当选第五届、第六届全国人民代表大会代表，第七届、第八届黑龙江省政协常委；九三学社黑龙江省省委员会常委、顾问。

张琪出生于中医世家，少承庭训，克绍箕裘，自幼熟读中医经典，秉承祖父"不为良相，便为良医"的谆谆教诲，勤学不倦。青年时期，他亲历国难，为解民众之疾苦，他不顾中医界每况愈下之前景，毅然决然地投身于哈尔滨汉医讲习所，精研中医理论，密切临床实际，博采众长，开始了悬壶济世的一生。新中国成立后，张琪积极响应政府号召，办诊所，兴教学，抓科研，为中医药事业的振兴与发展奔走呼号，鞠躬尽瘁。张琪以其精湛的医术和正派的为人，深受业内外人士的赞颂。

黑龙江省祖国医药研究所自1956年开始筹建，张琪作为其创建人之一，将对中医的满腔热情全部倾注在该所的建设与发展上，奉献出了自己全部精力。并于20世纪60年代即开始致力于肾病的研究和治疗，至今该所已成为全国闻名的肾病治疗中心。张琪从医70年，肩负临床、教学、科研重任，硕果累累，桃李满园。

张琪为学，首重经典，博及医源，探幽索微，无一时虚度。他遍览群书，殚见洽闻，深谙儒家思想精髓，医儒相汇，堪称一代儒医之典范。张琪治学勤勉求真，既不自欺，更不欺人，不尚空谈，但求务实。《脉学刍议》、《张琪临证经验荟要》、《张琪临床经验辑要》、《中国百年百名中医临床家丛书·张琪》、《国医大师临床丛书·张琪肾病医案精选》、《跟名师学临床系列丛书·张琪》、《国医大师临床经验实录·国医大师张琪》等经验集均已付梓，皆源于临床有效实例，真实完整地反映了他的学术思想和临床经验，获得业界人士的广泛赞誉。

张琪为医，怀普治苍生之情，成造福桑梓之事，处世济贫苦，行医为人民。他详审病机，辨证精准，遣方用药，切中肯綮，运用多元化思想，善用大方复法辨治内伤疑难杂病，尤以治肾病经验宏富。他思求经旨，博采众方，师古而不泥，在昌明国粹的同时，不忘融汇新知。利用现代医学技术，结合70年中医临床、教学与科研经验，开展了多项科研课题，成绩斐然，并将科研成果应用于临床，制成系列中成药，减轻了患者的身心痛苦，降低了患者的经济负担，在百姓心中是济世活人的苍生大医。

张琪为师，非常重视中医学术薪火相传，青蓝为继，他承岐伯以《内经》教黄帝、长桑以秘药传扁鹊、公乘阳庆以禁方授仓公之遗风，传道授业，尽心竭力。数十年来，他言传身教，无论其著书立作，或临证讲授，所思所悟，悉心教诲。如今张琪培养的众多弟子，多得心法真传，并在各自领域有所建树。张琪杏坛播春雨，学生杏林散芬芳。张琪以其巨人般宽厚的臂膀，承载着弟子们在中医界的赫赫丰功。

张琪为人，性情平和，如水随形，善利万物而不争；淡泊名利，清净高远，具有崇高的追求和高尚的意趣，将省疾诊病奉为第一要务。其以"不求尽如人意，只愿无愧我心"为座右铭，在自心坦荡之余不忘众生，以海纳百川的胸襟，壁立千仞的气度，广施德泽，行仁义之事，俯仰无愧，心无萦纡，是其能荣登寿域之缘由。生活中，他遵养生之法，御守恒有节之术，虽星霜染鬓，但面色红润，精神矍铄，得享鲐背之寿。

本丛书概括了张琪七十春秋为中医界做出的重要贡献，是对其为人、为医、为师的总结，本丛书成书之时恰逢张琪九十华诞，忝为贺礼。疏漏之处敬祈识者斧正。

《国医大师临床研究·张琪临床医学丛书》编委会
2012年10月1日

前　言

中医养生有几千年历史，其独特核心是重视人体本能，强调自身生命力的发挥，减少药物替代；注重人类活动和自然界的关系，注重遵循自然的变化规律而决定饮食起居的规律。概括起来，就是中医的"以人为本，以和为贵"的核心思想。"以人为本"，就是注重人体正气。《黄帝内经》说"正气存内，邪不可干；邪之所凑，其气必虚"。一个机体功能正常的人，一般情况下是不会生病的，只有当人体正气不足时，病邪才会乘虚而入，危害人体。目前，人类对绝大多数疾病都是被动的治疗，而不是在此前进行主动预防。中医学的"治未病"思想及其养生保健理论和方法，在减少疾病发生、降低疾病负担、促进人们健康水平等方面具有明显优势。

目前，我国已进入老龄化社会，尽管人口平均寿命在延长，但人群的总体健康状况却在下降。亚健康相当于中医的"未病"、"欲病"的状态，已成为新世纪人类医学的重大命题，若不予防治，一旦转化为患病状态，对人体的危害很大。早在1996年，世界卫生组织（WHO）在《迎接21世纪挑战》报告中就强调，21世纪的医学不应再以疾病为主，不该在"病"上花大力气，而应以健康为中心，在养生保健上多下工夫。2007年，国务院原副总理吴仪在全国中医药工作会议上指出："中医学中有一个理念：'上工治未病'。我理解就是重视预防和保健的医学，也就是防患于未然。"2008年，全国实行"治未病"健康工程，并在不少地区建立了"治未病"中心，养生已成国家趋势。中医养生防病理论源远流长，体系完备，有待创新与阐扬，在做好理论传承的基础上，应高度重视中医药养生保健理论和方法的系统评价和优化，使其为人类的健康长寿发挥重要作用。

本书系统整理挖掘国医大师养生防病经验，宣传普及养生防病的科学知识。21世纪的今天，不仅要体强无病，而且要具有健全的身心和良好的社会适应能力，才更加符合现代健康理念，有利于身心整体素质的提高！

国医大师张琪教授现年92岁，悬壶济世70余载，临床科研硕果累累，擅长治疗复杂肾病和各类疑难重症，医人无数。虽年至耄耋，发已花白，但仍齿坚发密，耳聪目明，出诊带教行走自如，精神饱满，思维敏捷。这位92岁的老人，之所以有如此的健康状态，是与他长年注重养生分不开的。他汲取诸子百家的养生理念，特别是《黄帝内经》的"天人合一"思想，结合自己的体质和生活环境，按照自然规律去生活与工作，保持着年轻人的心态和体魄。"自古名医多长寿"，这句话在张琪这位国医大师身上得到了充分印证。

为了更好地总结、传承张琪教授独特的养生思想和防病经验，张琪教授的弟子历时多年将其众多著述、学术成就和研究成果重新整理为《张琪论养生与防病》一书。本书实际联系理论，深入浅出地整理归纳了张琪教授多年积累的养生防病的精髓；系由在张琪教授身边工作多年的博士研究生通过长期收集、整理其养生防病经验撰写而成的，全面反映了张琪教授的养生经验和防病思路。全书由总论、养生篇、防病篇三部分组成，共11个章节。总论为张琪教授对历代养生理论的研究和认识，着重论述张琪教授对中医养生与养身的独特见解；上篇为张琪教授养生理论方法研究，详细介绍了张琪教授在继承中医传统养生理论的基础上，结合现代生活实际提出出行之有效的养生方案；下篇为张琪教授防病即"治未病"研究，主要介绍张琪教授对临床常见的亚健康"未病先防"，以及常见慢性和疑难疾病的"既病防变"的综合保健方案。全书以天人合一、形与神俱、阴阳平衡为中心思想，具有十分重要的养生防病研究价值。比较全面地展示了张琪教授70余年的养生防病实践成就，既具有精辟的理论支撑，又具有丰富的实践内容，且具有很强的现实可行性和简便易行的可操作性，价值极高。全书以保留老中医养生防病经验、原汁原味记录其养生实践为原则，从多个角度、全方位地还原了国医大师的学术思想和实践精髓，使读者如同和国医大师零距离接触，亲耳聆听大师关于中医养生防病知识，体会大师博大精深的科学思想和与时俱进的成功经验。本书不仅可以供中医药院校师生、临床工作者参考使用，也可供中医养生爱好者及广大人民群众阅读参考。鉴于笔者水平有限，书中定有不足之处，恳请读者批评指正。

目　录

总　论

上篇　养　生　篇

下篇　防　病　篇

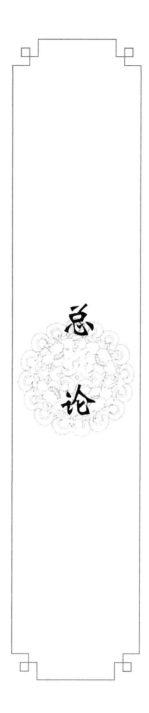

总论

第一章 张琪教授论养生与养身

当今社会人们生活节奏加快、竞争压力剧增、生活空间缩小，使得以"亚健康"为代表的多种身心疾病急剧增多。此外，还有许多新的不利因素，如化学药物污染、电磁波辐射、农药残留……凡此种种，都在影响着人们的健康。一些仅过"而立"之年，却呈衰老之态者不乏其人；近年一些才智出众、卓有贡献的国家栋梁英年早逝的不幸事例也屡有媒体报道；令人不胜惋惜的是，这种情况在我国知识界尤为突出，其重要原因就是不懂得或不重视养生之道。

养生是中华民族的瑰宝，是中华民族传统文化的一个有机组成部分，是我们的先民在长期的生活实践中认真总结生命经验的结果。养生就是保护生命、延年益寿。"养"是保养、养护、调养、补养、休养、养心、养性、养神及养精蓄锐等意思。"生"是生命、生育、生长、生活、生存、长生、生生不息等意思。养生需要养德行、养性情、调阴阳、和气血、顺自然、谨五味、强体魄等。中医养生学源远流长，萌芽于先秦时期，发展到春秋战国时期，初步形成了以道家、儒家为特色的养生理论。《黄帝内经》（又称《内经》）的问世，奠定了传统养生学基础，使养生学上升到理论阶段。

第一节 养生以养身为生命基础

养身，亦称养形，指通过体育保健、各种导引功法、针灸按摩，以及饮食、药物养生等方法来达到强健体魄。适量的运动能增强体质，促进气机通畅，使气血调和，脉络通达，从而提高机体的抗病能力。张琪教授认为，形体是人生命存在的基础，有形体才有生命，并产生精神活动和生理功能。形乃神之宅，保养形体则为养生之首要。因此，历代养生家都十分重视保养形体。

《黄帝内经》十分重视人的形体的健全，故立"宝命全形论"以示世人。宝命，珍重其所赋之命，全形，保合其所成之形。该篇开首曰："天覆地载，万物悉备，莫贵于人。人以天地之气生，四时之法成。君王众庶，尽欲全形"。这为中医养形提供了理论依据。张景岳曰："吾之所赖者，唯形耳，无形则无吾矣，谓非人生之首务哉"。"善养生者，可不先养此形以为神明之宅；善治病者，可不先治此形以为兴复之基乎"。"形者神之质，神者形之用，无形则神无以生，无神则形不可活"。张景岳认为人的健康，首先是指形体的健康，形体是产生"神"的根本，因此只有健全、健康的形体，才有充沛的精神。因此，健康健全的形体是一个健康人的基础和根本。健康的形体取决于健康的体质，而体质的状况又取决于先天禀赋和后天的调养。《灵枢·经脉》有这样的论述"人始生，先成精，精成而脑髓生，骨为干，脉为营，筋为刚，肉为墙，皮肤坚而毛发长"，指出了人在先天时期（胎儿时期）的发育过程。《灵枢·本神》曰"生之来谓之精，两精相搏谓之神"。《灵枢·决气》亦曰"两神相搏，合而成形，常先身生，是谓精"。皆认识到父母之精是构成自身形体的物质基础，也是产生和供养神的物质基础。因此，张琪教授认为，欲养形，须养精；欲养神，亦须养精，即所谓"精全形全神全"。人的身体除受先天禀赋的影响而具备自身体质的特点外，其后天发育及其成长过程，与后天调养密切相关。应注意做到"饮食有节，起居有常，不妄作劳"，即注意饮食和生活起居，以及不过度劳累，同时还应注意适度的运动。

一、起居有常以养身

张琪教授认为，中医非常重视人的生活起居，主张顺应自然界阴阳消长的规律，更好地维持生命活动以养身。《素问·宝命全形论》云："人以天地之气生，四时之法成"。一年之中，有春暖夏热秋凉冬寒之更迭；一日之中，有昼暖夜凉的不同；天气有风霜雨雪之骤变，地势有高下燥湿的区别。阐明人是受天地之间变化规律支配的，自然界中的一切运动变化，必然直接或间接地影响人体的生理功能和病理变化。张琪教授认为，机体为保障正常的生理活动，就必须"顺四时而适寒暑"，"虚邪贼风，避之有时"，并根据自然界阴阳消长的规律，"春夏养阳，秋冬养阴"，"卧起有四时之早晚，兴居有至和之常制"，方能避免六淫邪气的侵袭，维护人体正气，有利于健康。《素问·四气调神大论》中云："阴阳四时者，万物之始终也，死生之本也，逆之则灾害生，从之则苛疾不起，是谓得道"。具体地说，就是要在起居、衣着、居处、劳逸、睡眠、房事、旅行，甚至沐浴、盥漱等方面，都必须"顺时摄养"。并提出应根据一年四季阴阳的变化，在作息时间上要做相应的调整，春夏宜"夜卧早起"，秋季宜"早卧早起"，冬季宜"早卧晚起"，以应生长收藏之气。《素问·生气通天论》云："阳气者，一日而主外，平旦人气生，日中而阳气隆，日西而阳气已虚，气门乃闭，是故暮而收拒，无扰筋骨，无见雾露"。阐明了人体阳气在一天中的变化规律。因此，张琪教授主张，早晨和日中注意养阳，多参加户外活动，舒展筋骨，流通气血；傍晚和夜半，阳气开始潜藏，卫外能力减弱，要注意防寒保暖，减少活动，避免风寒和雾露之气的侵袭；夜间要有充足的睡眠。只有注意顺应自然的变化"起居有常"，方能"虚邪贼风，避之有时"，保持形体的健壮。

此外，张琪教授主张不妄作劳，即不要过度劳累，要注意劳逸结合，应包括脑力劳动（劳心）和体力劳动（劳力）两个方面。因过劳会过度地消耗人体气血，精血亏虚，容易导致外邪的侵入。而过度的安逸，会引起气血郁滞而不流通，亦可导致各种疾病，使"形劳而不倦，气从以顺"。批评了那些"以妄为常，醉以入房，以欲竭其精，以耗散其真，不知持满，不时御神，务快其心，逆于生乐，起居无节"的不良生活习惯。告诫人们"久视伤血，久卧伤气，久坐伤肉，久立伤骨，久行伤筋"，视、卧、坐、立、行，本属于人体的正常的生理活动，但是一个"久"字，则说明过分的生理活动亦会导致"伤血""伤气""伤精""伤骨""伤筋"的病理情况。古人观察到日月江河之所以长久，是因为"天行有常"，张琪教授认为，人要长寿就要"法则大地，象似日月"，使自己的生活作息保持一定的规律，才能"生气不竭"。养生必须动静结合，劳逸适度，即《千金要方》所说："常欲小劳，但莫大疲及强所不能堪"。

二、饮食有节以养身

饮食是机体生长发育、维持生命活动的物质来源，是充养身体的基础。张琪教授认为合理科学的饮食可以更好地养身。人体的阴阳气血，有赖饮食调养。水谷精微，靠脾胃的运化，化生气血津液，并输送到全身而发挥其营养作用。张景岳云："精血即形也，形即精血也"。养精血即养形体，精血来源于水谷，故《黄帝内经》明确指出："人以水谷为本"，"五谷为养，五果为助，五畜为益，五菜为充"。因此中医饮食养生强调饮食有度、有时、不偏嗜，这就不会导致营养失衡。传统饮食养生讲究"四气"、"五味"等，主张"气味合而服之，以补精益气"。这是现代营养学所欠缺的。张琪教授主张饮食食谱要广，合理搭配，以平衡饮食。食物有温、热、寒、凉四性，酸、苦、甘、辛、咸五味，饮食配合适宜，则阴阳协调，有利于营养机体。张子和云："五味贵和，不可偏胜"，否则就会如《黄帝内经》所云："饮食自倍，肠胃乃伤"，"膏粱之变，足生大疗"。由此可见古人对膳食结构平衡非常讲究，也就是当今生活强调的营养均衡，正如《中国居民膳食指南》推出的膳食建议：食物多样，谷类为主……；多吃蔬菜和薯类；常吃适量的鱼、禽、蛋和瘦肉等。此外，中医养生反对过度进食肥甘、恣食生冷，主张人们根据不同季节的气候特点来考虑饮食的宜忌，如在阳气生发的春季，应常吃一些清淡甘凉的水果、蔬菜，以免积热在里；在阳气隆盛的夏季，常遇暑湿，人体出汗较多，应常吃一些利湿消暑，养阴益气的食品；在阳气收敛的秋季，气候凉爽干燥，宜多吃一些生津养液的食物；在阳气潜藏的冬季，则宜酌温补。还要"饮食以时，饥饱得中"，即吃饭要定时定量。目前中国人膳食的特点：蔬菜食用频率普遍很高是其优点；其缺点表现在某些蛋白质类食品摄入较少，农村尤甚，且熏制品食用频率较高、食用量较多。饮食结构正从热量和蛋白质摄入不足向高脂高糖方向转化。唐代孙思邈曰："安身之本，必须于食"，"食欲数而少"，"厨膳勿使脯肉常盈，常令俭约为佳"，"久饮酒者，伤神损寿"。古代养生家还提出："五味未成熟勿食，五味太多勿食，腐败闭气之物勿食"。《千金要方·医林养性》说："世养性者，先饥而食，先渴而饮，食欲数而少，不欲顿而多……多饮酒者，伤神损寿"。清代才子李渔认为"倦时勿食，防瞌睡也；瞌睡则食停与中而不得下。烦闷时勿食，避恶心也；恶心则非特不下，而呕逆之"。"喜怒哀乐之始发，均非进食时，然在喜乐犹可，在哀怒则不可。怒时食物易下难消，哀时食物难消也难下，俱宜暂过一时，候其势之少杀"。张琪教授认为，饮食水谷，既是养生之本，又是致病之源，饮食失节，过饥过饱，五味偏嗜，进食不洁，均能致病，养生防病必须把好"病从口入"关。古人的这些认识至今仍值得我们借鉴。故要得形体健，必须做到"饮食有节"。

三、形劳不倦以养身

张琪教授认为，运动锻炼可以使人体筋骨强健，气血经脉通畅，脏腑精气充实，功能旺盛，气血条达，即所谓以动养形。运动对于养身至关重要。人体通过运动，促使精气流通，气血畅达，不仅可锻炼肌肉、四肢等身体组织，还能增强脏腑功能，提高免疫能力，促进人体健康。若人体久静而乏动，则易致精气郁滞，血脉不畅，诸病丛生，久则损寿。早在《吕氏春秋·尽数》里，已提出了锻炼形体的原则，它说："流水不腐，户枢不蠹，动也。形气亦然，形不动则精不流，精不流则气郁"。这就是现代人提出"生命在于运动"的理论依据。《寿世保元》也说："养生之道，不欲食后便卧及终日稳坐，皆能凝结气血，久则损寿"。说明人体若缺乏运动，则易变生多种疾患，加速衰老与死亡。如朱丹溪《格致余论》说："天主生物故恒于动，人有此生亦恒于动"。他认为，大之于天地，因为运动才有了生生不息的宇宙万物；小之于人体，因为运动才有了人的生命形体，因为运动才能富有生命力。但动当有节，应注意劳逸结合。三国名医华佗对他的学生吴普说："人体欲得劳动，但不当使极尔。动摇则谷气得消，血脉流通，病不得生，譬犹户枢不朽是也"（《三国志·魏书·方技传》）。人体需要运动，但不应当运动到极限。运动身体，使胃里的食物能够消化，又能使血脉流通，不会生病，就像户枢不会腐朽那样。华佗发明的五禽戏，就是五套模仿动物动作的体操，他说：坐在那里，工作疲乏了，就站起来做一套体操，有一点小汗出来，身体就感觉轻松了，肚子也饿了，想吃东西。这是保养身体的好办法。吴普按照这种方法保养身体，到了90多岁，耳聪目明，牙齿完好。"不当使极尔"，说明运动不要追求极限，追求极限反而对健康不利。孙思邈师其说，认为人体"常欲小劳"，强调"流水之常新，户枢之晚朽"。关于运动锻炼的方法，《素问·上古天真论》论及了"和于术数"，所谓术数，修身养性之法也，如导引、按摩及后世之五禽戏、八段锦、太极拳、气功等，这些方法均属运动范畴，通过"外炼筋骨皮"，由外至内，促使体内阴阳平衡，身体盛壮。同时也应"动而中节"，"不妄作劳"，做到"形劳而不倦"。《素问·宣明五气》也说："久立伤骨，久行伤筋"，说明运动太过同样有损健康。随着经济的发展和人们生活水平的提高，致使人类疾病谱发生了很大变化，在发达国家，心脏病、脑血管病、恶性肿瘤已在死因谱上占主要地位，在我国心脑血管疾病、肿瘤、糖尿病等慢性病日益成为公共卫生问题，慢性病的发生是相关危险因素长期作用的结果。仅以北京为例，北京46%的成年人缺乏体育锻炼。相应地，北京地区18岁及以上的成年人中，高血压病、糖尿病、代谢综合征、急性心肌梗死和脑卒中的患病率分别为29.1%、6.6%、22.9%、8.1‰和18.4‰。对江苏省的调查结果表明：其代谢综合征患病率为19.7%，该病的发病危险因素有性别、年龄增加、久坐活动少、有高血压和肥胖家族史。张琪教授认为，为减少慢性疾病患病率，运用中医的养生、摄生的方法，使之融入人们的日常生活之中，发挥其潜移默化的作用，将有助于慢性疾病的防治，真正做到"未病先防，已病防变，瘥后防复"。

第二节　养生以身心共养为基本原则

自古以来，养生防病是人们孜孜追求的目标，希望通过精神调养、食疗药膳、养生功法等整体综合措施，达到体质增强、防治疾病、防止衰老，延长生命的目的。因此养生不同于养身。如今有人常将"养生"单单理解为"养身"、"健身"，因为身体是一切的基础。有人说健康是"1"，婚姻、家庭、财富、子孙、名誉、地位、权势等，都是"1"后面的"0"，有了"1"，后面的"0"越多越好，少了"1"，后面的所有的"0"都成为空无，都等于"0"。这是很典型的重视身体的说法，医学的主要任务也是为了健康。如果因此误把"养身"作"养生"，就会失其正道而误入歧术。养身（亦称养形）就是保养身体、调理身体，偏重在具体的身体机能上；养生，是指通过各种方法颐养生命、增强体质、预防疾病，从而达到延年益寿的一种医事活动。所谓生，就是生命、生存、生长之意；所谓养，即保养、调养、补养之意。养生具有长期性、长远性。在天人相应、整体观念思想的指导下，《黄帝内经》倡导形神共养。"上古之人，其知道者，法于阴阳，和于术数，食饮有节，起居有常，不妄作劳，故能形与神俱，而尽终其天年，度百岁乃去"。明确提出养生的目标是"形与神俱，尽终天年"，其中"形与神俱"涉及健康标准。形属阴，阴主静，故形易静难动，宜以动养之；神属阳，阳主动，故神易动难静，宜以静养之。动以养形，以形养神，动中有静；静以养神，以神养形，静中有动。动静结合，形神合一。只有形神协调，才是一个健康的生命体。后世医家在《黄帝内经》的基础上，大都贯彻了形神共养的原则。其中，有以养形为主者，有以养神为主者。但形神共养，亦即养身与养心并重，是中医养生防病的基本原则。现代心理学研究也证明，任何类型的不良情志因素，如离婚、判刑、被盗、事业上的失败、亲人的突然死亡或对以往错误的终日自责，以及愤怒、悲哀、紧张、恐惧等，若超过了常阈，均能使肾上腺皮质激素和催乳素等激素分泌异常，免疫系统紊乱而诱发各种心身疾病，甚至导致死亡。高血压病、偏头痛、冠心病、心肌梗死、脑出血、溃疡病、哮喘和癌症的发生与变化，多与精神情志因素有关。总之，"形恃神以立，神须形以存"，形神合一，相辅相成，是生命存在并发挥正常功能的重要保证。张琪教授认为，只有坚持形神共养，养身和养心并重才能使身体和精神都得到均衡统一的发展，人才能健康长寿。

此外，张琪教授认为，不能将养生学与其他学术思想和学科相混淆。如养生学与老年医学都是研究衰老的原因，探索延缓和控制衰老的途径、方法，保持老年人的健康、预防老年性疾病的发生等内容；不同点在于老年医学局限于老年这一特定的人群和特定的人生阶段，以此期间的疾病及其诊疗为研究内容，养生学则不包括治疗部分，也不局限于老年这一人群和年龄段。而是从婚龄、孕育、婴幼儿、童幼、衰老等多个环节着眼，先天、后天并重，防老于未老之先。又如养生学与康复医学相比，康复医学的研究对象特指疾病已被控制而其造成的影响尚未得到完全纠正这一特定领域，如病愈后衰弱体质的复壮，骨折愈后关节僵直、肌肉萎缩的恢复，脑出血停止后丧失功能的恢复，人工替代部分（如假肢等）的功能锻炼等。其中如体质的复壮也属于养生学的内容，而其余的则更接近于治疗学的内容。至于人工肢体及其功能锻炼，则属于西医学中的问题，传统养生学中无此内容。再如，养生学与预防医学，预防医学更重视如何预防疾病，如各种预防药物的研制与应用、各种控制病因的手段等；养生学虽也包括强身防病的内容，但却只是其中的一部分。另外，养生学虽然涉猎广泛，但不如预防医学针对性强。如今，有人甚至将养生学与体育锻炼相混淆。应该说，一般的体育锻炼不问其形式和内容，都是从强身健体出发，如游泳、登山、跑马、射箭、下棋、打拳等，均是养生的内容。但体育中的竞技，则更在于决出胜负，在于体能的最高表现，已与养生目的不同，也不一定能达到长寿的目的。另外，如武术、技击等虽与太极拳相近，但重在打斗、制敌取胜，是防止被武力伤害意义上的预防，而不是防止被疾病伤害意义上的预防，故而不属于养生学的范畴。犹如弦歌自娱可以养生，而音乐戏剧不属于养生学一样。

第二章 张琪教授对历代养生理论的研究和认识

自有人类以来，人类就不再像动物那样被动地适应自然和本能地维持生存，而是主动地适应自然、改造自然和保持生命健康，使生命不断得以繁衍，在不断地探索中，获得了丰富的经验。在中国古代就把这种保持健康、延长寿命的活动称为"养生"，即是适应大自然，主动地从大自然获取生命的源泉与精华，保持健康、延长寿命的意思。所以，张琪教授认为，"养生"本身就是中国传统文化对生命和健康认识的反映。

中国传统养生理论，在我国浩瀚的古籍中广有记载，除了养生学家对养生之道著书立说外，在诸子百家的典籍中亦多有论述。它汇集了我国历代劳动人民防病健身的众多方法，糅合了儒、道、佛及诸子百家的思想精华，堪称一棵充满勃勃生机和浓厚东方神秘色彩的智慧树。张琪教授通过长期对历代养生学家、医学家养生思想的研究，认为中国传统养生学由于有着古代哲学和中医基本理论为底蕴，其历史源远流长，有文字记载的就已达 4000 多年；其内容博大精深，古代许多学派的著作中都有关于养生的内容，是经过长期实践，不断总结和补充而形成的，积累了一整套实用、同时又充满我国古代劳动人民聪明睿智的实践方法。我们现在通过对历代养生思想的研究，梳理其数千年的发展变迁脉络，不仅可以揭示历代传统养生思想的特点，更可以古为今用，以科学的实事求是的态度对待和利用之，完善和促进现代化保健事业的长远发展，为人类健康服务。

从历代养生学的学术思想、理论方法、成就，以及养生事业的发展来看，其发展大致可分为以下五个时期。

第一节　先秦时期养生思想

在商周时期随着巫、医职业的分离，养生方法也逐渐丰富起来，但此时养生学尚处于萌芽阶段。春秋战国时期，由于生产工具改良及生产技术的提高，我国进入了封建社会。随着社会生产力的发展，科学文化事业也相应发展，涌现出大批学术著作，出现了战国时期"诸子蜂起，百家争鸣"的学术大讨论现象，初步形成了以道家、儒家为特色的养生理论。成书于秦统一全国之际的《吕氏春秋》，囊括了当时的诸子百家之学，在很大程度上代表着战国时期的众多学派的养生理论观点，对养生文化的发展产生重要影响。《黄帝内经》的问世奠定了传统养生学的基础，它较全面地总结了先秦诸家的养生理论，正式地从医学角度提出了养生原则和方法，并使养生学由萌芽、实践阶段上升到理论阶段。

一、道家养生思想研究

早在先秦时期，诸子百家对养生长寿就各有不同的认识和见解。张琪教授通过研究认为，以老子、庄子为代表的道家的思想崇尚自然，有辩证法的因素和无神论的倾向，同时主张清静无为，反对斗争，在历史发展的长河中对中国的政治、经济、文化、科学技术都有着深刻的影响。它与儒家、释家一起构成了中国传统文化的基本格局。道家的产生和发展过程，也包含了道家养生思想的孕育和发展过程。大多数宗教都认为人生是充满着痛苦的，人活在世上是无可留恋的，因而把美好的愿望寄托于来世或天国。然而，道家却恰恰相反，他们认为人能生活在世上是最大的幸福，死亡才是痛苦的。据司马迁《史记》记载，被后世道家弟子尊称为"太上老君"的老子大概活了160岁，或者是200岁。尽管人们对此多少还是有点怀疑，但有一点可以肯定，老子确是尽享天年，以高寿而终。战国时期，在很多方面继承和发展了老子道家学说的庄子，因善于养生，也活了80多岁。因此，道家的教义就是以生为乐，乐生恶死，鼓励人们起码要享其天年。道家产生的初期就强调乐生、重生、贵生。"人居天地之间，人人得壹生，不得重生也"，因此，必须十分珍惜生命。并说："人最善者，莫若常欲乐生"。由于道家坚持乐生恶死的人生观，把长寿长生作为自己的教义，因此，十分重视养生之道。

　　道家的养生之道，在于"道法自然"。老子在《道德经》中说："人法地，地法天，天法道，道法自然"。他认为，自然界是人类生命的根本，人要维持正常的生命活动，就一定要顺应自然变化的规律，方能健康长寿。人无论干什么事情，都得顺应自然规律，才能干好。养生之道也正是这样。庄子认为，人要很好地养生，就要顺应自然，更重要的是应掌握规律，按照自然规律去养生。他认为，"自乐者，先应之以人事，顺之以天理，行之以五德，应之以自然，然后调理四时，太和万物，四时迭起，万物循生"。张琪教授认为道家养生思想虽然受其宇宙观和社会观双重影响，认为人类生活在自然界中，一切都应该顺从自然界的安排，适应自然环境的变化，有消极被动地顺应自然的片面的一面，但张琪教授认为道家养生说的基本点有着唯物主义的内核。依据"道法自然"的思想，中医确立了养生的生活起居和饮食原则，并且提出"天人相应"的养生学说，认为人与自然环境有着密切的联系。例如，《素问》中就指出："人以天地之气生，四时之法成"。《灵枢》中还说："人与天地相参也，与日月相应也"。明确指出自然界是生命的源泉，人体的生理、病理、生长发育及衰老都与自然的变化息息相关。在养生过程中，既不可违背自然规律，也要重视人与社会的协调。正如《黄帝内经》主张："上知天文，下知地理，中知人事，可以长久"。而日常生活，则要起居有常，饮食有节。起居有常，不仅指生活要有规律，生活也要有节制。顺应自然规律去生活，就能祛病延年，达到尽终天年，度百岁乃去。

　　道家认为"静"能养神，可延缓衰老。老子的《道德经》关于"淡然无为，神气自满，以此将为不死药"和清心寡欲、知足常乐的思想是调养心神的重要理论，对后世影响深远。老子认为，人生易灭难保，气易浊难清。只有"少私寡欲"，才可做到"知足常乐"。但很少有人能做到这一点。有些人长期羁绊于名利场上，沉湎于酒色财气之中，长期放纵自己，如何安享长寿？庄子宗承老子之学，也极力提倡"清静无为"、"忘我"、"无欲"。张琪教授认为，他们的养生理论虽然大多是消极厌世之论，但其中也有些朴素的辩证思想。如《庄子·刻意》曰："夫恬淡寂寞，虚无无为，此天地之平，而道德之质也，……平易恬淡，则忧患不能人，邪气不能袭，故其德全而神不亏……纯粹而不杂，静一而不变，淡而无为，动而以天行，此养神之道也"。主张养生以静为贵，在思想上恬淡寡欲，少做无为的进取；在事业和生活上安于现状，少做无为的追求，如此方能避免耗精伤神，以寿敝天地。

　　在养生过程中，道家既注重形体养护，更重视精神心理的调摄，正所谓"形神合一"。所谓形神合一，就是指形体与精神的结合，也可以说是形态与机能的统一。形，是人体的一切组织器官；神，就是精神意识活动。道家认为，形与神是紧密相连的，神不能脱离形体而存在，它与人与生俱来，亦与死俱灭。道家主要经典之一的《太平经》就指出："人有一身，与精神常合并也。……常合则吉，去则凶"。并认为形神"常合为一，可以长存也"。事实上，心与身的关系甚为密切，老子说"少私寡欲"，意指使精神情绪处于安静、乐观和没有过分欲望的状态。汉代华佗弟子吴普在其《太上老君养生诀》中便将老子的"少私寡欲"进一步发挥："善养生者，要当先除六害，然后可保性命延驻百年。何者是也？一者薄名利，二者禁声色，三者廉货物，四者损滋味，五者除佞妄，六者去妒嫉"。晋代道家养生家在《抱朴子》中进一步指出："形须神而立焉"、"形者神之宅也"、"形劳则神散，气竭则命终"，认为生命是形神的统一体，形神相互依存，不可分离。张琪教授认为，道家形神合一的生命观，与其他宗教的生命观大相径庭。例如，佛教认为人体的形神是可以分离的，认为灵魂是可以长存的，而躯体只不过是束缚灵魂的"臭皮囊"，不值得顾视，其目的是要超度灵魂脱"壳"升入天堂。由于道教强调形神合一，所以在修炼过程中，既重视精神修养，也重视形体锻炼，并竭力将精神与肉体的修炼密切结合起来。"形与神俱"，飞升成仙是道教所追求的最高理想。如老子是特别注重"养气"，他认为口吐浊气，鼻引清气，四肢脏腑皆受其润。如山之纳云，地之受泽。若炼得气之十通，则百病不生。他说："知神气可以长生，固守虚无以养神气，神行则气行，神往则气往。若欲长生，神气相注"。老子还主张咽津以养生。后世道教弟子将"叩齿鼓漱"的咽津法列为每日必做之功。庄子对气功导引养生有着非常独到的理解。他认为："吐故纳新，熊经鸟申，为寿而已矣"。这是指导引中的呼吸运动和肢体运动，其目的是通过内外兼修，实现身心双健。庄子还认为"天道运而无所积"，也是强调动形养生的重要。道家据此提出了服食药饵、吐纳导引、炼丹修仙、房中补益等许多方法，以修炼养生、抗衰强身。

张琪教授认为，道家的养生思想独树一帜，其基本理论主要是建立在中国古代养生观和道教哲学基础上，虽然有些内容带有不同程度的迷信色彩，以追求此生长生不老为目标，但道家的养生思想具有辩证法的内涵，对中国传统养生文化的形成和发展起着至关重要的作用。

二、儒家养生思想研究

儒家是中国文明史在经历了夏、商、周朝之后，由春秋末期思想家孔子所创立，是中国古代最有影响的学派。孔子创立的儒家学说是在总结、概括和继承了夏、商、周三代传统文化的基础上形成的一个完整的思想体系。作为华夏固有价值系统表现的儒家，并非通常意义上的学术或学派，它对中国及东方文明发生过重大影响并延续至今，儒家思想是东亚地区的基本文化信仰。虽然儒家学说不是专门研究养生之道的，但儒家所倡导的修身养心、积极入世以追求人生自我完善的道德行为，就包含了丰富的养生思想和原则，对我国传统养生思想的形成和发展有着至关重要的推动作用。

张琪教授认为，儒家养生观是一种"以养心为主"的养生体系，其力图通过"寿"、"健"而达到"道"的目的，其强调的是心性的道德主体作用。儒家认为高尚圣洁的伦理观，既是人们自我人格完善的途径，也是养生的重要方法。儒家养生法中的"以养心为主"的养生观包括以下几个方面：第一，孔子首先提出"仁者寿，大仁者必长寿"的观点。"仁者寿"，意思为仁德之人少思寡欲，性常安静，故多寿者。认为"养德尤养生之第一要也"。孔子所说的"仁爱"思想，包含了孝、悌、宽、信、敏、惠、俭、恭、温、刚、毅、勇等道德行为准则。要求为人要"恕"，待人应"宽厚"，施人以恩惠，处事要刚毅、果断，处世要守信、谦虚，生活节俭，待人要有礼貌，不过于追逐功名利禄等，从这些方面进行自我修养，不断地自我完善。做到无欲无求，不贪图名利、权贵，内心自然能清静，这种心境对健康长寿是颇有益处的，故养生首先要强调精神的调摄。孟子也曾说过，"养心莫善于寡欲"，只有寡欲才能养心，心宁则气血安和，自然能收长生久视之功。张琪教授认为儒家的"寡欲"在于，儒家承认"饮食男女，人之大欲存焉"。人生存在欲望是正常的。只不过"人生而有欲，欲而不得则不能无求；求而无度量分界，则不能不争"。在社会中生活的人，只能在社会条件下实现欲望，同时要求在某利益一致的条件下，对家、国、对上下，对父母兄弟，对朋友，以至对不同性别的人和不同修养的人做到"无怨"，做到"不怨天、不尤人"，即服从"礼"，做到"非礼勿视、非礼勿听、非礼勿言，非礼勿动"即为寡欲。因此修身在养心，养心在养性，养性才能达到养生的最高境界，就能真正延年益寿。汉代董仲舒的《春秋繁露》谓："故仁人之所以多寿者，外无贪而内清净，心平和而不失中正，取天地之美，以养其身"。说明有良好道德情操者所以长寿，皆因不贪求外物，心境平和而保持中正，撷取天下美好的东西来保养身体，所以能内气充沛且和调。第二，儒家认为"养性"不仅有助养生，更有助治国平天下，提倡积极入世、济世、有为的养生观。儒家以"修身、齐家、治国、平天下"为己任，主张将人的生命积极融合到社会生活之中，帮助他人，获得快乐。第三，儒家以中和为思想和行为法则的准绳。《中庸》说道："喜怒哀乐之未发，谓之中；发而皆中节，谓之和。中也者，天下之大本也；和也者，天下之达道也。致中和，天地位焉，万物育焉"。西汉董仲舒认为"欲恶度礼，动静顺性，喜怒正于中，忧惧反之正"。认为中和是宇宙万物赖以生成之根据，也是治国与养生的根本原则。张琪教授认为"中和"即是指一种居中不偏，兼容两端的态度，能以中和态度规范自己的人，不会喜怒无常，从而创造出一种人与人、人与物相互统一的和谐气氛。这种和谐气氛下的心态平衡，对健康有极大的好处，正如董仲舒所说："能以中和养其身者，其寿极命"。故后世养生家常说，养生贵在"和"，莫大忧愁，莫大哀息，能中和者，必久寿。

对于修身养形，儒家主张"人之于身也，兼所爱，兼所爱则兼所养也"。实行全面养护。提出"寝处不时，饮食不节，逸劳过度者，疾共杀之"，认识到日常生活关系到身体健康，强调衣食住行的重要性。故要在饮食上"食不厌精，脍不厌细"。其意思是食物要制作精细，易于消化和吸收，不会损伤脾胃，以求丰富的营养和容易消化吸收，于医理颇相合。同时，儒家还重视饮食卫生，提倡"食饐而餲，鱼馁而肉败，不食。色恶，不食。臭恶，不食。失饪，不食。不时，不食。割不正，不食。不得其酱，不食"。"沽酒市脯不食"。也就是说，霉粮馊饭、烂鱼败肉不吃；颜色坏的食物不吃；发臭的食物不吃；烹调不当的食物、不合时令的食物不吃；胡砍乱割的肉不吃；没有酱醋调料的食物不吃；市上买来的酒和熟肉不吃。提倡讲究饮食卫生，不吃不洁净和腐烂的食物，以免食物中毒和引起肠胃疾病。这反映春秋时期人们已经重视到了食疗养生。在生活起居方面睡眠上要"寝不尸，居不容"，要养成"食不语，寝不言"的良好生活习惯。即在睡眠时，要注意姿态，身体不要僵直仰卧，要使全身肌体放松，此即睡宜侧卧"形如弓"之意。在家时，不必像待客那样穿戴得衣冠整肃，可宽衣解带，免冠披发，闲庭信步，不必一味守"礼"。并且要求吃饭不要说话，以免食物呛入气管；就寝时不语，能使大脑得到休息，心静以安神。古代养生家认为多言则伤气，睡，应先睡心，大抵以清心为切要。张琪教授认为这些主张是极宝贵的养生经验，被后代养生家所遵循。针对不同年龄的特点，儒家还提出"君子有三戒，少之时，血气未定，戒之在色；及其壮也，血气方刚，戒之在斗；及其老也，血气既衰，戒之在得"。即根据人在少、壮、老三个生长时期的生理特性，指出一定要保养好人身之气血，慎重对待"色"、"斗"、"得"三个字。因为色淫伤精，有损气血；斗则动怒，怒心一发，则气逆伤肝；老者贪得，悠意追求，劳神动心，干扰神明，耗伤气血，乃老年养生之大忌。三戒之说既是君子修德之教，亦是养生之大理。此外，儒家还提倡习练六艺强身健体。所谓"六艺"，即礼、乐、射、御、书、数六种技艺。譬如"礼"，儒家无论朝见君主帝王，晋谒将相大夫，祭拜列祖列宗，叩见父母师长，会见至亲好友均分别有各种礼仪，其中有许多形体活动，如复杂的叩礼朝拜和拱手躬身的礼仪动作，由于经常习练，可以疏通筋脉骨节、强身健体使全身都得到锻炼，对身体健康是十分有益的。"射"是"六艺"中儒家十分重视的一项技艺。经常从事射箭活动，不仅可以锻炼手臂力量，而且全身都可能得到活动，是一种锻炼身体、抗衰防老的理想体育活动。"御"即驾驭车辆的技艺，是儒家"六艺"中必修的一项技艺，驭车是一项比较剧烈的运动，经常从事驭车活动对健身强体也是十分有益的。除此以外，尚有"乐"、"书"、"数"三艺，这三艺虽然不属于体育运动，但属于练性养心、自我修养的方法。张琪教授从养生学的角度看，认为儒家的"六艺"都是锻炼身体，强壮筋骨，陶情养性，怡神养心的有效方法。

张琪教授认为，儒家的养生理论非常丰富，既有天命论的唯心主义成分，也不乏重生不重死，以及"制天命而用之"（《荀子·天论》）的唯物主义思想因素。儒家的养生思想，对中医理论的形成和发展产生了深远的影响。中医正是承袭了儒家重德的养生观，提出了"德全不危"的养生观。《素问·上古天真论篇》曰"上古之人……所以能年皆度百岁而动作不衰者，以其德全不危也"，主张"恬淡虚无"，孙思邈所言"德行不克，纵服玉液金丹，未能延寿"，正是对儒家养生观"仁者寿"的最好的注解。此外，中医学也吸收了儒家的"中和"思维，认为中和是一切生命整体维持平衡稳定，获得生存延续的必要条件。《素问·生气通天论》认为人体自身需要"阴平阳秘，精神乃治"，而且只有做到"内外调和"，才能"邪不能害"。养生的最佳境界即为"中和"。

三、《吕氏春秋》的养生思想研究

《吕氏春秋》成书于公元前239年前后，是由秦国丞相吕不韦组织属下门客集体编撰的一部类似于百科全书的传世巨著，是先秦典籍中唯一可以确知其写作年代的书籍。这部书的内容异常丰富，囊括了当时的诸子百家之学，是我国先秦时期的一部大型学术文献。因此，张琪教授认为，《吕氏春秋》全书一百六十篇中，将近1/3的篇章直接或间接阐述养生内容，其养生思想是先秦诸子著作中最丰富的。《吕氏春秋》的养生理论在很大程度上代表着战国时期的众多学派的养生理论，它比较全面地吸收了先秦诸子百家的养生思想，集我国传统养生文化之大成，对我国养生文化的发展有着极其重要影响，其"流水不腐，户枢不蠹"等健身思想至今仍在传承与发展。

《吕氏春秋》认为"动以养生"，可以延缓衰老。其核心思想即为"流水不腐，户枢不蠹，动也。形气亦然，形不动则精不流，精不流则气郁，郁处头则为肿为风，处耳则为挶为聋，处目则为蔑为盲，处鼻则为窒为息，处腹则为张为府，处足则为痿为蹷"。认为精气是构成人体的重要基质，精气贵在流通，而精气流通的先导，则在于形体的运动，只有形体像流水那样川流不息，像门上的转轴那样转动不已，精气才能贯通全身，营卫腑脏。而如果不运动形体，就会导致"郁"。认为"郁"是万病之源。"凡人三百六十节，九窍五脏六腑，肌肤欲其比也，血脉欲其通也，筋骨欲其固也，心志欲其和也，精气欲其行也，若此则病无所居而恶无由生矣。病之留，恶之生也，精气郁也"。提示"气不宣达"与"血脉壅塞"是导致疾病和不能长寿的原因。指出人的精气血脉都以流通顺畅为贵，如果抑郁不畅，则百病随之而生。《古乐》篇记载"民气郁阏而滞著，筋骨瑟缩不达。故作为舞以宣导之"。人们从实际经验中总结出肢体活动的大舞，来加以治疗，可以说这是后来的导引、按摩等古代医疗体育、养生术的最早形式，"导引"之名，就是从"作为舞以宣导之"的含义中产生出来的。明确提出通过运动形体能使体内精气得以流通以保障生命活动正常进行，藉以延缓衰老。因此，要祛病健身，长生久视，就必须坚持运动，以达到开塞通窍，使精气血脉长流不息的养生目的，这是《吕氏春秋》一派所主张的积极养生观点。

《吕氏春秋》继承了诸子百家顺应自然的生命观，《情欲》篇说："秋早寒则冬必暖，春多雨则夏必旱矣。天地不能两，而况于人类乎？人之与天地也同。万物之形虽异，其情一体也。故古之治身与天下者，必法天地也"。这就说明了养生之所以要效法自然的道理。"天生阴阳寒暑燥湿，四时之化，万物之变，莫不为利，莫不为害"（《吕氏春秋·尽数》）。说明自然环境对人生有密切关系。养生就只能"圣人察阴阳之宜，辨万物之利以便生，故精神安乎形，而年寿得长焉"（《吕氏春秋·尽数》）。通过认识和掌握自然规律，发挥人的主观能动作用，趋利避害从精神和形体两方面养护以达到长寿。张琪教授认为这是《吕氏春秋》养生思想的精髓。如认为："万物春生、夏长、秋收、冬藏，天地之正，四时之极，不易之道"。摄身必须顺应春生夏长、秋收冬藏的自然规律。如《仲夏季》云："是月也，日长至，阴阳争，死生分。君子斋戒，处必掩深。身欲静无躁，止声色，无或进，薄滋味，无致和，退嗜欲，定心气"。仲夏时节，为避暑气，居处必深，禁止声色之欲，饮食清淡。《仲冬季》则云："是月也，日短至，阴阳争，诸生荡。君子斋戒，处必弇，身欲宁，去声色，禁嗜欲，安形性，事欲静"。仲冬时令，水冰地坼，整洁身心，做事不躁，远离声色，节欲保精。《开春》云："开春始雷，则蛰虫动矣，时雨降则草木育矣。饮食居适处，则九窍百节千脉皆通利矣"。须改善饮食居所条件，以遂春生之机。春天是"生"的季节，孟春是万象始生的开端，在当时人的思想观念上，养生也应放在一年的开端来讨论，"生"是顺应自然秩序，是"天"无言自化的产物。同时，还认为人是在一定社会条件下生活的，养生只能在社会中进行。"且天生人也，而使其耳可以闻，不学，其闻不若聋；使其目可以见，不学，其见不若盲……"（《吕氏春秋·尊师》）。社会条件是直接影响人的生命活动的重要因素，只有成为社会性的人，把人和自然环境及社会条件联系起来才能进行养生。《吕氏春秋》指出人生存在的各种情欲是自然的。一个人如果"耳不乐声，目不乐色，口不甘味，与死无择"，所以人之"生"也要"全其天也"。而过度的人为的追求安逸、强大和欣快愉悦，则违逆"天"道亦即自然，故为"招撅之机"；反之，人的生存既然已是自然自化的状态，故过分的克制安逸、强大和愉悦，同样也是违逆自然。《情欲》篇强调"古人之治身与天下者，必法天地也"，"凡生之长也，顺之也；使生不顺者，欲也"（《吕氏春秋·重己》）。并非所有欲望都顺应生命发展的要求。这就需要摆正"物也者，所以养性也，非以性养也"（《吕氏春秋·本生》），即摆正保养生命与实现欲望的主从关系。思想与言行必须遵循自然规律的原则。

　　《吕氏春秋》认为养神必须以养形为基础，养形就必须与养神同时进行。主张养形首先从调摄精气开始。"凡事之本，必先治身，啬其大宝（精气）"（《吕氏春秋·先己》）。因为精气是身体最宝贵的物质，养护形体就要不断地对精气"用其新，弃其陈，腠理遂通"（《吕氏春秋·先己》），实行吐故纳新，还要使精气流通以保障生命活动的正常进行。神形共养，摄入精气使之流通，实际上都不间断地在日常生活中进行。故此，日常生活中必须"味不众珍，衣不燀热"（《吕氏春秋·重己》）。"食能以时，身必无灾"（《吕氏春秋·尽数》）。形体运动时要注意劳逸结合，包括房室情欲要节制，避免"命之曰伐性之斧"（《吕氏春秋·本生》）的纵欲后果。生病是干扰人体生命的物质现象，对疾病只能用医药方式疗养，而不能搞卜卦祈祷的迷信活动。极力反对卜筮祈祷的做法，认为这种做法"譬之若射者，射而不中，反修于招，何益于中？夫以汤止沸，沸愈不止"。就是说这种做法是一种扬汤止沸、缘木求鱼的行为。"今世上卜筮祷祠，故疾病愈来"（《吕氏春秋·尽数》）。迷信鬼神本身就是一种病态，它只会造成祸患，无益于治病和养生。所以批评从事卜筮祷词的人为"巫医毒药""古之贱人"的"末技"。这种批评，前无古人，入木三分，张琪教授认为这是《吕氏春秋》养生思想的一大亮点。

　　科学饮食的保健作用在《吕氏春秋》即已有文献记载，在《尽数》篇等论述中多次提出了科学的饮水膳食问题，认为水中含盐分及其他矿物质过少的地方，多产生秃发和粗脖子的人；水中含盐分及其他矿物质过多的地方，多产生脚肿和行走困难的人；水味甜美的地方，多产生健康和漂亮的人；水味辛辣的地方多产生长疽疮和痈疮的人；水味苦涩的地方，多产生鸡胸和驼背的人。饮食上应避免吃滋味过于浓烈的食物，不饮烈性酒，这些都会导致疾病的发生。饮食的道理，是要保持不饥不饱的状态，这样五脏就能得到安舒。要保持旺盛的食欲，进食的时候，要精神和谐，姿势端正，涵养自己的精气，这样，周身就舒适愉快，都受到了精气的滋养。饮食还要细嚼慢咽，坐要端正，不要躁动。张琪教授认为《吕氏春秋》在这里不仅明确提出了水质对于人的身体健康有着重要的影响，而且指出了水中所含的成分不同对人的身体健康的影响也会不同。虽然，《吕氏春秋》因其时代因素还不可能弄清楚水的具体成分对人体所产生的不同影响，但这并不影响它作为中国历史上最早提出科学饮水者的历史地位。"食能以时"、"无饥无饱"、"饮必小咽"等科学的饮食原则，时至今天仍然有着一定的指导意义。对居室，《吕氏春秋》认为居室结构合理、大小适中为宜。"室大则多阴，台高则多阳。多阴则蹶，多阳则痿，此阴阳不适之患也"。认为只要合理的居室，阴阳适中，才有益于人的健康。

《吕氏春秋》融合儒、墨、法、兵众家长处，形成了包括政治、经济、哲学、道德、军事各方面的理论体系。司马迁称它"备天地万物古今之事"。整部《吕氏春秋》充满着积极的进取精神，伴随而形成的"适情节欲、运动达郁"的体育思想和养生方略，体现着浓厚的与时俱进信息。张琪教授认为被后世称杂家的《吕氏春秋》，真正地完全打破门派，平等地对诸子百家学术思想进行客观总结。其理论集百家观点之大成，广泛吸收了先秦诸子思想的精华。其养生思想更是集中融合了诸子百家的思想精髓并使之理论化、系统化，形成了《吕氏春秋》中以上述观点为核心内容的养生理论体系，对后世产生着极其深远的影响。

四、《黄帝内经》的养生思想研究

《黄帝内经》是我国现存最早的一部医学典籍，它不仅是一部伟大的医学巨著，而且据可查的现有资料，《黄帝内经》是我国最早的有关养生防衰理论的著作。张琪教授认为《黄帝内经》总结了先秦时期诸子百家有关养生长寿的理论和实践经验，系统阐明了人体生、老、病、死的规律，全面记载了有关养生的理论和方法，对丰富养生学说有着巨大贡献。《黄帝内经》养生理论既把人看成是自然界的一部分，又认为人和社会环境密切联系；并认识到衰老是人生长发育的必然规律，明确提出了"天年"的概念，揭示了生命的起源、生命的本质和生长壮老死的基本规律。这个观点正是汲取了儒家、杂家入世养生论的思想营养，克服了道家避世脱俗主张孤立养生消极因素的结果。

《黄帝内经》将百岁寿星长寿之道高度概括为："法于阴阳，和于术数，食饮有节，起居有常，不妄作劳"。"虚邪贼风，避之有时，恬淡虚无，真气从之"等，为中国养生学的形成和发展奠定了基础。《黄帝内经》认为阴阳平衡是生命活力的根本，只有阴阳平衡了人才会健康、有神；阴阳失衡人就会患病、早衰，甚至死亡。所以养生的宗旨是维系生命的阴阳平衡。阴阳平衡不是静止的、绝对的，而是相对的、动态的，这种平衡需要呵护。一旦养生不慎，就很容易导致阴阳失衡而危害健康。《黄帝内经》强调了肾气在生长、发育、衰老过程中起主导作用，肾气衰弱，人就变老，甚至未到老年便出现早衰，后世据此采用的种种固护肾气的抗老延龄方法每多取得实效。《黄帝内经》把疾病看作正邪交争的过程，并最早提出"传染"的概念和避免传染的方法，强调避邪防传染的重要性。反复论述了"治未病"，首先是顺应自然规律，防病于"未生"，这是中医养生的最高原则，而且还贯穿于中医对疾病的诊断和治疗中。提倡养生治病都要"各得其所宜"，因时、因地、因人施养施治是中医养生治病的特色，也是人类对养生保健高层次的要求。

《黄帝内经》认为，人与自然是一个有机的整体，与外界环境不可分割。如《素问·宝命全形论篇》云："人以天地之气生，四时之法成"。因此强调养生要顺应自然界的运动变化，与天地阴阳保持协调平衡，以使人体内外环境和谐，提出"智者之养生也，必顺四时而适寒暑，和喜怒而安居处，节阴阳而调刚柔。如是则僻邪不至，长生久视"。认为人体要达到延年益寿的目的，就应该认识和掌握自然界的规律，顺应四时的变化，根据四时变化规律以避害趋利，以增强适应自然气候变化的能力。同时提出了四时养生的原则："春夏养阳，秋冬养阴"，要求通过安排起居、调养精神，使人体的阴阳气与自然界的阴阳气升降规律保持同步。并详细论述了四时养生的方法："春三月，此谓发陈，天地俱生，万物以荣，夜卧早起，广步于庭，……生而勿杀，予而勿夺，赏而勿罚，此春气之应，养生之道也，……秋三月，此谓容平，天气以急，地气以明，早卧早起，与鸡俱兴，使志安宁，以缓秋刑，收敛神气，使秋气平，无外其志，使肺气清，此秋气之应，养收之道也，……冬三月，此谓闭藏，水冰地坼，无扰乎阳，早卧晚起，必待日光，使志若伏若匿，若有私意，若已有得，去寒就温，无泄皮肤，使气亟夺，此冬气之应，养藏之道也"。顺应四时来调整起居活动以达到养生的目的。

情志养生历来是养生理论中的重要内容，《黄帝内经》中包含了丰富的情志养生思想。认为"七情"属"人之常情"，但是"七情"太过或急骤，超出常度，超出人体自调能力时，就会导致人体气机紊乱，脏腑阴阳气血失调，成为病因或发病因素。从养生防病到对疾病的病因发病、病机治疗均高度重视情志变化与调节。张琪教授认为，这种高度重视精神情志的自我调养，保持身心健康，保持自身与自然、社会的和谐统一，是中医养生观中的主要特色。如《素问·阴阳应象大论》说："人有五脏化五气，以生喜怒悲忧恐。故喜怒伤气，寒暑伤形。暴怒伤阴，暴喜伤阳。厥气上行，满脉去形。喜怒不节，寒暑过度，生乃不固"。"喜伤心""怒伤肝""忧伤肺""思伤脾""恐伤肾"。"怒则气上，喜则气缓，悲则气消，恐则气下，惊则气乱，思则气结"。同时还认识到七情虽各有脏腑所属，然总统于心，心为五脏六腑之大主（"心藏神"），因此，七情中任何情志失调都可伤心，而心伤则导致其他脏腑功能的失调。提出"恬惔虚无，真气从之，精神内守，病安从来。是以志闲而少欲，心安而不惧"。认为只有保持良好心境，没有过多贪欲才能调节、安定人的性情，达到养生长寿的目的。

《黄帝内经》认为，饮食不但是后天生化之源，而且还具有补偏救弊的作用。饮食养生在《黄帝内经》中有多篇专题论述，占有很大篇幅，是《黄帝内经》养生思想的重要组成部分。《灵枢·五味》说："谷不入，半日则气衰，一日则气少矣"。《素问·痹论》说："饮食自倍，肠胃乃伤"，《黄帝内经》已注意到饮食养生的重要性和饮食不节的危害，并提倡膳食结构的平衡，"五谷为养，五果为助，五畜为益，五菜为充，气味合而服之，以补益精气"（《藏气法时论》）。杂合以食之，始得其全，以补益生命所需要的物质。指出饮食养生的原则，"食饮有节"，"谨和五味"，认为食物同药物一样，具有不同性味。反对偏食，主张食而有节、平衡膳食的基本精神。认识到饮食是气血生化之源。在整体观的指导下，五味和五脏有对应关系。五谷、五畜、五果、五菜具有不同的五味，其对五脏的营养各有其相应的作用："肝色青，宜食甘……心色赤，宜食酸……肺色白，宜食苦……脾色黄，宜食咸……肾色黑，宜食辛"。"辛酸甘苦咸，各有所利……病随五味所宜也"。主张"药以祛之，食以随之"。认为药食同源可以根据脏腑盛衰，疾病不同，选择不同食物以起到补偏救弊的治疗作用，把治病与养生结合起来，指导选择食物和药物，即辨证施膳施治。根据时令和季节气候提出"用寒远寒，用凉远凉，用温远温，用热远热，食宜同法"的普遍原则。因酒性湿热，必伤精气而导致多种疾病和折寿，故将"以酒为浆""醉以入房"列为养生之大忌。张琪教授认为正是在《黄帝内经》上述理论指导下，出现了不少食疗专著并发展为中医食疗学，已成为中医养生的重要手段之一。

饮食男女，属于人的正常生理需求，贵在节而有度。《黄帝内经》认为，阴精是构成人体生命和维持人体正常生理活动及防病康复的基础物质，所谓"人始生，先成精"（《经脉别论》）。"精者，身之本也"。因此，积精全神，特别是保肾精就成为养生的根本原则。如《素问·上古天真论》云："醉以入房，以欲竭其精，以耗散其真，不知持满，不时御神，务快其心，逆于生乐，起居无节，故半百而衰也"。故而提出要节欲，即"节阴阳而调刚柔"，这样才可以"长生久视"。对于房室，虽有节欲的理论，但不是禁欲。只要房事适度，还能调节阴阳，保养精气，进而延年益寿。《素问·阴阳应象大论》中记载："能知七损八益，则二者可调，不知用此，则早衰之节也。年四十，而阴气自半也，起居衰矣。年五十，体重，耳目不聪明矣。年六十，阴痿，气大衰，九窍不利，下虚上实，涕泣俱出矣。故曰：知之则强，不知则老"。所以张琪教授认为《黄帝内经》的房室养生思想主张在节欲的同时，对于房室应采取科学的方法。

《黄帝内经》中还记载了通过散步、导引、按跷、吐纳、冥想等运动方法，达到养生防病目的，充分体现了运动养生的内容。《黄帝内经》认为，包括人类在内的整个物质世界具有不断运动变化的本领和特性，运动的方式是"升降出入"。凡是存在于这个物质世界中的事物，无一不在"升降出入"运动之中生生化化；无论是动物界的"生长壮老已"，还是植物界的"生长化收藏"都存在着"升降出入"运动，"升降出入"运动为生命存在的基本方式。反对"久坐、久卧"。强调要"形劳而不倦""和于术数"。运动养生的原则是动静结合，"动以养形，静以养神"。同时，反对过劳，认为过劳必伤气，"生病起于过用"。中医学把"劳倦"与六淫、七情、饮食列为主要致病病因和发病因素，形成了中医病因与发病学的自身特点。

总之，张琪教授认为，《黄帝内经》包含了丰富的养生思想，对人类的正常寿命，衰老的原因，衰老的征象，养生长寿之道及延缓衰老的原则等，都有翔实的论述，形成了独具特色的中医全方位的康寿养生观，并为中医养生学发展奠定了坚实的理论基础。

第二节　两汉魏晋南北朝时期养生思想

两汉魏晋南北朝时期，中国社会战争频繁、政权更迭，人们身心俱损，寿命短暂，当时的士大夫阶层极力推崇养生之道。养生思想在《黄帝内经》预防医学和养生观的基础上，有所发展。沉寂了数百年的道家思想再度兴盛，崇尚老庄之学，主张清静无为，顺应自然，修身养性，重视存神、服气、导引、按摩、服饵、食疗、房中术等，带有浓厚的养生成仙的道教色彩。儒家的养生观比较切合社会的实际，不过分追求虚无的意境。释家的禅定方法有其独特的宗教含义和健身长处。养生风空前盛行。

张琪教授认为当时的养生家为我们留下了不少的养生文献。汉代马王堆医书中也有许多涉及养生保健的内容。据《汉书·艺文志》记载，西汉时曾流传房中著作八家，计186卷。这些著作多不传世。所幸马王堆出土《十问》、《合阴阳》、《天下至道谈》等书籍，对房中术有系统的论述。其中有不少精辟的见解，还提出了若干防治性机能疾病的方法。华佗所创"五禽戏"是仿生导引发展的一大成果。五禽戏即模仿虎、鹿、熊、猿、鸟五种动物的形态动作所创制的一套功法，它有舒利筋骨、行气活血、发汗祛邪、健脾益胃、养生防病等功效。此外，对养生贡献较大的有张仲景的《伤寒杂病论》、嵇康的《养生论》、葛洪的《抱朴子·内篇》、陶弘景的《养性延命录》、颜子推的《颜氏家训》等。这一时期在我国养生发展过程中具有突出地位，是养生学发展的成熟时期，对后世养生学的发展产生了深远影响，对传统养生思想的发展提供丰富的养生理论。

一、释家的养生思想研究

释家亦称佛家，据古籍记载，东汉明帝永平十年，由印度引入佛经，接着，佛经翻译日渐盛行，佛教法事日益兴盛，渐成为佛教教派，与道教、儒家相存，并称三教，对我国传统文化产生极为深远的影响。

释家与道教不同，他们反对道教的"长生久视"，主张"无生"；也与儒家有异，他们否定儒家的"修身"，主张精神超脱。释家认为，人生处处充满着痛苦，人无长生不死之理，最终总要夭亡的，不过形体虽然消亡，而精神却可以永存，并且能够轮回转世。基于这一认识，释家极为重视超脱现实的生死观，主张无欲无求，只求清心静养、修禅练性，超脱凡尘，提出"四大皆空"的观点，去追求他们心中的佛性境界，进行修养佛性、净化心灵的修炼，强调"因果"关系，修炼者目的是修善积德，普度众生，以求得超脱，以练心为主，修成正果，脱离生死轮回的苦恼，进入安乐自在的境界。所以释家的养生之道，在"平常心"三个字，是对生命透彻的体悟。世事沧桑，所以释家教人，一方面对生命尽心呵护，另一方面又要悉心体验，对人宽容平和，随方就圆，自能长寿康宁，好德善终。如释家常说人生胜境平常心："宠辱不惊，得失不计，默雷止谤，化毁为缘"。释家讲究慈善为本，修行者大都性格温和，心情平静，此乃佛家养心养生的一大重要内容，亦是高僧长寿的原因之一。出家人看破红尘，淡泊名利，在行为情绪上平淡温和，心胸豁达，处事宽容。释家认为，在禅修达到高深境界时，就会雷霆不能骇其念，火燃不能伤其虑，同时还会发生种种"神变"。张琪教授认为，这种追求精神超脱的禅修，所追求的是精神轮回，转世永存，与道教所追求的"长生久视"一样，都是违反生死的自然规律，充满着唯心的迷信观念的，然而，从养生保健的角度看，却有其积极的一面。按照现代人的观念讲，没有对名利过多的贪欲，不刻意去追求金钱地位名誉等，也不过分在意得失成败，生活保持平淡自然，与人相处得融洽、和谐。

为了达到涅槃清寂，释家十分重视戒律。认为戒律是砍断凡心杂念的武器。释家戒律较多，其中有五戒："不杀生，不偷盗，不邪淫，不妄语，不饮酒食肉"；十戒："不杀生、不偷盗、不淫、不妄语、不饮酒、不涂饰香鬘、不歌舞视听、不眠坐高广严丽床坐，不食非时食，不蓄金银宝"。无论五戒，还是十戒，都要求释家人士摒弃私心杂念，提倡生活清苦简朴，厌弃荣华富贵，只求粗茶淡饭，清水素食，免得招致罪孽。否则来世将转生虫兽。张琪教授认为虽然这个结论是迷信的，但释家所列的戒律，对养性养生和抗衰防老却有一定的积极意义。

释家虽然有南派、北派之分，其内部又有许多分宗，各宗在禅修方法上各有不同，但他们禅修的秘诀都是"静"，要求"制心一处"，保持良好的心理状态。

禅定，通过静坐，于静中思考宗教问题，从而开发"智慧"，进入"涅槃"境界，解脱人生苦恼。释家在修习禅定的过程中，所采用的一些调身、调息、调心的静坐方法，与气功锻炼方法十分相似，因此，有人称禅定为佛家气功，不无道理。经常练习禅定，有强身健体、祛病延年的作用。

释家除了禅定外，还有如念佛、观想、持咒等其他禅修方法。我国禅宗兴起行后，进一步把"禅"广泛化，认为处于境界上念不起为坐，见本性不乱为禅，以此往坐卧皆是坐禅。这表明，禅修是一种心理锻炼方法，有助于人们制心一处，物我两忘，排除外来和内生的不良因素的干扰，保持良好的心理状态，进而有益身心健康。张琪教授认为，如果我们撇开禅的宗教色彩，汲取其"制心一处"的合理内核，根据个人的兴趣爱好，专心于某项有益的活动，如书法、绘画、棋弈、打拳、栽花、养鸟、钓鱼等，乐而为之，持之以恒，必定有益于养生保健，延年益寿。

释家倡导的禅修方法，虽然其宗旨在于养性入静，但后来也注意到修身养性兼顾，并将道教、儒家两流派的有关内容，兼收并蓄，糅合到释家的禅修方法之中。《释禅波罗蜜》就指出："若欲具足一切诸佛法藏，唯禅为最，如得珠玉，众宝皆获"。可见禅修在释家心目中占有极为重要的地位。因此，他们主张结跏趺坐，认为这一姿势"最安稳，不疲劳"，而且能"摄持手足，心也不散"。在坐禅时要闭目以舌柱聘，定心令住，不使分散。其呼吸方法，采用自然呼吸，重在"调息"，以不声、不结、不粗出入绵绵，若存若亡，情抱悦豫为原则，以调身、调息、调心为目的，达到"入静"的境界。张琪教授认为这是释家禅修养性的基本方法，本意在于求得精神的解脱，这与道教的闭气、修身，重在生命，企求长生成仙截然不同。据此，释家总结出养生百字诀：晨起未更衣，静坐一支香；穿着衣带毕，必先做晨走；睡不超过时，食不十分饱；接客如独处，独处有佛祖；寻常不苟言，言出大家喜；临机勿退让，遇事当思量；勿妄想过去，须思量未来；负丈夫之气，抱小儿之心；就寝如盖棺，离床如脱履；待人常恭敬，处世有气量。

在宋代就有人提出：为学有三要，不知《春秋》不能涉世；不精老庄不能忘世；不参禅不能出世。我国的传统养生学说在很大程度上都掺和着道、儒、释三大流派的内容。因此，张琪教授认为，要弘扬我国传统养生文化，使其推陈出新、日臻完善，就必须重视和加强对道教、儒家、释家养生思想的研究，择其各家之长，并用于指导全民健身运动实践，若能这样做，对全面提高中华民族的体质、建成具有中国特色的全民健身体系是大有裨益的。

二、张仲景的养生思想研究

张仲景名机，南阳郡（今河南邓州市和镇平县一带）人，生于东汉桓帝元嘉、永兴年间（公元 150 ~ 154 年），死于建安末年（公元 215 ~ 219 年），因《伤寒杂病论》开辨证论治先河而被誉为医圣。张仲景不仅是一位杰出的医学家，他同时也是一位杰出的养生家。关于这一点，张琪教授通过对张仲景所著的《伤寒论》和《金匮要略》的研究得出：张仲景对养生给予了十分的重视，并且应当也是身体力行的。虽然张仲景只活了 70 岁左右，但在古时有"人过七十古来稀"的说法，能够活到 70 岁，就可以说是高寿了。况且当时的生存环境正是战乱不断、饿殍遍野的东汉末年，一般的百姓甚至连生存都成问题，就更谈不上养生了。因此，能够在纷争不断、战火连连、卫生环境恶劣的条件下，可以得享天年，更体现出张仲景养生的独到。

张琪教授认为在仲景论著中，虽然直接陈述养生学理论和养生方法的文字较少，但是张仲景非常重视养生学。仲景的养生方法散见于《伤寒杂病论》各篇，时隐时现，既有少许明白晓畅的文字论述养生方法，也有需要读者悟解乃得的内容，他批评那些不重视养生的人说："怪当今居世之士，……中以保身长全，以养其生"。这段序文明确提到"养生"一词，充分强调了养生的重要。在《金匮要略》中，如"若人能养慎，不令风邪干忤经络。适中经络，未流传脏腑，即医治之。四肢才觉重滞，即导引吐纳，针灸膏摩，勿令九窍闭塞"。明确提出了"养慎"的观点。所谓养慎，即内养正气，外慎风邪。这正是养生的最为基本原则。张仲景还特别强调了饮食对养生的意义："凡饮食滋味，以养于身。食之有妨，反能为害。……若得宜则益体，害则成疾，以此致危"。仲景论著中不仅存在着丰富的养生学思想，而且其中也记述了大量的养生方法。从重视情志调理到饮食宜忌，从注意劳逸结合到注意避免邪气，中医的各种养生原则在仲景著作里几乎无一遗漏。

精神情志是在脏腑气血的基础上产生的人体生理活动的表现之一。正常的精神情志对人体健康是有益的，故先贤非常重视精神活动的调摄，即调神。仲景在《伤寒杂病论》序中慨叹"怪当今居世之士，曾不留神医药，精究方术，上以疗君亲之疾，下以救贫贱之厄，中以保身长全，以养其生"，没有注意养生，都在干什么呢？"但竞逐荣势，企踵权豪，孜孜汲汲，惟名利是务，崇饰其末，忽弃其本，华其外而悴其内，皮之不存，毛将安附焉？"认为不注意养生，即使有荣华富贵，一旦得病特别是大病，才知道着急醒悟，往往就晚了，"卒然遭邪风之气，婴非常之疾，患及祸至，而方震栗，降志屈节，钦望巫祝，告穷归天，束手受败"。仲景认为那些名利之徒的做法确实是令人痛惜的。"痛夫！举世昏迷，莫能觉悟，不惜其命，若是轻生，彼何荣势之云哉？"张琪教授认为，这段话清楚地反映出仲景重视调神养生的思想。张仲景对"唯名利是务"是极不赞同的，认为世人对金钱的贪欲，致使中医养生难以身体力行，其最大的敌人就是自己，就是名利思想过重。也就是说张仲景期勉世人不唯名利是图，无私、寡欲才能到达清静的境界，而保持思想清静，便能获得调养精神、却病延年的目的。

张仲景很重视天地阴阳变化、寒暑消长对人的影响，认为人与自然是一个有机的整体，相互影响，长期共存。自然和人的关系，既有有利的方面，也有不利的方面，也就是自然界在养育人类的同时，也可能对人类产生危害。而疾病的产生，一方面是由于体内气血失调，另一方面就是由于季节的变换而受到影响。主张人应该顺应四时阴阳以养生，而不可逆之，否则便会产生疾病。如《伤寒论·伤寒例》说："君子春夏养阳，秋冬养阴，顺天地之刚柔也"。仲景在其著作中常常提到，人体的生理病理变化受到天地阴阳变化的影响，这方面的内容甚为丰富。如《金匮要略·脏腑经络先后病脉证》说："夫人禀五常，因风气而生长"。但是，仲景又说："风气虽能生万物，亦能害万物，如水能浮舟，亦能覆舟"。天地之气，顺之则万物生，逆之则灾害生。仲景认为脉象反映着脏腑功能的变化，是阴阳气血升降浮沉盛衰消长的体现，而究其根本源头，实际上是天地阴阳变化对人体影响的体现。不唯脉象与天地阴阳相应，在疾病情况下，症状也与阴阳相应。《金匮要略·血痹虚劳病脉证并治》："劳之为病，其脉浮大，手足烦，春夏剧，秋冬瘥"。张琪教授认为张仲景显然承袭了《黄帝内经》天人相应的观点，从中医整体观念及天人相应的观点出发，提出顺天养生的原则，具有其合理性和指导意义。

古代医家把预防疾病称作"治未病"。张仲景继承《难经》"见肝之病，知肝传脾，当先实脾"的"治未病"思想。《金匮要略·脏腑经络先后病脉证》有言："问曰：'上工治未病，何也？'师曰：'夫治未病者，见肝之病，知肝传脾，当先实脾，四季脾旺不受邪，即勿补之；中工不晓，见肝之病，不解实脾，惟治肝也。'"张琪教授认为张仲景发展和丰富了《黄帝内经》和《难经》"治未病"的学说。如《伤寒论》处处体现着"保胃气，存津液"的原则，便也是治未病思想的体现。这种防病于未然，防重于治的思想，仲景称为养慎，一方面体现在人体未病之前就应采取各种措施积极预防（即未病先防）。如张仲景在《金匮要略》中说："客气邪风，中人多死"。善养生者，要谨慎小心，避免伤于邪风，便能防病于未萌，此是养生的最基本的措施。应当"无犯王法，禽兽灾伤"，尽量避免对身体不必要的损伤，因身体的任何损伤都会耗散正气，遵纪守法不受刑罚；避免虫兽灾伤这样的意外伤害。另一方面还体现在一旦患病之后仍应运用各种方法防止疾病发展、传变或复发（即既病防变）。例如，平素加强体育锻炼、调摄精神情志就可提高机体抗病能力，或疾病流行期间，一方面"避其毒气"，一方面服药治疗，如此均可有效地防止疾病发生，而人体适应自然环境和抵御外界有害因素侵袭的本能却是有一定限度的，某些疾病平时无论怎样预防有时仍然难以避免产生。对于这些已经发生了的疾病，一是要防止其发展与传变（即防止恶化）。"若人能养慎，不令邪风干忤经络，适中经络，未流传脏腑，即医治之，四肢才觉重滞，即导引吐纳，针灸膏摩，勿令九窍闭塞"。外邪侵袭人体，郁闭腠理，未流传脏腑、闭塞九窍，当及早医治，防止病情深入。这种既病防变与既病防发的养生思想及方法，乃中医养生学的优势和特长。

房事，即性生活，也有称"房室"、"入房"、"阴阳"、"合阴阳"、"交媾"等，是人类生活的重要内容之一。张琪教授认为，重视房事养生保健，也是我国古代养生学的一大特色。肾主生殖，为先天之本，仲景重视内养精气。养精之法，首先不可过用。须节房事、勿过劳，故仲景强调"房室勿令竭乏"。其次需要充养，通过饮食、针灸、膏摩、导引吐纳法以助之。这是很好的一个养生观念。在房室与健康的问题上，中国古代存在多种观念，其中有一种极端的观念主张禁欲。但最主要的观点是，房事不可无亦不可过，既不可禁欲，也不可纵欲，中和为宝。这是中国古代养生学最一般原则：无太过不及，过犹不及，不及犹过。张仲景所说的"房室勿令其竭"，这短短一句话正是这种观点的体现。

张仲景作为重视养生并对养生学有较多较深刻研究的医家，亦十分重视饮食养生。他指出，饮食的一个重要原则是"服食节其冷热苦酸辛甘"。一个"节"字，就将饮食应该注意质和量两个方面的合理性表达明白。"节"就是无太过不及。过食任何一种性味的食物都有可能导致脏腑功能的偏盛偏衰，脏腑功能失调，疾病从而生焉。仲景认为，饮食是把双刃剑，若饮食不当也可成疾，指出："凡饮食滋味，以养于生，食之有妨，反能为害。自非服药炼液，焉能不饮食乎？切见时人，不闲调摄，疾疹竟起，若不因食而生？苟全其生，须知切忌者矣。所食之味，有与病相宜，有与身为害，若得宜则益体，害则成疾，以此致危，例皆难疗"（《禽兽虫鱼禁忌并治第二十四》）。这段话简明扼要指出：人们的食物及饮食方法，适宜则对身体有益，否则便对身体有害。珍惜生命者，应该善于通过饮食养生，对身体进行调摄。否则就可能引起疾病，影响生命的质量和数量。张琪教授通过研究认为，简要地说，张仲景的饮食养生法有如下几个基本原则和内容：

其一，摄取对生命有益的饮食物。如仲景说："凡饮食滋味，以养于生"，意思是说，饮食是养生之物。其二，避免进食对身体有害的食物。这类食物包括一些本来并不是食物，但被错误地当成了食物的物质。仲景明确说这样的物质"不可食之"，如果误食，可能"害人"、"杀人"。其三，注意食物的合理搭配。在《金匮要略》第二十四、二十五两篇论述中，仲景列举了一些于身体有害的食物搭配。如"羊肉不可共生鱼、酪食之，害人"。"马肉、豚肉共食，饱醉卧，大忌"。其四，注意进食时间。按照仲景的观点，食物之宜忌受到进食时间的影响。有些食物在特定的时间内服用于身体有益。若不在适宜的时间内进食，则对身体有害。如《金匮要略》说："春不食肝，夏不食心，秋不食肺，冬不食肾，四季不食脾"。又如"凡蟹未遇霜，多毒"，不可食。其五，注意食量。不可太过，亦可不及，过犹不及。即使对生命有益的饮食，多食亦为害。如《金匮要略》说："桃子多食令人热；仍不得入水浴，令人病淋沥寒热病"。"梅多食坏人齿"。"李不可多食，令人胪胀"。其六，食物与身体状态相宜，如因身体之虚实而用补泻饮食，"补不足，损有余"。其七，若不慎摄入了有毒食物，要迅速采取有效的解毒措施消除其毒性，以免伤害人体，或减轻毒性物质对身体的伤害。仲景在《伤寒论·辨阴阳易差后劳复病脉证并治法》中还提出了大病新差有食复之说，认为疾病彻底好转以前，若不注意一些生活细节，往往容易引起病情反复。他在《伤寒论·辨阴阳易差后劳复病脉证并治法》中云："病人脉已解，而日暮微烦，以病新差，人强与谷，脾胃气尚弱，不能消谷，故令微烦，损谷则愈"。邪去正复之时，脾胃之气尚弱，应该少予清淡饮食，可养胃气以渐强，又可防厚味恋邪以碍气机。若不欲食而强食或食太过，则有可能因脾胃之气不足而诱发问题，甚至引起疾病的反复（食复）。

张仲景也很重视妇人养生，他在《金匮要略》设妇人病三篇，分别论述妊娠病、产后病和妇人杂病的辨证论治，不仅论述了妇女病的辨治，也多处提到妇女养生方法。如《金匮要略·禽兽鱼虫禁忌并治》中说："麋脂及梅李子，若妊妇食之，令子青盲，男子伤精"。《金匮要略·妇人杂病脉证并治》指出："妇人之病，因虚、积冷、结气，为诸经水断绝，至有历年，血寒积结胞门。寒伤经络，凝坚在上"。本条指出了妇人病发生的三大主因：因虚、积冷、结气。从养生的角度看，提出了妇女养生的三条措施：其一，避免导致身体虚弱的各种因素。妇女有经、胎、产的特殊生理过程，故女性身体精血易亏，气血两虚。其二，避免身体受寒；若已经受寒，便当及时温散之，不使积久。其三，勿为气伤，主要是勿为忧思、郁闷等情绪所伤，以致情怀不释，气失条畅，郁结于中，进而导致血脉郁滞，则生诸病。妇女之病，由气结所致者甚多，故仲景谆谆言之于此。

综上，仲景作为医圣，开辨证论治先河，理法方药完善，为万世之鼻祖，是极其强调养生。张琪教授认为，仲景医学是后世医学的一大渊源，他的思想和方法对后世有很大影响，其养生学思想虽未系统论述，但却在各篇章中处处可见。这些内容不仅各成体系，而且还相互融合、互相渗透，深入发掘《伤寒杂病论》中的养生学思想，对于研究中医养生学具有高屋建瓴、从源到流的效果。

三、华佗的养生思想研究

华佗，字元化，东汉末年杰出的医学家，通晓养性之术，时人以为年且百岁而貌有壮容。据《三国志》考证其年龄最少为 97 岁，在战乱纷飞的年代，如此长寿，定有非常人之道。华佗首创麻沸散麻醉，进行外科手术，并模仿虎、鹿、熊、猿、鸟五种禽兽的动作特性，创编"五禽戏"以健身。华佗所传《中藏经》一度被认为是伪书，后经众学者深入考辨，一致认为其为华佗学术思想之精华，纵非其亲手执笔，虽经弟子或后世医家所辑录，然其内容丰富、方法独特、临床实用，不愧为医家之圣典。

华佗遵循"道法自然"的思想，根据古代导引术，从观察自然界动物的活动特征中获得了灵感，模仿虎、鹿、熊、猿、鸟五种禽兽的不同的自然行为习性和神态特征编创了一套适宜于防病、祛病和保健的医疗体操"五禽戏"。华佗曾对其弟子吴普曰："人体欲得劳动，但不当使极尔。动摇则谷气得消，血脉流通，病不得生，譬如户枢不朽是也"。《后汉书·方术传》载，华佗云："吾有一术，名曰五禽之戏。一曰虎，二曰鹿，三曰熊，四曰猿，五曰鸟，亦以除疾，并利蹄足，以当导引"，认为运动有强健脾胃的功能，可促进饮食的消化输布，气血生化之源充足，气血流通，使身体健康而长寿。华佗以五禽戏传授弟子吴普，"普施行之，年九十余，耳目聪明，牙齿完坚"。另一弟子樊阿照此办理，边锻炼边服药补养，也达到"寿百余岁"。张琪教授认为，华佗在整套五禽戏中采用模仿动物的某些动作，如虎的威猛、鹿的回首、猿的敏捷、熊的浑厚、鹤的昂然，用以弥补人们在日常生活和劳动中活动不到的部位，通过五禽戏的习练，改善机体的各器官功能，起调和阴阳、行气活血、疏经通络的功效，达强身健体、抗御外邪的目的。这种"动"是肢体运动表现于外，气血运行体现于内。形体外动而意识内静，迈步有虚有实，运势有阴有阳，动作有柔有刚。"静"是指运动过程中人的意念专一，心无杂念。心主神明，心静则体松，练习应全身放松，精神内守，呼吸自然才能进入练功的最佳状态。要意守于内，以静御动，用意识配合呼吸引导气血运行于全身，调和阴阳平衡，达到"动中含静、静以御动、动静相宜、动静相错、动静合一"的境界。华佗依据《黄帝内经》五行学说理论，有针对性地选择虎、鹿、熊、猿、鸟五种动物代表自然界的所有动物，模仿它们的特定动作来运用于中医导引养生。每一禽归属五行中某一类，各属木、水、土、火、金。每一禽归属某一脏，主一脏之调养。虎、鹿、熊、猿、鸟五种动物分属于木、水、土、火、金五行，对应于肝、肾、脾、心、肺五脏。通过习练五禽戏可调理人体的内脏功能。或舒郁肝气，促进消化；或补气益气，通畅气血；或固纳肾气，镇惊祛恐；或调和呼吸，宣通肺气；或宁心活血，健脑益智。五禽戏运用形体、四肢进行有序和适度运动导引疏通，安抚调节肝、肾、脾、心、肺等五脏，通过"熊经鸱顾，引挽腰体，动诸关节"的活动，使脊柱达到充分屈伸、扭转，打通人体内的任督二脉，畅通经络，和畅气血，聚练精、气、神，加强机体自我修复功能，起到强身健体、祛病长寿的作用。同时通过肢体的运动使周身肌肉、肌腱、骨骼、关节的功能加强。"五禽戏"简便易行，开创了运动健身之法，使导引之术有了规范，动作更符合科学性，并且对后世保健起到了积极的促进作用。常练五禽戏的人，都会感到食欲增进，精神爽快，步履矫健，四肢灵活，可见五禽戏确能增强体质，延年益寿。

《中藏经》开篇云："人者，上禀天，下委地，阳以辅之，阴以佐之。天地顺则人气泰，天地逆则人气否"。旗帜鲜明地阐述了华佗的"天人合一"的顺应自然养生观思想。"人之动止，本乎天地。知人者有验于天，知天者必有验于人，天合于人，人法于天。见天地逆从，则知人衰盛。人有百病，病有百候，候有百变皆天地阴阳逆从而生。苟能穷乎此，如其神耳"。认为人们从事生产、生活等各种活动，都与天地自然密切相关。从人的生理病理可以推测天象变化，从天象变化又可验证人体所产生的某种生理或病理现象。只要懂得天地自然的变化规律，就可以测知人体的强弱盛衰。人体有百种疾病，每种疾病又有多种证候，每种证候又有多种变化，但是万变不离其宗，都不可能摆脱天地阴阳的变化规律，倘能通晓此种规律，则无论防病或治病都可以达到出神入化的境界。因此，人应该顺天、顺时、顺境的生活。《中藏经》持"贵阳贱阴"的观点。如："阴阳盛衰，各在其时，……秋首养阳，春首养阴，阳勿外闭，阴勿外侵"。"阳者生之本，阴者死之基。天地之间，阴阳辅佐者人也。得其阳者生，得其阴者死"。

华佗认为，人的起居作息应当遵循阴阳变化特点进行。"阳始于子前，末于午后；阴始于午后，末于子前。阴阳盛衰，各在其时，更始更末，无有休息，人能从之亦智也"。即每天从夜半子时到白昼中午之间，阳气由弱转强，不断旺盛，到正午达到高潮。每天正午之后到夜半之时之前，阴气由弱转强，不断旺盛，到夜半亥时之末达到高潮。因此，人体上午阳气旺盛，精力充沛，凡艰巨复杂的事，最适宜于安排在上午办理；下午阳气渐衰，阴气渐盛，人的体力和精力相对较差，比较简单易办的事则适宜于安排在下午办理。这样做才是明智之举，办事效率就会高得多。还认为食物不当会损伤脾胃致多种疾病。《中藏经》曰："饥饿过度则会伤脾"，"肉痹者，饮食不节，膏梁肥美之所为也。宜节饮食，以调其脏，常起居以安其脾"。故而，书中一再要求人们注意调理，并且指出："调神气，慎酒色，节起居，省思虑，薄滋味者，长生之大端也"。张琪教授认为，此类有关养生保健的论述，至今看来仍然是非常正确的。此外，华佗尚讲究房中术养生，《中藏经》论及"色欲过度则伤肾"，强调要慎酒色。张琪教授认为，华佗的所有养生思想，均可统为"治未病"思想，该思想是建立在《黄帝内经》的理论基础之上的，充分体现了未病先防的预防为主的思想。

《中藏经》所体现华佗之异常丰富的养生思想，被后世誉为"《内经》之羽翼，《本草》之舟楫"。张琪教授认为，经常习练华佗所创之五禽戏不仅通过活动肢体，达到人的自身的内外协调，形、神、意、气的高度统一，而且使脏腑、经络、气血自然通达顺畅，精神愉悦、体魄强健，使华佗的养生思想和方法深深植根于中国几千年传统文化中，成为有源之水，源远流长，为我国的养生健身理论带来勃勃生机。

四、葛洪的养生思想研究

葛洪，字稚川，号抱朴子，晋代著名道家兼医药学家。葛洪自幼好学，博览众书，因仰慕道家始祖老子"见素抱朴，少私寡欲"之言，自号抱朴子，并将其撰写的著作也命名为《抱朴子》，分内外两篇。该书分内外两篇共70卷，其《内篇》20卷，言神仙方药、鬼怪变化、养生延年、祛邪却祸之事，凝聚了葛洪修炼道术、养生长存的思想。张琪教授认为，应认真地剖析其养生论的得与失、其科学成就与宗教迷信，取其精华、弃其糟粕，方能更好地展现其应有的历史价值。

得道升仙是道家修炼的最高境界。葛洪重视养生，其理论出发点即源于这一基本思想。葛洪在多处地方论证了神仙的存在和像神仙一样长生久视的可能性，并引证古今的种种史迹加以说明。葛洪认为自立下养生之志至达成愿望，只要修炼得当，经常年累月始终坚持，毫不松懈，毫不迟疑，甚至是死心塌地地勇往直前，才有可能成功，才会长生久视。张琪教授认为由此可见葛洪对养生的坚信不移、永不放弃，这也说明养生需要持之以恒。葛洪认为，如果说成功的意志是一种信念、一种精神，那么身体的素质则是一种依托、一种物质基础。每个人禀受的元气不同，天生的体质也不同，因而修炼的要求也不同。如果不了解自身的状况就刻意追求成功，结果可能反而伤及生命。懂得养生之道的人，都应知道补益元气对自身有好处，损耗元气对自身有害处，会从最细微处弥补天生的不足，然后根据个体情况调节养生的进度，并且懂得无论自身元气多么充足，都要不断地修补。葛洪非常注重强基固体，再三强调"补复之益，未得根据，而疾随复作"。所以他注重未患病之前，就要强壮身体，打好基础，才能令正气不衰竭，形体与精神互相守卫。但是在追求养生的过程中，方法不当，掌握不到要领，长生没修成，生命的基础还遭受损害，那就背离了养生初衷，得不偿失。所以他指出人们在养生途中的13种损伤生命的情况，即才能不够却费劲思考、气力不足却硬要举重、悲哀憔悴、喜乐过度、汲汲所欲、久谈言笑、寝息失时、挽弓引弩、沉醉呕吐、饱食即卧、跳走喘乏、欢呼哭泣、阴阳不交等。这些看似微不足道的损伤，均是超出自身负担、不节制情绪、作息无规律、阴阳不和谐等的具体表现。平时不易察觉的损伤，时间长了就会影响寿命。针对这些情况，葛洪提出了衣食起居不当、过极的注意事项，包括唾液、行走、听力、视力、坐姿、卧态、穿衣、脱衣、吃饭、喝水、劳逸、晨起、流汗、夜眠等，面面俱到，无一遗漏。同时他反复强调不要做费心费力之事，如"不欲奔车走马，不欲极目远望，不欲多啖生冷，不欲饮酒当风，不欲数数沐浴，不欲广志远愿，不欲规造异巧"。而且睡眠的要求细化到寒热上，"冬不欲极温，夏不欲穷凉，不露卧星下，不眠中见肩，大寒大热，大风大雾，皆不欲冒之"。饮食的要求细化到味道上，"酸多伤脾，苦多伤肺，辛多伤肝，咸多则伤心，甘多则伤肾"，过极必然带来损伤，"积伤至尽则早亡，早亡非道也"。葛洪认为过伤过极的行为均不利于养生，并总结归纳了长生久视的方法，指出擅长养生之人要顺应天时，起居有度，呼吸导引，针灸按摩，精神淡泊，服用药物能救亏，这就是葛洪的养生思想，坚持下去可直趋养生的最高境界。

魏晋时期，以葛洪为代表的神仙道教将服饵金丹作为升仙之需求，视还丹金液为仙道之极致。根据葛洪的观点，仙药可大致分为三类。其一是金石矿物药，包括贵金属如金、银、珠、玉，为仙药之上品。第二、三类仙药须赖丹药方可成仙。第二类仙药是五芝。第三类仙药是一些具有滋补作用的本草药物，如茯苓、地黄、远志、五味子、枸杞、九节石菖蒲等。据葛洪说，这类药"凡三百余种，皆能延年，可单服也"。原苏联学者用电子计算机筛选30种具有明显滋补强壮作用的中药中，绝大部分包含在葛洪的《抱朴子·内篇》列举出的草木类仙药之中。现代医学科学研究已经证明，葛洪的第二、三类仙药具有很高的科学价值，亦为今日中医广泛地用作滋补药物。现代中医常用这些药物健身养心，补益虚弱，延缓衰老。这些有补虚弱抗衰老作用的植物的发现，对养生保健学具有重大科学价值。此外，葛洪与道徒们在炼金丹觅仙药的艰险的实践中，开创了近代实验化学之源，其中包含着许多重要的科学发现，大量矿物入药极大地丰富了中医的药物学，中医外科至今仍在使用的"红升丹"、"白降丹"等也是从炼丹术中得来的。炼丹饵药还为中国古代养生学作出了重大贡献。道士积年累月地选药、配方、试验、炼制，确实炼出了一些能治疗某些疾病和具有滋补益寿作用的药物。

道教养生，讲究内修。道教内修诸术中守一、行气、胎息、辟谷、房中等为葛洪所重。守一，指闭目静思至高无上的道、气、一，使之常驻自己的身体，守持身中魂、神、精，使之不受外界牵扰，从而使精神完全，形魄相抱而为一。葛洪在内修术中，最强调守一，将守一的作用和金丹相提并论。葛洪说"或在脐下二寸四分下丹田中，或在心下绛宫金阙中丹田也，或在人两眉间，却行一寸为明堂、二寸为洞房，三寸为上丹田也"。葛洪在中国气功史上第一次明确提出了三丹田理论和具体部位。千百年来，历代气功家无不以之为要，这在气功发展史上有其重大意义。行气又称"服气"、"含气"、"吞气"、"炼气"，是一种调整呼吸吐纳以达养生目的的修炼方法。胎息，指炼气能不以鼻口呼吸，如胎儿在胞胎之中，故此而名胎息。它是行气的较高境界之一。胎息的具体方法从现存有关文献看，首见于《抱朴子·内篇》，《释滞》篇云："初学行气、鼻中引气而闭之，阴以心数至一百二十，乃以口微吐之，及引之，皆不欲令己耳闻其气出入之声，常令入多出少，以鸿毛著鼻口之上，吐气而鸿毛不动为候也。渐习转增其心数、久久可以至千"。张琪教授认为，葛洪所述胎息法，对后世养生学、气功学有较大影响。隋代巢元方的《诸病源候论》中所述的导引治病法，多半兼行此种闭气胎息之术。辟谷，也称断谷、绝谷、绝粒、休粮，也是一种与行气、食气有关的修炼方法，即通过食气之术，乃达到不食五谷杂粮肉食蔬菜等日常食物，葛洪一方面对辟谷之术深信不疑，同时也认为单行辟谷不能长生，纯靠食气而成仙亦不过是行气家的一家之言。以辟谷之术而长寿难老，其科学依据尚需存疑。

房中术是古代性卫生、性心理、性技巧、性医学的总称，道教把它作为长生成仙的主要辅助手段。葛洪认为房中术对修炼甚为重要，不可禁欲。房中养生的关键在于适度和还精补脑（即在将射精的瞬间用手指于阴囊与肛门之间处压迫摘精管，使精液流入膀胱而不从阴茎射出）。古代房中家谈论极多，也极为看重此术，认为未射出的精液可以上行达脑，从而延年益寿。张琪教授认为这就毫无科学依据了。但"还精补脑"的操作方法实际上是一种直到现代仍被采用的避孕方法。

葛洪极力主张养生者兼习医术，因为养生之初，难免患病，而却病健身是长生成仙的基础。

尤其值得一提的是，葛洪严厉批评了当时"不肯信良医之攻病，反用巫史之纷若"的错误。不赞成巫术士们"不务药石之救，唯专祝祭之谬"的行为。

总之，张琪教授认为，葛洪对养生坚持不懈的追求、爱气于微的谨慎、巩固根本的重视及方法得当的追求，与中国传统医学的养生论述完全一致。他的养生思想颇具指导性和实践性，但是正如他所言"良匠能与人规矩，不能使人必巧也。明师能授人方书，不能使人必为也"。世人能否从中得益，关键还要看自己是否能持之以恒身体力行之。

五、嵇康的养生思想研究

嵇康（公元 224~263 年），魏晋时期的文学家、思想家、音乐家，字叔夜，常修养性服食之事，弹琴咏诗，以弹《广陵散》而著名，自足于怀。常与阮籍、山涛、向秀、阮咸、王戎、刘伶友善。游于竹林，人称"竹林七贤"。嵇康生活的三国时期，也和历朝历代一样，非常崇尚养生，人们或求仙炼丹以求长生，或服食各种药石以求益寿延年，但是往往招至病害，损身害命。嵇康鉴于这些情况，著述《养生论》，为当时的人们指出养生的重要性及正确方法。张琪教授认为，文中所提出的养生理论和养生方法，无论对于古人，还是现代人祛病强身、益寿延年都是有所裨益的。

《养生论》先对"神仙可以学得"和"上士寿百二十"这两种极端的观点加以否定，提出了导养得理、以尽性命的观点，论述了修性得神和服食养身这两种互相联系的养生方法。在嵇康看来，从古至今，莫言几百上千岁，能活过百岁的已属凤毛麟角，后世养生者众多，然而成功者却万无一人，皆是因为没有正确的养生方法指导所致。他们或是"自力服药，半年一年，劳而未验"，只注重服食养身而不养神；或是"益之以畎浍，而泄之以尾闾"，在养生的同时，却又损泄身体；或是"心战于内，物诱于外，交赊相倾，如此复败者"，养生时物欲难舍等。嵇康认为正确的养生方法是：养神与养形两种养生方法兼顾，既要"修性以保神，安心以全身，爱憎不栖于情，忧喜不留于意，泊然无感，而体气和平"；又要"呼吸吐纳，服食养身"，从而使"形神相亲，表里俱济"。养生时，养生者首先要使自己的思想情绪进入清静、虚无、平静、安宁之状态，人静以养神，平稳情绪、心态，而不可在情绪上大起大落，暴怒狂喜。古人云：养身莫过于养心。入静是养生的必备条件。《黄帝内经》有云："静则神藏，躁则消亡"。可见恬淡、宁静的心境对于养生是至关重要的。

因此，调节心神，进入宁静清虚的状态，是养生的首务，也是养生之关键。不但能消除浮躁的心境与紧张的情绪，使人的身心达到轻松、静寂、充实、无欲无求之状态。虽然嵇康心想入静，但生活在魏晋时期，社会动荡不安，连年的战乱，世风日下，加之其心高气傲、耿直不阿的个性，最终为权贵所害，被当权的司马集团杀害，终年只有 39 岁。最终这位深通养生大法的专家，未能如愿，未竟半百而终。七情六欲乃人之常情，在通常情况下，七情欲念不会诱发疾病。但如果思之过切或刺激过剧，每易影响机体导致疾病的发生，是谓情志致病。因而，养生的第二步是："少私寡欲"，祛除个人的种种杂念贪求。嵇康《养生论》将人的欲念归结为养生的"五难"："名利不灭，此一难也；喜怒不除，此二难也；声色不去，此三难也；滋味不绝，此四难也；神虑精散，此五难也"。嵇康所言"五难"，即养生的五大天敌：名利、喜怒、声色、滋味、思虑。认为五种欲念不祛除，虽然服饵、吐纳，纵有"高寿比神仙"的美好意愿，也是枉然。擅长养生的人既能摆脱物欲的引诱，又"守之以一"，终能获养生之功，步入长寿之域。其在说明养生的作用时，列举了商汤大旱之年，种植庄稼，偏受过一回灌溉的庄稼，虽然最终难免枯死，但必然迟些时日枯萎，既然这样，那么灌溉一次的益处，实在不可轻视，然而世人常说，发怒一次不会侵害生机，悲哀一次不能伤及身体，便轻率地放纵，这好比不明白灌溉一次的益处，却期望由枯萎的禾苗结出苗壮的稻谷一般。因为，人的情志活动与内脏有着密切的关系。情志活动，必须以五脏精气作为物质基础。也就是说外界精神刺激因素，只有作用于机体的有关脏腑，才能表现出情志的变化。而情志的异常变化，伤及内脏，主要是影响内脏的气机，使其功能活动紊乱而发病，以上这些都是指的七情太过造成的后果。

嵇康提出了元气是生命的物质基础，万物是禀受元气而产生的。他说："元气陶铄，众生禀焉"。这个元气说，后来被医家吸收，明确提出元气是生命之本。认为元气藏于肾，肾的元气强，身体就强，寿命就长；肾的元气弱，身体就弱，寿命就短。所以有医家提出元气存则人存，元气亡则人亡的说法。元气是构成人体最基本的物质，是生命活动的原动力。当人体已进入清静无为、心无杂念的境界时，养生者要运用体内的元气，上下运作，调理气息，升腾阳气，发越体表，使浊气下降，进而使气血调和，身心和谐、统一。再呼吸吐纳，吐故纳新，新陈代谢，气息日益和顺，而最终达到"大顺"的境界。

嵇康认为"树养不同，则功收相悬"，但只要导养得当，人的寿命可以大大的延长。他还批评了那些"饮食不节，好色不倦"的不善持生之人。凡此种种看法体现了古人治未病的思想。嵇康说："所食之气，蒸性染身，莫不相应"。人们吃的食物往往会熏陶情志，改变形体。他认为就如同多吃豆可使人发胖，食合欢草能让人消除忿怒一样，服用补益的药物也能改变人的性情，增强人的体质。他认为养生者养形时，除呼吸吐纳、吐故纳新而外，还应服用灵芝类药剂以滋补身体，用甘美的泉水滋润，沐浴朝阳，用音乐安神，如此，则可"无为自得，体妙心弦"，清静无为，而自有所得，身体轻健，心境高远；如此终会获得养生的功效。具体提出了"蒸以灵芝，润以醴泉，晞以朝阳，缓以五弦"、"呼吸吐纳"等养神炼形的具体方法。张琪教授认为，从现代科学的观点来看，嵇康所言皆具有科学道理：灵芝具有很高的滋补作用，而甘泉所含的各种矿物质——盐、铁、硫黄等，是人体所需的，可以防病健身，甚至可用来治疗疾病。而日光浴，可通过日光的紫外线照射，促进新陈代谢，增强抵抗力，保持身体健康。"缓以五弦"，用和谐感人的音乐，来安定情志，陶冶情操，以达到养生的目的。音乐对人体具有治疗作用和养生功效。就嵇康本人而言，以弹奏《广陵散》而闻名，并著有《琴赋》，对琴的表现力和演奏法，作了细致而生动的描绘。以其亲身的体验得出：音乐能安定神志，有陶冶情操、延缓衰老的养生功效。此外，他也鼓励骑马射箭以炼形体。他赠给他从军哥哥的诗，就是歌颂戎马骑射生活的。诗云："良马既闲，丽服有晖。左揽繁弱，右接忘归。风驰电逝，蹑景追飞。凌厉中原，顾盼生姿"。他认为像这样服灵芝、咽唾液、沐阳光、赏音乐、练气功、学骑射，就可以使"形神相亲，表里俱济"而生命不息。

综上，嵇康所提出的"修性保神"、"服食养生"和主张"形恃神以立，神须形以存"的养生观点，虽然距今已有1700多年了，但张琪教授认为，古人对养生有如此精辟论述，真是难能可贵的，值得我们学习。虽然由于时代的局限，文中所述信奉神仙的存在和服食丹药养生是不科学的，我们在学习中应加以分辨，从中吸取精华，摒弃糟粕，丰富我们的养生理论，从而达到养生长寿之目的。

六、颜之推的养生思想研究

颜之推，字介，南北朝时期杰出的学者、文学家。所著《颜氏家训》二十篇，较为全面地反映了颜之推的养生观点和理论。其中《养生》篇专论养生，反映了他以儒家传统思想为立身治家之道的观点，是较有价值的养生遗籍。

魏晋南北朝时期，社会动荡不安，阶级矛盾和民族矛盾尖锐，玄学的兴起、佛教的兴盛及儒学的流行，成为这一时期的时代特征。当时的养生理论大多带有玄虚、荒诞的色彩。颜之推独具慧眼，对于那些神秘莫测的虚妄之说并不推崇，提出世俗化的养生方法，教育孩子以日常保养为养身之道，不能依靠炼丹服药苟且偷生。强调养身的方法可有多种，真正的养身还必须注意避祸，必须将修身养性和为人处世的内外功夫结合起来。他认为若要长生，首先要长寿，而要长寿，则须采用各种方法手段来祛病健身，使身体和精神保持健康，主张从现实出发去达到养生的目的。主张以"爱养神明，调护气息，慎节起卧，均适寒暄，禁忌食饮，将饵药物"为总纲，使达到"遂其所察，不为夭折"，而尽终其天年。张琪教授认为，颜之推在神仙之术盛行、金丹大药日重的情况下，能透过虚无缥缈的神仙幻景和紫雾蒸腾的炼坊迷烟，去寻求无神的养生思想和方法，而不被世俗的潮流所胁迫，对神仙之术大胆质疑，着力批判。这种勇敢精神是值得称道的，使其养生思想融进了朴素的唯物主义的闪光因素。

颜之推的养生观是以儒家思想为基础，认为无"身"则无以养"生"。他说："夫养生者，先须虑祸，全身保性。有此身然后养之，勿徒养其无生也"。并举单豹、张毅为戒，云："单豹养于内而丧外，张毅养于外而丧内"（《庄子·达生》）。又举嵇康、石崇为训，云："嵇康著《养生》之论，而以傲物而受刑；石崇冀服饵之征，而以贪溺取祸"。训诫后辈儿孙首先要"虑祸"以"全身保性"，才可能"然后之"。说明养生须有身为现实基础，离开本身就谈不上养生。张琪教授认为，这些认识同道家的神仙思想是有区别的，是形神观在认识上的一种进步。他充分肯定人在养护生命、长寿长生方面的主观能动性，坚信人能够通过自身的努力延年益寿，"夫陶冶造化，莫灵于人，故达其浅者，则能役用万物，得其深者，则能长生久视"。认为要祛病延年，首先要注意养生治身，"养生之尽理者，朝夕导引，……节量饮食，不犯风湿，不患所不能，如此可以无病"。

尤其可贵的是，颜氏并不囿于儒家成说。其虽然摒弃了道家的滥服金丹大药、修炼成仙、长生不死之法，可是对于道家的一些健身却病之法，乐于试用。如葛洪所记的"牢齿之法"，他也因其切实可行而采纳："早朝健齿三百下为良"。认为欲得养生，应该重视保健卫生，注意调养，养成良好的起居、衣食等日常生活习惯，适当注意药物调护，才能健康长寿。他还要求在日常生活中，无论行住坐卧，宾朋交接，不当求其奢，而当尚其简；不求荣华显达，惟取适性安逸。反对骄奢淫逸的生活，强调应"抑情养性"，而"养性"要以"自慎"为本。具体罗列了有益于五脏的食物。反之，如不注重饮食忌宜，有犯"高粱之变，足生大丁，受如持虚"（《素问·生气通天论》）之戒。颜氏提出诸药饵法，并举以实例，同时忠告应有节度。云："凡欲饵药，陶隐居（太清方）中总录甚备，但须精审，不可轻脱"。又举因服松脂，不得节度，肠塞而死之例，谆谆告诫子孙勿为药所误。颜之推还能较正确地认识当时一些娱乐活动。譬如当时围棋盛行，社会上出现一种终日嗜弈的不良风气。颜之推认为围棋颇为雅戏，但当适可而止，"不可常也"，否则"令人耽愤，废丧实多"。像投壶、弹棋之类，亦"消愁释愤，时可为之"。他也提倡弓矢之利，但反对那种"揖让升降"、"防御寇难"的"弱弓长箭"。张琪教授认为，这些观点，多少从另一角度反映了颜之推养生观的实效性。

颜之推的养生观也是以儒家传统思想为基础，虽然在养生价值上已经不再是唯心地抛弃形体而求养生，而是把养生和儒家道德观念联系起来，但它是为维护儒家传统道德伦理而养生，以养生为手段为封建统治阶级"训子"，这就使他的养生观明显地表露出浓厚的封建色彩。并且颜之推的养生观带有宿命观念，认为"性命在天，或难种植"，这种宿命论也正是颜之推在养生观上不能全面彻底否定神仙之事的不足之处。但是张琪教授认为，颜之推能在当时神仙之学盛行的情况下提出没有神学色彩的养生观，已属不易，正确认识和充分发掘他养生观中的积极因素，对于研究我国古代的养生术具有重要意义。

七、陶弘景的养生思想研究

陶弘景，字通明，自号华阳隐居，丹阳秣陵（今江苏句容）人。南北朝时著名的医药学家、道学家，为晋唐道医之典范。其一生著述有八十余种，其中代表他养生思想的著作为《养性延命录》，这是一部中国道教养生学史上具有重要的理论价值和实用方术的著作，也是现存最早的一部养生学专著，在养生理论和方法上，都有所发展。

《养性延命录》集"上自农黄以来，下及魏晋之际"各家养生精华，保存了自秦汉至魏晋时期大量珍贵养生资料。全书分上下两卷，共6部分内容（教诫、食诫、杂诫、服气疗病、导引按摩、御女损益），在系统总结前人养生经验的基础上，提出了一整套养生理论和方法。书中引用古籍多达30余种，对道教养生理论和具体方术都有系统、详细的阐述，对晋唐时期道教养生学理论体系的形成有重要贡献，同时陶弘景的健康观念在此书中也得以完整体现。

陶弘景兼儒释道医之身份，各家的养身思想及方法在他身上融会贯通，得以充分展现。他博采众家之长，凡是对养生有益的主张和做法他都吸取、利用。服食药物补益身体、道家道教的炼气养神、佛家的慈善说、儒家的道德养生说在他这里集为一体。具体到养生的方术，亦无相乱之嫌。陶弘景主张形神双修，养神与炼形同等重要，提出："神大用则竭，形大劳则毙"。认为这两方面修炼到特定境界，便可得道升仙长生不死。陶弘景特别注重心性的修养对于延年益寿的重要性，认为"罪莫大于淫，祸莫大于贪，咎莫大于憯，此三者，祸之事，小则危身，大则危家"。"天道自然，人道自己。人常失道，非道失人。故养生者，慎务失道。为道者，慎不失生，使道与生相守"。倡导清心寡欲，提倡"十二少"（即少思、少念、少欲、少事、少语、少笑、少愁、少乐、少喜、少怒、少好、少恶），反对"十二多"（即多思则神殆、多念则志散、多欲则损志、多事则形疲、多语则气争、多笑则伤藏、多愁则心慑、多乐则意溢、多喜则忘错昏乱、多怒则百脉不定、多好则专迷不治、多恶则憔煎无欢），以加强自身修养，保持心境清净。若能做到少私寡欲、虚惊无为，人自然能延年益寿。由此也可看出，陶弘景是很重视精神因素在养生中的作用的。陶弘景积极倡导"户枢不蠹，流水不腐"，主张动以养形。书中载有多种导引健身之法，如五禽戏等。陶弘景应该是历史上第一个倡导弘扬华佗的"五禽戏"的人，他肯定了"五禽戏"的养生作用，并详细记载了五禽戏的养生功法，如："虎戏者，四肢距地，前三掷，却二掷，长引腰，乍却仰天，即反距，行前、却各七过也"。养形方面，主张形欲小劳而不疲，指出："养生之道莫久行、久坐、久卧、久视、久听，莫强饮食，莫大沉醉，莫大愁忧，莫大哀思，此所谓能中和，能中和者必久寿也"。否则，就会精竭神衰形败，百病萌生，不终其寿。张琪教授认为，陶氏所主张的形欲小劳而不疲，食后散步并摩腹等，都是数千年来为养生家们所推崇的宝贵经验。又云："静者寿，躁者夭"，强调静养的重要性。动养静亦养，他辩证地指出动静之间的关系，即"静而不能养减寿，躁而能养延年"。这是陶弘景构建的动静共养体系，体现了他的辩证养生观。

陶弘景的辩证养生观还体现在对饮食、日常起居及房事等方面的认识上。他主张饮食有节，起居有度。《食诫》着重介绍有关饮食的宜忌，如宜吃熟食，忌吃生食，食不过饱，食毕当行步等。"百病横夭，多由饮食，饮食之患，过于声色。声色可绝之逾年，饮食不可废之一日，为益亦多，为患亦切。饮食有节，起居有度，不妄动作。云养性之道"。对日常起居在书中也有较全面的阐述，如："久视伤血，久卧伤气，久立伤骨，久坐伤肉。凡远思强健伤人，忧患悲哀伤人，喜乐过差伤人，愤怒不解伤人，汲汲所愿伤人，戚戚所患伤人，寒热失节伤人，阴阳不交伤人"。关于房事的认识，也体现了辩证的观点："房中之事，能生人，能煞人。譬如水火，知用之者，可以养生；不能用之者，立可死矣"。《御女损益篇》总结了房中术与养生的关系。他指出男女房室不可没有，但是又必须要慎重。他主张房事要注意节欲，并注意交媾方法，遵行房事禁忌。陶弘景重视行气、导引和房中术等主要方法借以养生，后世道教人士也多借于此类方法祛病延年。陶弘景非常强调人的主观能动作用，认为可以通过人的主观努力，延长寿命，直至长生。认为某些人之所以寿命短，是因为他们有违养生之法，故而戕害了自己的形体和精神。相反，若掌握一定的养生方法，就能延年益寿。所以说人的"强弱寿夭"，全在人为，"我命在我不在天"。人的生死是客观规律，但通过合理的"养性延命"，则可以延长人的寿命。如果能够掌握养生的方法，就能做到"达生延命"。张琪教授认为，这些认识都洋溢着积极进取和预防养生的思想，体现了乐观主义精神，也体现了中国古代朴素的唯物观。

陶弘景推崇用气功导引按摩来养生及治疗疾病。《养性延命录》首载静功"六字气诀""内气有一，吐气有六。内气一者，谓吸也。吐气六者，谓吹呼唏呵嘘咽，皆出气也"。并分别论述六种吐气法的保健作用："吹以去风，呼以去热，唏以去烦，呵以下气，嘘以散滞，咽以解极"。六字呼吸吐纳养生之法，历代养生者多有述说，其流传广泛，历史久远，大概可以说明其用之于修养心身，确有裨益。介绍了具体的气功导引按摩方法，如"以鼻纳气，含而漱满，舌料唇齿，咽之，一日一夜得千咽，甚佳"；"闭气内息，从平旦至日中，乃跪坐，拭目，摩搦身体，舐唇咽唾，服气数十，乃起行言笑。其偶有疲倦不安，便导引闭气，以攻所患……则澄和真神，不须针药灸刺；行气欲除百病，随所在作念之，头痛念头，足痛念足，和气往攻之。从时至时，便自消矣"。提出经常啄齿，"令人齿坚不痛"，"清旦未起，啄齿二七"，"常每旦啄齿三十六通，能至三百，弥佳"。啄齿之后，便漱唾（刺激唾液分泌的一种方法）分三次下咽。"清旦未起，啄齿二七……漱满唾，三咽"，"以舌漱漏满，口中津液，咽之三过止"，"含枣核咽之，令人爱气生津液，此大要也"。握固可以"固精、明目"，是"留年还魂之法"，"若能终日握之，邪气百毒不得入"。"清旦未起，……闭目握固。……下床，握固不息。""以指按目四眦，令人目明。""每日初起以两手掩两耳，极上下热按之，二七止，令人耳不聋"，"旦起未梳前峻坐，以左手握右手，于左臂上前却，尽势按左臂三；又以右手握左手，于右臂上前却，按右臂，亦三次"。"平旦以两掌相摩令热，熨眼三过"，"摩指少阳，令热以熨目，满二七止，令人目明"，"摩手令热以摩面，从上至下，去邪气，令人面上有光彩"，"摩手令热，摩身体，从上至下，名曰干浴，令人胜风寒、时气热、头痛，百病皆除。夜欲卧时，常以两手指摩身体，名曰干浴辟风邪"。

综上，张琪教授认为，陶弘景的养生思想系基于中国传统文化，融汇儒、释、道、医及各家的精华，又使之各自独立保存于健康观念之中，重视外部环境及人的精神因素对身体健康的影响，强调的是，一个健康的人应该具备良好的社会适应性，对中国传统养生文化具有巨大的影响。

八、《神农本草经》的养生思想研究

《神农本草经》是我国现存最早的药学专著，是集东汉以前药物学之大成的专著，它系统总结了秦汉以来医家和民间的用药经验，对后世药物学发展有重要影响。一般认为成书于东汉，是由许多医学家搜集加工整理而成。从其独特功能药物的统计和构成分析，可以发现《神农本草经》养生药物以辛、甘、苦味和性平之药为主，注重上品药物和非动物药、矿物药。张琪教授认为，尽管这些药物功能具有异见性和争议性，但对于养生药物的研究开发具有十分重要的意义。

《神农本草经》三卷，共收载药物365种，其中植物药252种，动物药67种，矿物药46种，根据药物性能功效的不同分为上、中、下三品，各成卷一（上经）、卷二（中经）、卷三（下经）。卷一为上品，为"上药"，"为君，主养命以应天，无毒，多服不伤人，欲轻身益气，不老延年者，本上经"，"上药令人身安命延，升天神仙，遨游上下，役使万灵，体生毛羽，行厨立至"，共载药142种。其中有114种被强调有"久服……轻身延年"、"耐老"、"增年"等功效，甚至可"通神仙"。重视矿物药——玉石，列为首类，包括丹砂等有毒药物。其草、木类药物多为益气补肾养血之品，如人参、茯苓、枸杞、地黄。13种药物涉及美容功效，有"去面黑，好颜色"、"去面热赤疱"、"长毛发，令黑"、"悦泽美色"等作用，如泽泻、白蒿。对大枣、葡萄、胡麻、苦菜等果菜谷物的养生功效亦给予很高的评价。卷二为中品，"为臣"，可"养性以应人"，"欲遏病补赢者，本中经"。113种药中有17种具有"轻身延年"的功效，4种有美容功效，如白芷既能内服

"长肌肤，润泽"，又可外用"作面脂"，合欢、伏翼二药能调节情志，令人"无忧"。卷三为下品，"为佐使，主治病以应地，多毒，不可久服，……愈疾者，本下经"。药物大多未论及养生作用，仅在核桃仁一药中有"令人好颜色"的功效记载。

中医药性五味理论认为，辛开苦降，甘以缓之，辛、苦、甘 3 种味道的有机搭配可以调节人体脏腑气机的升降与条畅。现代研究也显示，辛味药物可以广泛地作用于多个系统，其中对心血管系统、神经系统，以及在抗感染、抗菌、杀虫等方面作用较为明显。苦味药物在抗菌、抗感染、杀虫等方面，有较强的优势。甘味药物对心血管系统、免疫系统、神经系统、抗感染抗菌等方面影响较大。《神农本草经》养生方药辛、苦、甘为主的气味结构证明《神农本草经》包含有条畅气机、通经活络等中医养生思想。《神农本草经》养生方药以平性为主的构成，实际在一定程度上反映了中医养生阴阳平衡的核心理念。书中也体现了五行学说对养生的指导："五味，养精神，强魂魄，玉石养髓，肌肉肥泽，诸药，其味酸者，补肝养心除肾病，其味苦者，补心养脾除肝病……故五味应五行，四肢应四时，……以母养子，长生延年，以子守母除病究年"。《神农本草经》养生方药85%以上都是非动物药，高于《神农本草经》全部非动物药所占总量81.6%的比重，占有绝对优势比例。张琪教授认为，这反映了古代爱护自然和动物的环保思想，如传统社会饮食结构以素食主导，并且主张"昆虫草木，尤不可伤"，实际体现了人与自然环境相和谐的养生理念。一些学者认为，《神农本草经》虽以"本草"冠名，实际上首重金石药，其次才是草类药。《神农本草经》养生方药重视矿物药，实际体现了古代矿物研究的成果与养生水平。

《神农本草经》认为，"欲疗病先察其原，先候病机。五脏未虚，六腑未竭，血脉未乱，精神未散，服药必活。若病已成，可得半愈。病势已过，命将难全"。即服药的最佳时机，乃是脏腑血脉未乱、精神未散的未病状态。张琪教授认为，也就是今天我们所说的养生和"治未病"。而对于已经成病之体，服药则只能"半愈"甚则"命将难全"。

《神农本草经》丰富的药物养生内容在后世中医学养生理论指导下得到了广泛应用，许多药物经现代药理研究证明确有抗衰老作用。例如，抗衰老名药六味地黄丸中有 4 种药物（干地黄、薯蓣、泽泻、茯苓）属于《神农本草经》的上品。一些石类药物如钟乳石、白石英、紫石英含有大量的人体必需微量元素，也具有抗衰老作用，值得深入研究。张琪教授认为，其内容对于后世食疗、美容学也有指导作用。道教继承了方士的药学知识，形成独具特色的道教医药，唐以后道士们由服食金石丹药养生转向服食草本丹药延年，是当时对《神农本草经》养生思想的继承和发展。

总之，张琪教授认为，《神农本草经》其养生观是以长生不老为最高目的，推崇矿物药的服食，尽管存在着一些不足之处，或间有夸大之词，或"轻身神仙"等论断倍惹争议等，但其所承载的养生文化与养生方药的研究价值却不容忽视，无论是在文化上还是在科学研究上都值得我们探索，在养生热潮涌动的今天，《神农本草经》的养生文化价值无疑会更加绚烂。

第三节　隋唐五代时期养生思想

隋唐五代一共经历了 380 年，是我国封建社会的鼎盛时期，国家统一、社会稳定、经济繁荣、文化的发展为传统养生思想提供了广阔的空间，特别是学术思想的多元化，临床医学呈现分科发展的趋势，跟域外医学频繁交流出现了空前繁荣的局面，为传统养生思想发展提供了思想基础，并使中医养生理论日趋完善。随着传统医学的发展，人们对生命、病理比以往有了更深刻的了解，与养生学相关的食疗和老年医学等均得到进一步发展，服食金石延寿的方法渐渐由盛转衰，为传统养生思想提供了新的血液，为传统养生思想发展开拓了更大的空间。

一、巢元方的养生思想研究

巢元方，隋代医家。任太医博士、太医令，奉诏主持编撰《诸病源候论》五十卷，这是中国医学发展史册中第一部系统化、科学化地详细论述疾病发生原因、证候表现及分类的巨著。《诸病源候论》又称《巢氏病源》，足见巢元方对这部巨著问世刊行之功高不可没。《诸病源候论》全书50卷，按病因证候分为67门，共载列专论1720条。张琪教授认为，《诸病源候论》问世，标志着中医病因学、证候学理论得以系统建立。它"荟萃精说，沉研精理，形脉证治，罔不该集"，是继《黄帝内经》、《伤寒杂病论》等书之后，进一步研讨发展了祖国医学的理论体系。由于其在病因方面研究较多，进而认识到，许多疾病的发生，是与人的情志、饮食、起居，乃至房事等诸多因素密切相关的。因而提出了许多行之有效的保健术和科学的养生观。该书列养生方120条，分别见于38卷、157候之中，大大充实、发展了《黄帝内经》养生学的内容。

巢氏根据《黄帝内经》"不治已病治未病"这一以预防为主的思想，提出了许多增强体质的保健术。如"栉头理发，欲得过多，通流血脉"，可使"发根常牢"。"鸡鸣时，常叩齿三十六下，长行之，齿不蠹虫，令人齿牢"。把唾液比喻为甘美的泉水，经常咽下，能"愈口干"，除"口苦，恒香洁，食甘味和正"。"两手相摩，令极热，以摩腹，令气下"。"摩手令热，从体上而下，名曰干浴"。书中还提到许多为后世所沿用的保健穴，如丹田、气海、涌泉、足三里等。

巢氏对饮食起居养生有诸多研究：有某月不宜食某物者，有某两物不宜同食者，还有饭后、酒后需注意者。"六月勿食自落地果，经宿，蚍蜉、螻蛄、蜣螂游上，喜为九瘘"。"正月勿食鼠残食，作鼠瘘，发于颈项"。"人食甜酪，勿食大酢，必变为尿血"。"鲫鱼脍合猪肝肺食之，发疽"。"饱食仰卧，久成气病头风"。"饱食大走，肠胃伤，久成癥瘕"。"醉卧当风，使人发喑"。"夜卧，当耳勿得有孔，风入耳中，喜令口喎"。又引《黄帝内经》原文，强调保养、顺应四时之气，做到有害者避之，有益者顺之。否则，如《黄帝内经》所说，就会"起居无节，半百而衰"。

巢氏对房事养生也有较多见解。如"精藏于玉房，交接太数，则失精。失精者，令人怅怅，心常惊悸"。"夫妇自共净讼，讼意未和平，强从，遂成漏下，黄白如膏"。"月水未绝，以合阴阳，月水不节，绝子"。"怀娠未满三月，服药自伤下血，下血未止，而合阴阳，邪气结，因漏胎不止"。认为不正常性生活，不但影响夫妇双方的身体健康，还会危及下一代的诞生与成长。

张琪教授认为，《诸病源候论》虽是一部病因病理学专著，很少论及方剂药物，但把"养生方导引法"作为防治疾病的方法，颇具特色。尽管因时代及科学条件限制，书中尚存在缺乏科学依据，乃至迷信的观念。但瑕不掩瑜，巢元方对《黄帝内经》养生学的发展作出了杰出贡献，是很值得我们发掘、运用的。

二、孙思邈的养生思想研究

孙思邈，京兆华原（今陕西耀县）人，唐代著名医药学家和养生家，其所著《千金要方》及《千金翼方》被称为医学百科全书，具有较高的学术和实用价值。孙思邈生于公元581年，卒于公元682年，享年101岁，如此高寿的医学家，实属罕见。史书载，孙思邈幼年因遭风疾之苦，后刻意学医，深研数十载，医技高超，且医德高尚。约于公元652年撰成《备急千金要方》（又称《千金方》）30卷，30年后又撰成《千金翼方》30卷。孙思邈上承《黄帝内经》及秦汉魏晋六朝的养生思想，系统总结唐代养生理论，结合自己丰富的医学知识和养生经验，对养生方面作了系统全面的精辟论述，一直被后人所推崇，受到国内外学者的重视。张琪教授认为，孙思邈是我国古代医学家和养生家中的光辉典范，其养生思想和方法，颇具特色，惠及今人，对后世养生保健医学的发展，产生了重要的影响。

孙思邈做人行医，极重品德，继承了儒家"仁者寿""智者寿"的思想。认为"夫养性者，欲所习以成性，性自为善，不习无不利也，性既自善，内外百病皆悉不生，祸乱灾害亦无由作，此养性之大经也"。"德行不克，纵服玉液金丹未能延寿"。"道德日全不祈善而有福，不求寿而自延，此养生之大旨也"（《千金要方·养性序》）。又说："有智之人，爱惜性命者，当自思念，深生耻愧，诫勒身心，常修善事"。认为道德修养是养生保健的第一要务。在具体方法上，孙思邈对医生和一般人的修身养性，有着不同的要求。《备急千金要方》首撰"人医精诚"一篇，对医生的修养、气质、行为、态度等进行了具体细致的规范。"人命至重，有贵千金，一方济之，德逾于此"。可谓是对医生个人道德修养的高度概括。对普通人的修身养性，孙思邈认为首先要培养"善"心，他说："性既自善，内外百病皆悉不生，祸乱灾害亦无由作，此养性之人经也"。做好事者，心安理得，养生的目的是为行"善"，为社会做好事，行善自然可以祛病强体，养性长寿，二者互相影响，互相促进，道德与性命，二者双修。又曰："有智之人，爱惜性命者，当自思念，深生耻愧，戒勒身心，常修善事也"。"深心至诚，恭敬于物，慎勿诈善，以悦于人"。其中包含了济人利物、宽厚谦和、安分让人、吃亏不怨、俭己济人、行仁施惠等广泛内容。说明一个人多为他人、为社会做善事、做好事，既利人又利己。因为一个人在帮助别人的同时，自己的身心会感到十分愉悦，从而促进了自己的身心健康，这体现了人与社会是一个有机的整体。所以，良好的道德修养，仁爱待人，心无愧疚，有益于人的身心健康，无疑是人健康长寿的重要条件之一。孙思邈把加强道德修养作为养生的指导思想，贯穿于养生活动的始终，反复强调养德与长寿的密切关系，并把二者结合起来，这是中国养生思想的一个突出优点和特色。

关于情绪与养生的关系，孙思邈认为天有四时、五行，人有怒喜忧悲恐，"喜怒伤气，寒暑伤形，暴怒伤阴，暴喜伤阳。故喜怒不节，寒暑失度，生乃不固。人能依时摄养，故得免其夭枉也"。并对如何调节人的情志作了较详细的论述，提出了"十莫两勿""十二少""十二多"等。要求人们"莫强食、莫强酒、莫强举重、莫忧愁、莫大怒、莫悲愁、莫大惧、莫跳踉、莫多言、莫大笑。勿汲汲于所欲，勿怀忿恨，皆损寿命，若能不犯者，则得长生也"。因为"多思则神殆，多食则志散，多欲则志昏，多事则形劳，多语则气乏，多笑则脏伤，多愁则心慑，多乐则意溢，多喜则忘错昏乱，多怒则百脉不定，多好则专迷不理，多恶则憔悴无欢。此十二多不除，则荣卫失度，血气妄行，丧生之本"。认为持续性情志失调，会引起脏腑功能紊乱及气血失和而发病，所以提出"善摄生者，常少思、少念、少欲、少事、少语、少笑、少愁、少乐、少喜、少怒、少好、少恶行"。这是养性的关键。孙思邈在情志调适方面，一用"莫""勿""少""多"等作概括，认为人的七情六欲过极足以使人致病而折寿。所以应克制人体各种过极活动，以达到养神修性益于养生目的。凡情志抑郁，烦躁不安，患得患失，多愁善感者，容易导致气滞血瘀，暗耗阴液，损伤正气，感邪患病。张琪教授认为，学习孙思邈的养生思想和方法，就应去掉杂念私欲，保持乐观的情绪、开朗的性格、开阔的胸怀、很好的涵养，从而达到心胸宽广，情志畅达，顺乎自然，防病健身，延年益寿，这是养生长寿的重要因素。现在的调查也表明，96%的长寿老人具有开朗、乐观的性格。

孙思邈推崇《黄帝内经》治未病的思想，把预防疾病的发生作为养生的重要原则，提出"善养生者，则治未病之病"的观点。主张通过调养锻炼、气功导引、按摩针灸等方法提高机体的抗病能力，从而达到预防疾病、养生保健的目的。孙思邈还主张采用适当的药物内服或外用以预防疾病，提出了包括空气消毒、饮水消毒、皮肤消毒、衣物消毒及口服药物等一系列"辟瘟"方法，丰富了祖国医学在预防传染病方面的内容。如《备急千金要方》卷九之"岁旦屠苏酒"，用大黄十五钱、白术十八钱、桔梗、蜀椒各十五钱，桂心十八钱，乌头六钱，菝葜十二钱（一方有防风一两），……绛囊盛，以十二月晦日日中悬沉井中，令至泥。正月朔日平晓出药，置酒中煎数沸，于东向户中饮之"。这种用绛囊盛药、悬沉井中的方法，使药物较长时间的浸泡在井水中，从而达到饮水消毒、预防疫病的重要作用。

孙思邈认为强身健体的根本方法在于坚持锻炼。他引用"流水不腐，户枢不蠹"的道理，告诫人们"养性之道，常欲小劳，但莫大疲及强所不能堪耳"。"人欲劳于形，百病不能成"。在具体方法方面，孙思邈有许多独到的经验和体会，诸如"每日必须调气补泻按摩"，"小有不好，即按摩挼捺，令百节通利，泄其邪气"。他还说："凡人无问有事无事，常须日别踏脊背、四肢一度，头项苦令熟踏，即风气时行不能着人，此大要妙，不可具论"。这里讲的按摩挼捺都是按摩手法，而踏脊背四肢，即今按摩师所用的踩背法。孙思邈认为，养生者不但应每天按摩，而且还要每天多次按摩。指出："每食讫，以手摩面及腹，令津液通流"。他还建议饭后走一段路后再"以粉摩腹上数百遍，则食易消，大益人，令人能饮食无百病"。孙思邈还推荐了中外两套保健体操，其一为"天竺国按摩法"，即古印度所罗门法，共十八式，可使手、足、头、项、腿、臂、腰、背得到全面的活动。在论及"天竺国按摩"的养生功效时写道："一月后百病除，行及奔马，补益延年，能食，眼明轻健，不复疲乏"。其二为"老子按摩法"，包括扭肩、扭腰、挑头、托膝等四十九节，每节三遍，可使全身各个部位都得到充分的活动。若能坚持施行，自收强身健体之效。由此可见，孙思邈对中印按摩术兼收并蓄，悉心研习，倍加推崇。

孙思邈还十分重视食物的补养和治疗作用，他在《备急千金要方·食治》篇中引用扁鹊的话说："安身之本，必资于食；救疾之速，必凭于药。不知食宜者，不足以存生也，是故食能排邪而安脏腑，悦神爽志，以资血气"。并形成一整套行之有效的饮食养生的方法和理论。一是顺应四时，改变饮食。孙思邈曰："春七十二日，省酸增甘，以养脾气；夏七十二日，省苦增辛，以养肺气；秋七十二日，省辛增酸，以养肝气；冬七十二日，省咸增苦，以养心气；季月末各取十八日，省甘增咸，以养肾气"。他认为人体的生理功能随季节变化而变化，人之饮食也应随之而变，这符合中医学的整体观念。二是节制饮食，少食多餐。孙思邈认为"节饮食，以善养性者，先饥而食，先渴而饮，食欲数而少，不欲顿而多，则难消耳"（《千金要方·道林养性》）。要求人们按所需进食，少食多餐，有利于消化吸收；饮食过饱，无食饮之欲而强用之，害而无益。"饱则伤肺，饥则伤气力，损伤脾胃，有碍消化"。张琪教授认为，当前社会经济情况普遍提高，物质丰富，餐馆林立，大吃大喝，酒足饭饱，对身体实是百害无益，应该引起人们醒悟，牢记少食可以增寿这一道理，这是孙思邈总结的养生延寿的宝贵经验，以供今人借鉴。三是少肉多饭，清淡为主。孙思邈说："常须少食肉，多食饭"。"非其食勿食，非其食者，所谓猪豚鸡鱼蒜……常宜轻清甜淡之物，大小麦面粳米等为佳"。认为饮食清淡，少食肉食油腻，多食粮食，有益于人体健康。张琪教授认为，这是祖先几千年的生活饮食实践的总结，也与我国自古为农业国的大环境有关。生活水平提高后，以膏粱厚味为主食的，尽管从外表看起来膀大腰圆，大腹便便，但毕竟不合理的饮食给人们带来的危害是显而易见的，如冠心病、糖尿病、肥胖症、高血脂、动脉粥样硬化等病的发生，在一定意义讲是不合理饮食结构吃出来的，是长期过量不正常的饮食导致的，也是对人们违反饮食规律的一种惩罚。过去人们所讲，丰年多病，饥年少疾，其中的哲理值得今人品味和深思。四是注意饮食卫生，以防疾病。孙思邈对此非常重视，故曰："一切禽兽自死无伤处不可食"，"若得肉必须新鲜，似有气息则不食，烂脏损气，切须慎之、戒之"。"勿食生肉伤胃，一切肉唯须煮烂，停冷食之"（《千金要方·道林养性》）。张琪教授认为，熟食是人类在学会用火以后人们在饮食上的巨大进步，生菜生肉多藏有各种病原微生物，细菌病毒易于滋养蔓延，熟食是人类的正确饮食，特别是在当今传染病不断新发，环境污染，蔬菜水果农药残留超标，牛、羊、猪等饲料被滥加添加剂，食品安全时刻危害着人们健康的情况下，少食生肉生菜尤为重要，不可掉以轻心，孙思邈的忠告应常记于心。五是久饮酒者，伤神损寿。酒不仅是一味历史悠久的药，还能使人兴奋，令人豪放。酒为阳物，性热味辣，少量饮酒，可温通血脉，祛风胜寒，增进食欲，消除疲劳，使人轻快。长期过量的饮酒会对身体造成严重危害，伤神损志，减少寿命。孙思邈在《千金要方·道林养性》中强调："饮酒不欲使多，多则速吐之为佳。勿令至醉，即终身百病不除。久饮酒者，腐烂肠胃，渍髓蒸筋，伤神损寿"。又进一步指出"醉不可以当风"、"醉不可露卧"等。当今社会因酒害身亡命，因酒致祸危害社会公共安全的事例，屡见不鲜，不能不引起人们的高度重视。张琪教授认为，我们应该提倡科学合理少量饮酒，摒弃酗酒的陋习，养成良好的饮食习惯。此外，孙思邈强调食疗先于药疗，他认为："食能祛邪而安脏腑，而药性刚烈，犹如御兵，……发用乖宜，操作处众"，所以"若能用食平疴，释情遣疾者，可谓良工"。"夫为医者，当须先洞晓病源，知其所犯，以食治之，食疗不愈，然后命药"。肯定了食物有祛病或治疗作用。他在《养生食疗》中还记载了17首养老食疗方，为我国老年食疗学的发展奠定了基础。孙思邈关于食养方面的精湛论述，无不为后世提供了宝贵的养生防病之经验。同时，孙思邈也重视药疗。他以专篇论述"养性服饵"，认为"不明药性者，不能以除病。……药能活神养性以资四气"。"救疾之速，必凭于药"。"人年四十以上，勿服泻药，常饵补药大佳"。用药多达一百一十二味，立方五十四首，专论八篇。用药次数最多是茯苓共十二处、地黄十一处、人参十处、天门冬九处、生姜八处，其次还有薤白、远志、白术、柏子仁、黄芪、黄精、粳米、山药、石斛、杜仲等多处。孙思邈用以调理气血，壮肾健脾，达到对老人更发、更齿、轻身明目、充髓、益神、补脑、抗老防衰延年益寿作用。

孙思邈还提出养生须注意日常起居的各种行为，使其顺应自然。如《千金方》指出："善摄生者，卧起有四时之早晚，兴居有至和之常制"。"故云冬时天地气闭，血气伏藏，人不可作劳汗出，发泄阳气，有损于人也。又云冬日冻脑，春秋脑足俱冻，此圣人之常法也。春欲晏卧早起，夏及秋欲侵夜乃卧早起，冬欲早卧而晏起，皆益人。虽云早起，莫在鸡鸣前；虽云晏起，莫在日出后。凡冬月忽有大热之时，夏月忽有大凉之时，皆勿受之。人有患天行时气者，皆由犯此也，即须调气息，使寒热平和，即免患也"。这些说明养生应根据季节变化和个人的具体情况制定出符合生理需要的作息制度，并养成按照四时作息的习惯，使人体的生理功能保持在良好的状态之中。据调查，长寿老人大多是起居有时，生活有规律。孙思邈还认为，养生者应对居处、家中沐浴、家中艾灸有所宜忌。他说："凡人居止之室，必须周密"，"小觉有风，勿强忍之，久坐必须急急避之，久居不觉，使人中风"。关于家中沐浴，孙思邈认为："若沐浴必须密室，不得大热，亦不得大冷"。沐浴后不要当风，不要湿头去睡，沐浴时间的安排应注意"饥忌浴，饱忌沐"，他还说："沐讫，须进少许食饮乃出，夜沐发，不食即卧，令人心虚，饶汗多梦"。另外，"凡人居家及远行，随身常用熟艾一升"以备用，"凡人自觉十日以上康健，即须灸三数穴，以泄风气"。孙思邈《千金翼方》卷第十四中讲："山林深远，固是佳境，独住则多阻，数人则喧杂。必在人野相近，心远地偏，背山临水，气候高爽，土地良沃，泉水清美"。孙思邈讲的居处既要有山林，又要泉水清美，空气新鲜，张琪教授认为，这从居住卫生学角度讲是十分合理的。据调查，世界上许多百岁老人集中的高寿区，往往都是山清水秀、植被良好、环境优美的浅山区。现代研究也证实：在绿色安静的环境中生活，可以使老年人呼吸均匀、脉搏舒缓、精神松弛，诸多不适症状（如头昏、多梦、感情呆滞等）均会得到改善。张琪教授认为这些说明了孙思邈的养生学与现代研究不谋而合。他在《千金要方·道林养性》中又说："至于居处不得绮靡华丽，令人贪得无厌，乃患害之源。但令雅素洁净，无风雨暑湿为佳"。这是孙思邈为普通人所设计的住宅方案，具有一定的普适性，居住不能陈设过于细致华丽，容易使人滋长贪婪之心，永不满足，此乃祸患之源。只要布置得当，互相协调，素雅洁净，免除风雨寒暑的侵袭就好。切忌铺张浪费，追求时尚，华丽浮躁，既失去欣赏怡情的价值，又于心身无利，害而无益。

孙思邈养生的另一个重要方面是注重"房中术"。认为"年至四十须识房中术"，"务存节欲以广养生"。强调从中年起注意房室生活，这是对人体健康一般要求，"意在补益以遣疾也"。张琪教授认为孙思邈是我国第一位系统论述性医学的专家。孙思邈认为性与人类的生活、繁衍、健康长寿有着密切的关系。孙思邈认为，男子择偶时，女子的美貌并非重要的，而身体健康应是首位的。他说："凡妇人不必须有颜色妍丽，但得少年未经生乳，多肌肉，益也"。由此可见，孙思邈倡导的择偶标准是年轻未婚、丰满健康的女子。孙思邈说："男不可无女，女不可无男。无女则意动，意动则神伤，神伤则损寿"。书中有不少有关性技巧的记载，诸如"不欲令气未感动，阳气微弱，即以交合"，不可"强力入房"。务求通过和谐的性生活，达到怡情悦性，有益身心的目的。关于男女同房的次数，孙思邈认为，应根据不同的年龄和体质状况而定。"人年二十者，四日一泄，三十者八日一泄，四十者十六日一泄，五十者二十日一泄，六十者闭精勿泄，若体力犹壮者，一月一泄。凡人气力自有强盛过人者，亦不可抑忍，久而不泄，致生痈疽"。他还收录了不少增强男女性机能、有助于优生优育的方法和方药，如"七子散"、"秃鸡散"等，至今仍具有重要的实用价值。可见孙思邈是倡导青年当适、中年当制、老年当慎的精神，辨证灵活的养生。无疑这方面对孙思邈一生养生起着重要作用。

孙思邈很重视妇女孕育胎产期的养生保健。《备急千金要方》开篇三卷"妇人方"中，介绍了许多助孕保胎的养生方法。孙思邈说，助孕之法，"男子贵在清心寡欲以养其精，女子应平心定志以养其血"。而妊娠养胎，一要心情舒畅，二要加强营养，三是适当服药。所谓："和心静息，无使气极，惊恐悲喜，忧思慎怒，皆当所避"。"饮食精熟，羹宜鱼雁，其食稻麦，食肉牛羊"。在采用药物助孕养胎方面，孙思邈推荐了一批行之有效的方剂，诸如吉祥丸（天麻、五味子、覆盆子、桃花、柳絮、白术、川芎、丹皮、桃仁、菟丝子、茯苓、楮实子、干地黄、桂心）、补胎汤（细辛、干地黄、白术、生姜、大麦、吴茱萸、乌梅、防风）等，供临床酌情选用。此外，孙思邈还提倡胎教，推崇"十月养胎法"。十月养胎法的内容大致是随着妊娠月份的不同，逐步做到审慎起居，调节情志，调和饮食，调适寒温，适当服药等。

孙思邈对小儿的喂养护理方法也有具体的要求，如婴幼儿的服装不宜过厚，要柔软舒适；婴幼儿要经常沐浴，浴后要在腋下及阴部扑粉，以防湿疹；婴幼儿要经常抱出户外晒晒太阳，呼吸新鲜空气，以增进体质，助长发育；婴幼儿的乳母要严格选择，如孙思邈在《备急千金要方·少小婴孺方》"择乳母法"中指出："凡乳母者，其血气为乳汁也，五情善恶，悉是血所生也，其乳儿者，皆宜慎于喜怒"。首先，他对乳母的心理素质提出了一定的要求。其次，认为选择乳母还应注意身体方面的一些条件，如"但取不胡（狐）臭、瘿瘘……耳聋、鼻、癫痫，无此等疾者，便可饮儿也"。乳母与婴儿接触甚为密切，其健康状况，尤其是心理的健康程度，必然会对孩子的身心发育产生很大的影响。书中还收载了不少防治小儿生长发育不良的方剂和方法，如治疗"小儿脑长解颅不合，赢瘦色黄，至四五岁不能行"的"半夏熨方"和"治小儿囟开不合方"等。

孙思邈对脑的意识、思维、记忆功能有深刻的认识，重视对智力的开发和养护。他认为脑被风邪所袭会影响人的智力和长寿，所以起居坐卧要注意防止脑部直接受风，所谓"坐卧防风吹脑后，脑内入风人不寿"。孙思邈认为思虑最伤身，而勤梳头有健脑的作用，主张少思少虑，长期坚持勤梳头，以增进智力。所谓："理发须百度……思虑最伤神"。孙思邈还采用内服药物的方法补肾健脑，他创制的"令人不忘方"（菖蒲、茯苓、茯神、人参、远志），"养命开心益智方"（干地黄、人参、茯苓、苁蓉、远志、菟丝子、蛇床子）等，经后人验证，均有较好的增智健脑作用。

孙思邈对皮肤毛发的防护非常重视，首创用以猪蹄胶、蛋清等为基质，加入相应的中药，制成面膜剂，用以达到润肤、增白、除皱、治疗色斑等美容效果。如《要方》卷六之杏仁鸡子清面膜，用"杏仁末之，鸡子白，二味相合，夜涂面，明旦以米泔洗之"。书中收载有不少面脂面膏剂，如"去风寒，令面光悦，却老去皱方"，用青木香、白附子、白芷、甘松等与羊髓炼制成膏，用其"敷面作妆，如有皮黔黯皆落"。孙思邈还采用"澡豆"作为手面皮肤的清洁剂，如"洗面药澡豆方"用猪胰、皂荚、白茯苓、土瓜根等制成一种香皂,"每旦取洗手面,百日白净如素"。摩面也是孙思邈提倡的一种美容悦颜法,其方法是先呵气一次,再两手搓摩十次使热,再用双手搓摩面部十次。久而行之,可令人面目光泽,皱斑不生。孙思邈认为毛发与营养体质、精神状态有密切的关系,故加强营养,增强体质,保持情志舒畅,是乌发美发的第一要务。其次是勤洗头、多梳头,所谓"发宜多梳气宜练"。书中有"沐头方"(大麻子、秦椒、皂角屑),用此方配成药液洗头,可以防治头生白屑、瘙痒。孙思邈用以消除白发、黄发,乌发美发的方法主要有两种,一是服用"乌麻"(即黑芝麻)、当归、川芎、白芷等健脾补肾,养血乌发;二是采用胡粉、桑叶、石榴、乌梅、黑椹水等配成染发剂染发。《千金方》中还收载有助长毛发生长的方法,如《翼方》卷五之长发方(蔓荆子、大附子),生发膏(乌喙、莽草、柏叶等)等,据称有防治发落,"令发速长而黑"的功效。

综上所述,孙思邈在继承《黄帝内经》养生思想的基础上,结合自身实践,总结出了多种老年人养生防病治病的措施,为后人留下了一笔宝贵的财富。张琪教授认为,孙思邈在养生学方面的贡献可以同他的医术医德媲美,他为我国养生学增添了光辉的一页。

三、王焘的养生思想研究

王焘,唐代著名的医学家,生于公元 670 年,卒于公元 755 年。他博采众家之长,著成《外台秘要》。在《外台秘要》中,他引用以前的医家医籍达 60 部之多,差不多所有的医家留下来的著作都是他论述的对象,可谓"上自神农,下及唐世,无不采摭"。共 40 卷,分 1104 门,每一门都是以《诸病源候论》的条目为引,再广引方剂。每一首方,都注明了出处和来源,给后人的研究带来了很大的方便。许多散佚已久的医书,也都是在这部著作中看到大致内容的。书中共收载了 6900 多首方剂,集唐以前医方之大成,反映了当时的医学发展水平。张琪教授认为,王焘对于方剂的收载,不仅广引博采,而且精挑细选。现在看来,当时收载的许多治疗方法和方剂,都十分切实可用。而书中记载的治疗白内障的金针拨障术,是我国历史上对这种方法的最早记载,且这种方法,现今仍被沿用。书中有关摄生抗老方面的经验非常丰富,对后世养生学发展产生极其深远的影响。历代不少医家认为"不观《外台》方,不读《千金》论,则医所见不广,用药不神",足见该书在医学界地位之高,其卓著的功绩是不言而喻的。王焘以一生的精力,为保存古医籍原貌和总结唐以前的医学成就做出了突出的贡献,留下了千古的美名。

王焘遵《黄帝内经》之旨,重视养生以延年。如"圣人春夏养阳,秋冬养阴,以顺其根矣。肝心为阳,脾肺肾为阴,逆其根则伐其本"。对于疾病,主张早治,"既病防变"。又如"养生者,宜达其旨趣,庶可免于夭横者矣"。"若有小不和,则须救疗,寻其邪由。及在腠理,以时早疗,鲜有不愈者。患人忍之数日,乃至邪气入脏,则难可制。此虽和缓,亦无能为也。痈疽疔肿,尤为其急。此自养之至要也"。说明外邪侵入人体,如果不及时治疗,病邪就可能逐步深入,治疗也就愈加困难。只有做到早期诊断和有效治疗,才能防止其传变,以养生延年。

王焘在《外台秘要》中,对老年病症作了详细记述。如许仁则方、深师方、范汪方等,犹间见书中。如卷六载:许仁则疗呕吐方,"疗呕吐,病有二种。一者积热在胃,呕逆不下食;一者积冷在胃,亦呕逆不下食。二事正反,须细察之,必其食饮、寝处、将息伤热,又素无冷病,年壮力强,肤肉充满,此则是积热在胃,致此呕逆;如将息、食饮、寝处不热,又素有冷病,年衰力弱,肤肉瘦悴,此则积冷在胃,生此呕逆"。"积热在胃,呕逆不下食,宜合生芦根五味饮服";"积冷在胃,呕逆不下食,宜合半夏等二味丸服之"。辨治清晰,可供后世效法。

在饮食营养方面,《黄帝内经》主张饮食有节,否则可因伤食而导致疾病复发,即所谓"食复"。《外台秘要》载:"夫病新差后,但得食糜粥,宁可少食令饥,慎勿饱,不得他有所食,虽思之勿与。引日转久，可渐食羊肉糜若羹汁，慎不可食猪狗等肉"。又如卷六霍乱，"凡此病定已后，一日不食为佳，仍须三日少少吃粥。三日以后，乃可恣意食息也。七日勿杂食为佳，所以养脾气也"。张琪教授认为其见地精确，于岐黄奥旨实多阐发。

《外台秘要》集唐以前抗老制剂之大成，有汤剂、丸剂、散剂、胶剂、酒剂、茶剂等多种剂型，是养生保健制剂的一座宝库。王焘十分重视药茶，介绍非常详细。药茶，指含茶或不含茶的药物，经过粉碎加工而制成的粗末，或加入适量的黏合剂而成方块状制品。在应用时，以沸水浸泡取汁服用，或煎汁代茶服用，或与其他药物配伍，按处方要求服用。是书卷三十一载："代茶新饮方"，详细地记载制备药茶方法。方用生干地黄、枸杞根、忍冬、薏苡、黄芪、通草、茯苓、干姜、干葛、桑白皮、麦冬、萎蕤、鼠粘根、菝葜，共14味。要求选择上品药材，炮制如法，"各各别捣，以马尾罗筛之，搅令匀调重筛，务令相人不令偏，并别取黄白楮皮根相兼细切，煮取浓汁，和溲令硬软得所，更于臼中捣，别作一竹模子，围阔二寸半，厚二分以下……依模捻成饼子，中心穿孔，日暴干……挂之通风阴处妙。若须煮用，以炭火上炙令香熟，勿令焦，臼中捣末，任随时取足，煎以代茶"。并称本方"除风破气，理丹石，补腰脚，聪耳明目，坚肌长肉，缓筋骨，通腠理，头脑闭闷，眼睛疼痛，心虚脚弱，不能行步，其效不可言。若患脚气、肺气、疝气、咳嗽，入口即愈。患消中消渴，尤验。主疗既多，不复一一具说"。为后世药茶疗法的发展奠定了基础。其他剂型如四季补益通用方，"茯苓散，不避寒暑，但能久服，长生延年，老而更壮"。方用茯苓、钟乳、云母粉、石斛、菖蒲、柏子仁、菟丝子、续断、杜仲、天门冬、牛膝、五味子、泽泻、远志、甘菊花、蛇床子、薯蓣、山茱萸、天雄、石韦、干地黄、苁蓉，"捣筛为散，以酒服方寸匕，日再。二十日知，三十日病悉愈，百日以上体气康强。长服，八十、九十老公还如童子"。补养鹿角胶方，称"单服鹿角胶，主补虚劳，益髓长肌，悦颜色，令人肥健"等，可供摄生延年选用。

《外台秘要》汇集了多种抗老延年的治疗方法，王焘在强调药物养生的同时，也主张采用运动养生、自我按摩、保健灸等多种方法。如"夫人虽尝服饵，而不知养性之术亦难以长生。养性之道，不欲饱食便卧，亦不宜终日久坐，皆损寿也。人欲小劳，但莫久劳疲极也，亦不可强所不能堪耳"。"善养性者，皆先候腹空，积饥乃食"。自我保健按摩，如"清旦初起，以左右手交互，从头上挽两耳举，又引鬓发，即流通，令头不白，耳不聋。又摩手掌令热，以摩面，从上下二七止，去汗气，令面有光。又摩手令热，从体上下，名曰干浴，令人胜风寒时气，寒热头痛，百病皆愈"。又如："养生方导引法"，介绍叩齿、咽津的养生保健抗老作用："朝未起，早漱口中唾，满口乃吞之，辄啄齿二七过，使人丁壮有颜色，去虫而牢齿"。又云："人能常服玉泉，必可丁壮妍悦，去虫牢齿，谓口中唾也"。以艾绒为主要原料所做成的艾炷和艾条燃烧后熏灼穴位，以达到保健治病的保健灸法，具有温通经络、祛除寒湿、强身延年的功效。《外台秘要》特别推荐此法，如"御风邪，以汤药针灸蒸熨，随用一法，皆能愈疾。至于火艾，特有奇能，虽有针汤散，皆所不及，灸为其最要"。"其灸法，先灸百会，次灸风池，次灸大椎，次灸肩井，次灸曲池，次灸间使，各三壮；次灸三里五壮。其炷如苍耳子大，必须大实作之，其艾又须大熟。从此以后，日别灸之，至随年壮止。凡人稍觉心神不快，即须灸此诸穴各三壮，不得轻之"。又如"凡人年三十以上，若不灸三里，令人气上眼暗，所以三里下气也"。说明当时人们已认识到灸足三里有养生延年的作用。由于保健灸法方法简便，疗效确切，药材易得，价格低廉，又无不良反应，故深受百姓的喜爱而乐于使用。此外，还记录了丰富的非药食的养生方法，如神疗、磁疗、光疗、冷疗、泉水、洗浴、泥疗、热疗、熨疗及美容法，均收集在册。还包括一些康肤健美、染发涂唇、增进色泽等外用洗剂、擦剂。张琪教授认为，美容法能唤起人对美的追求，增强人生乐趣，避免精神衰老，从而达到养生作用，从这一角度来说，美容法也具有养生意义。

总之，《外台秘要》养生抗老的内容非常丰富。张琪教授认为王焘精究轩岐之术，领会医理

6

精蕴特多，既长于中药养生，又擅用保健灸之术，可以说明其造诣之深，对后世影响颇大。尽管王焘在"针能杀生人，不能起死人"的思想指导下，只要灸法，不要针法，有其片面的方面，但应认识到这是因时代和个人见解局限所致，不可苛求，丝毫无损于其实用价值和历史地位。

第四节　宋金元时期养生思想

宋代养生新风兴起，继承了道佛所倡导的行气、导引等养生理论和实践，在前人丰富积累的基础上有了新的发展，表现其一就是创造了一些简便易行的导引术势，即一些简便易行的"健身操"，其中以宋代道士蒲处贯的"小劳术"，宋代流行的"八段锦"及陈抟的二十四势坐功最具代表性，有的甚至流传至今。而且进一步认识到了服食金丹的危害而逐渐加以摒弃，走向了较为切合生理实际且简便易行的养生道路。金元时期刘完素、张子和、李东垣、朱丹溪四大医家在学术上各有创见，他们不仅在治疗疾病方面独树一帜，而且在养生方面也颇有见地，对后世医学产生深远影响。张琪教授认为，刘完素和张子和，一个重"和平"，一个重食补；而李东垣和朱丹溪仍以其治病之旨为本，顾脾胃与养阴精。其各具特色，不但有助于我们更全面地了解金元四大家的学术思想，而且在养生观点上也具有很好的指导作用。

一、陈直的养生思想研究

陈直，又名陈真，宋代著名老年病学家。曾为承奉郎，于宋神宗元丰年间（1078～1085年）为泰州兴化（今江苏省兴化县）县令。陈直所著《养老奉亲书》作为我国历史上较早的一部老年养生专著，主要论述老年人养生及防病治病的理论和方法。陈直在理论上秉承了《黄帝内经》养生思想，在实践方面借鉴了孙思邈的养生方法，并根据老年人的生理病理特点，制定出较为全面系统的养生保健方案，指导民众如何侍奉双亲的老年生活。问世后为历代医家、养生家所重视，尤其是书中对老年人的饮食、起居、情志，以及防病治病等方面都进行了详细的阐述，对后世影响较大。张琪教授认为，陈直虽非杏林中人，但他的养老防老思想为后世中医老年病学的发展奠定了理论基础，对我国老年医疗保健体系的建立与完善也有一定的参考价值，为我国养生学和食疗学的发展做出了较大的贡献。

陈直在《形证脉候第二》指出："年老之人，痿瘁为常，今反此者，非真阳血海气壮也，但诊左右手脉，须大紧数，此老人延永之兆也。老人真气已衰，此得虚阳气盛，充于肌体，则两手脉大，饮食倍进，双脸常红，精神强健，此皆虚阳气所助也"。这里首次提出了"虚阳"的概念，并进一步指出："常得虚阳气存，自然饮食得进，此天假其寿也"，"若是从来无虚阳之气，一向惫乏之人，全在斟量汤剂，常加温补，调停膳粥，以为养治，此养老之先也"。中医阴阳学说中，阳常居于主导方面。孙思邈认为："人年五十以上，阳气日衰，损与日至"，故须慎护之。老年阴阳气俱衰，阳气仍是主要方面，阳残不尽，生命犹可延续，阳气绝亡，便为个体心身发展的结束。陈直用"虚阳"来概括老年生理特点，并阐明"常得虚阳气存"在养生防病中的重要性，实是一大创见。所谓"虚阳"并非"阳虚"，是相对于小儿"稚阳"、青年"成阳"和成年"盛阳"而言的老年生理特征，而"虚阳气存"则是老年人健康的标志。清《陈修园医书七十种·老幼治法》曾提出"老人为衰阳"，被誉为"千古只眼"，实际上陈直提出了"虚阳"说要远早于陈修园，这是值得引以为注意的。正因为老年"虚阳"这一生理特点，在病理上也就有"血气已衰"、"百疾易攻"、"宿疾时发"的表现。老人天癸数穷，精血耗竭，神气浮弱，返同小儿，全假救护，以助衰脱，而衰老之人究竟不同年少。《医药扶持第三》："若汗之则阳气泄，吐之则胃气逆，泻之则元气脱，立致不虞，此养生之大忌也"。不可乱投汤药，妄行针灸，"大体老人药饵，止是扶持之法，只可用温平顺气，进食补虚，中和之药治之……然后调停饮食，依食医之法，随食性变馔治之，此最为良也"。说明老人用药之常是扶持之法，而不宜妄用汗、吐、下之剂。

饮食是生命的基础，到了老年，更是养生的基础。《饮食调治第一》开篇即指出："主身者神，养气者精，益精者气，资气者食。食者，生民之天，活人之本也"。"一身之中，阴阳运用，五行相生，莫不由于饮食"。老年人的生理病理特点为"上寿之人，血气已衰，精神减耗，危若风烛，百疾易攻"。步入老年之后，气血亏虚，精神耗损，整个身体机能逐渐衰退，很容易受到疾病的困扰。陈直认为，只有通过调理脾胃，加强脾胃运化功能，气血化源充足，谷气充则气血盛，气血盛则筋力强，才能够延缓机体的衰老，防止疾病的出现。陈直在《饮食调治第一》中指出老人食疗原则："老人之食，大抵宜其温热熟软，忌其黏硬生冷"，"尊年之人，不可顿饮，但频频与食，使脾胃消化，谷气长存"。在《戒忌保护第七》中进一步提出"秽恶臭败，不可令食……阴雾晦暝，不可令饥"等观点。"食后引行一二百步"，则有助于运动消散。因年老之人脏腑衰退，气血亏虚，全仰脾胃运化的饮食以资气血，充五脏。脾胃是后天之本，气血生化之源，养老首先要从补益脾胃入手，饮食进则谷气充，谷气充则气血盛。在《养老奉亲书》食养方剂中人参、茯苓、黄芪、干姜、牛乳、山药、白术、莲实、猪肚等健脾益气类药物使用频率均较高，可见陈直非常重视老年人脾胃虚弱的病理特点。同时，陈直告诫人们"生冷无节，饥饱失宜"是导致脾胃损伤的重要原因，生活中当谨慎为之。陈直还认为，年老之人机体出现各种功能衰退的迹象属老年常态，这主要责之肾中真气耗竭。正是基于对老年人生理病理特点的这种认识，他在食疗保健中也非常注重补益肾中真气，充益下元。陈直善于使用"以脏补脏"之法，例如，他创制食疗方"猪肾粥方"、"羊肾苁蓉羹方"、"暖腰壮阳道药饼子方"、"鲤鱼脑髓粥方"等。又如拟羊肝羹方治肝肾精血亏虚，磁石猪肾羹方"治老人久患耳聋，养肾脏，强骨气"等。使用动物内脏，如鹿肾、猪肾、羊肾、羊脊髓、鱼脑髓等血肉有情之品填补肾精，也经常配伍使用具有补肾作用的药物，如肉苁蓉、枸杞子、菟丝子、杜仲等，相须为用，可以增强补肾益精的效果。此外，陈直还着重介绍了牛乳的保健作用："牛乳最宜老人，平补血脉，益心，长肌肉，令人身体康强润泽，面目光悦，其志不衰。……此物盛肉远矣"。在食疗和药治方面，陈直首先强调食疗。一方面，年老之人，真气虚耗，五脏衰弱，全靠后天饮食以滋气血，所以"凡老人有患，宜先以食治，食治未愈，然后命药"，提出了食疗胜于药治的理念。另一方面，食亦是药，"其水陆之物为饮食者，不啻千品，其五色、五味、冷热、补泻之性，亦皆禀于阴阳五行，与药无殊"。故食可疗疾。同时指出食疗也应辨证："人若能知其食性，调而用之，则倍胜于药也"。全书极为重视饮食疗法，在232首方剂中就有162首食疗方。食疗也应辨证："以冷治热，以热治冷，实则泻之，虚则补之……人若能知其食性，调而用之，则倍胜于药也"。人应顺应自然界的变化规律用食，做到与自然的协调统一。如春季"惟酒不可过饮"，应"选食治方中性稍凉、利饮食，调停与进，自然通畅"等。食疗时还应协调脏腑之间、整体与局部之间的关系。《春时摄养第九》中就有"当春之时，其饮食之味，宜减酸益甘，以养脾气"的论述。同样，"当夏之时，宜减苦增辛，以养肺气"；"当秋之时，宜减辛增酸，以养肝气"；"当冬之时，宜减咸而增苦，以养心气"。陈直对"美食"的看法是："修生之士，不可以不美其饮食，所谓美食者，非水陆毕备，异品珍羞之谓也，要在乎生冷勿食，尖硬勿食，勿强食，勿强饮，先饥而食，食不过饱，先渴而饮，饮不过多"。陈直制定的食疗方大体可分为食品、饮料、菜肴三类。其中对粥的制作与运用极为推崇，在162首食疗方中有41首。同时，还极其工巧地将调料嵌入食疗方中，起到解腥祛膻、疏理气机、增强药效等作用。

老年人精神上易激惹，心理上较脆弱。陈直认为对老年人要注意精神摄养，使其保持清静、乐观、开朗、豁达。《养老奉亲书·性气好嗜第四》："眉寿之人，形气虽衰，心亦自壮，但不能随时人事，遂其所欲，虽居温给，亦常不足，故多咨煎背执，等闲喜怒，性气不定。止如小儿，全在承奉颜色，随其所欲"。老年人身体每况愈下，但是心里的欲望并没有降低，如果不能遂其所愿，他们的情绪就会受到激惹，从而诱发或加重疾病。"若愤怒一作，血气虚弱，中气不顺，因而饮食，便成疾患"。故调情志中尤重制怒。另外，老年人心理比较脆弱，生活中要尽量避免不良的精神刺激，如遇到洪水、火灾、车祸、猛兽、战争、动乱之事，应该先稳定老年人的情绪，断不可贸然惊扰。《养老奉亲书·戒忌保护第七》："若遇水火、兵寇、非横惊怖之事，必先扶持老人于安稳处避之，不可喧忙惊动。尊年之人，一遭大惊，便致冒昧，因生余疾"。根据老年的性格和心理特点，陈直在调摄情志方面着重强调以下两个方面。首先，子孙当常伴老人左右，帮助他们克服孤寂、伤感等不良情绪。老年人因年纪增大而身体逐渐衰弱，平日少言寡语、不善交际，"老人孤僻，易于伤感，才觉孤寂，便生郁闷"，心中常有空虚、失落、形骸独居之感，因而性格变得固执而乖张，导致情志不舒，气机郁滞，所以要"常令人随侍左右，不可令孤坐独寝"。其次，要增加老年人生活的趣味性，投其所好，他们的心思都集中在所好之物，如琴、棋、书、画、鸟、古董等，自然就可以避免低落情绪出现，这是老年人保持怡情畅志的主要方法。《养老奉亲书·性气好嗜第四》曰："养老之法，凡人平生为性，各有好嗜之事，见即喜之。有好书画者，有好琴棋者，有好赌扑者，有好珍奇者，有好禽鸟者，有好古物者，有好佛事者，有好丹灶者。人之癖好，不能备举。但以其平生偏嗜之物，时为寻求，择其精纯者，布于左右，使其喜爱、玩悦不已，老人衰倦，无所用心。今见所好之物，自然用心于物上，日日看承戏玩，自以为乐"。当然，凡事皆须适度，陈直告诫道："不时御神，务快其心，逆于生乐"则"半百而衰也"。对不利身心的事，如酗酒、赌博须加以克制，即使是赏心乐事，也不宜沉湎过度。张琪教授认为，陈直非常重视老年人的心理健康问题，他所提供的养性怡情的方法对现今社会老年群体的心理保健仍有重要的指导意义。

陈直根据《黄帝内经》四时养生的观点，认为"人万物中一物也，不能逃天地之数"，"人能执天地生杀之理，法四时运用而行，自然疾病不生，长年可保"。老年人顺应四时以适寒暑，就可以避免很多疾病的发生，从而获得健康，延年益寿。《养老奉亲书》中有关"四时养生"的内容极为丰富，他指出当"根据四时摄养之方，顺五行休旺之气，恭恪奉亲，慎无懈怠"。一年中，春夏秋冬四季各有不同的五行属性和自然特点，人体亦与之相应。陈直从饮食、情志、起居等方面指导人们在不同季节如何奉养双亲，如何防治季节性的多发病。如，春天肝气旺，肝属木，其味酸，木能胜土。"当春之时，其饮食之味，宜减酸、益甘，以养脾气"。陈直明确指出春季的饮食适宜酸、甘味，因为酸味入肝，可以补肝阴而顺肝气，甘味入脾，能实脾气，不可难得消化的恣食粘冷肥腻之物，以防伤及脾胃。春季人体阳气初生，老年人常出现精神昏倦、体热、头昏、膈壅涎嗽、四肢劳倦、腰脚不任等不适，陈直主张"以凉膈化痰之药消解，或只选食治方中性稍凉、利饮食，调停与进，自然通畅。若别无疾状，不须服药"。而春季的养性之法，主要在于顺应肝之升发之性，勿使肝气郁滞。当"常择和暖日，引侍尊亲，于园亭楼阁虚敞之处，使放意登眺，用摅滞怀，以畅生气。时寻花木游赏，以快其意。不令孤坐、独眠，自生郁闷"。春季的起居护理方面，陈直指出老年人气弱骨疏，而天气乍寒乍暖，不可顿减棉衣，"但多穿夹衣，过暖之时，一重渐减一重，即不致暴伤也"！夏时应愉悦情志，使心畅气和神足，饮食宜减苦增辛以养肺气，平心火以免火旺刑金，忌凉硬防滑泄不止，量虚实少进瓜果，避暑宜于虚堂净室、水次木荫处，而走廊过道、窗前檐底则易感虚邪贼风，不可令久眠，久则湿邪留滞，神昏乏力。秋时凄风惨雨，草木黄落，老人易受自然界衰败之象所染而生悲情，应多方诱说，忘其秋思，饮食宜减辛增酸，以抑肺扬肝，益肝气正常疏泄，年老脾弱难任新谷之气，慎食以防暴泻，宿患秋终多发，宜预于未发之前，择中和应病之药，预与服食，止其欲发。冬时最宜居处密室，温暖衾服，不可轻出触冒寒风，早眠晚起，以避霜威，同时不要长时间靠炉取暖和热水浸浴，以免汗多伤阳，饮食宜减咸增苦，以平抑肾水而养心气，使心肾相交，水火既济，大寒之日，山药酒、肉酒时进一杯，以御寒气。陈直继承了《黄帝内经》的四时养生思想，以五行应四时，从食疗、养性、起居、禁忌等方面指导人们遵循季节的更迭来侍奉双亲的老年生活。

陈直认为如果"精血衰竭"，必然"神气浮弱"，邪气极易伤及人体，进一步损正耗血，阻塞脉道，影响血行。因而陈直治疗老年杂病，常常在祛除病因的前提下，辅以养血、活血、补血之法。《养老奉亲书》在治疗老年病时常常强调顾护血分。认为老年人"阴气自半"，如再外感风邪，极易伤津耗液，若纯用疏散之品，势必造成耗血动血，外风解而"内风"生的后果。陈直常于疏风中佐以养血，既抑制了辛香疏散之品的弊端，又照顾到了老人"阴气自半"的生理病理本质。治老年寒邪病证，陈氏常常在祛寒或温阳药中加以活血祛瘀之品。使血脉和畅，气机通顺，阳气畅达，对寒邪的宣散都有良好的促进作用。另外，认为食积可阻滞气机，进而血运不畅，食瘀交阻，戕伤脾胃。故陈氏在治食积时除用消食、破气之法外，还常辅佐破血之药。

《养老奉亲书·宴处起居第五》："凡人衰晚之年，心力倦息，精神耗短，百事懒于施为，盖气血筋力之使然也。全藉子孙孝养，竭力将护，以免非横之虞"。陈直认为年老之人真气已衰，不同于年少真气壮盛，其行为活动、生活起居都需要他人帮助料理。首先，老年人作息要有规律，制定适合老年人生活的作息制度，并根据四时变化而做出相应调整，养成良好的生活习惯才有利于健康长寿。"凡行住坐卧，宴处起居，皆须巧立制度，以助娱乐"。其次，老人的居室要布局合理，装饰典雅，干净整洁。夏季可通风，冬季能保暖。陈直曰："栖息之室，必常洁雅。夏则虚敞，冬则温密"。还论及老人被褥应柔软，枕以低长为宜，坐椅应低矮，左右设有围栏，前置茶几等。陈直就老人床椅的设计，可谓细致周到，独具特点。除此之外，对老人的衣着，陈直也有明确的建议："其衣服制度，不须宽长。长，则多有蹋绊；宽，则衣服不着身。缘老人骨肉疏冷，风寒易中，若窄衣贴身，暖气着体，自然血气流利，四肢和畅"。鉴于年老之人"虚阳"的生理特点，腠理开疏，不耐风寒，所以衣服要合身得体，这样可以保存体温，抵御外邪，甚至"虽遇盛夏，亦不可令其袒露"。

陈直继承了《黄帝内经》的养生思想，并结合老年人的生理、心理、病理特点，详细论述了老年人养生保健的知识和方法，奠定了中医老年医学的发展基础，为后代医家、养生家所推崇，流传甚广。他从食养、起居、精神调摄、医药扶持等方面指导人们如何料理老年生活，皆是实践有得之言，非泛泛之论者可比。虽然由于时代的局限，书中也不免有一些错误，甚至荒谬之处。但其价值是毋庸置疑的。张琪教授认为，如今中国已迈入老龄化社会，关注老年人生活已成为全社会共同面临的问题，陈直的养生理念和养生方法对指导当今老年人的养生保健仍有重大意义，值得深入研究。

二、刘完素的养生思想研究

刘完素（1110~1200年），字守真，号通玄处士，河间人，世称刘河间。刘完素自幼聪颖，酷嗜医书，25岁时即研习《黄帝内经》，刻意攻读，终有所悟，对《黄帝内经》有其独到体会，提出人身之气皆随五运六气而有所兴衰变化，指出运气常变，应当掌握其规律，又阐发《黄帝内经》之病机十九条，认为人体致病皆从火热，治病需从寒凉法入手。以降心火、益肾水为第一要旨。他反对套用古方，非议滥用《局方》燥热之剂。因其善用寒凉，后世称其为寒凉派，为金元四大家之代表人物之一。其养生学术理论，体现于他所著的《素问玄机原病式》、《素问病机气宜保命集》、《医方精要宣明论方》等著作中。

刘完素在《黄帝内经》理论的基础上，对运气学说的理论深入地研究，将自然界五运六气和养生有机地结合起来，认为人体是一个小天地，在体内亦存在类似五运六气的兴衰变化，提出

"全备五行之理，递相济养是谓和平，交互兴衰，变乱失常，灾害由生"。其提出"养生之道，正则和平，变则失常"的养生观点。

首先，他认为"养生之要，无为无事"，反对恣情纵欲。指出六欲七情过极必然影响人体脏腑内生六气变化，导致脏腑间"和平"破坏，产生疾病，"迷于六欲七情之邪……，致使脏腑偏穷，气乱而病不已，则气绝而死，不能尽其天寿矣"。故"养生之要，内功外行，衣食药食，诸所动止，应其时候，各有宜否，宜者为之，禁者避之，盛者制之，衰者益之，使气血和平，精神清利"。其次，刘完素提出"饮食者，养其形，起居者，调其神"的观点，反复强调注重饮食起居，不能纵恣而不知节也。注重"食养"，提出在不同季节损益五味，即春木旺，以膏香助脾；夏火旺，以膏腥助肺；金用事，膳膏燥以助肝；水用事，膳膏膻以助心。根据五行相克之理，不使主时的脏气偏胜而害于他脏。即"因其不胜而助之"，以"和平"为期。刘完素还认为气是人体的基本物质，生命活动的协调、精神意识的正常，都有赖于气的推动、气的温养。神与气是紧密相关的，故"神依气往，气纳神存"，重视"神""气"在养生中的作用，强调"神气相合"。从而提出"持满御神，专气抱一，以神为车，以气为马，神气相合，可以长生"的著名养生论点。在"调神"上刘完素推崇《黄帝内经》的"春三月夜卧早起，以使志生；夏三月夜卧早起，使志忘无怒；秋三月早卧早起，使志安宁；冬三月早卧晚起，使志若伏若匿"的养生做法，做到起居有常，不伤其神。故"智者顺四时，不逆阴阳之道，而不失五味损益之理，故形与神俱久矣，乃尽其天年而去"。指出当时常用的养生法如调息、导引、内视、咽津等，其机理在于调气、定气、守气、交气，起概五脏、炼阴阳、安神志的作用。

刘完素根据《黄帝内经》对人体生长壮老的论述，根据人生少年、壮年、老年的各个时期的内外致病因素，提出"养、治、保、延"的摄生思想，并对人体不同阶段的养生调治均作了详细的论述。

刘完素提出养生宜从小注意调养，以收防微杜渐之功。认为少年时期"血气未成，不胜寒暑，和之伤也。父母爱之，饮食过伤"。认为少年时生长发育处于旺盛状态，但其脏腑娇嫩，形气未充，容易遭受外邪侵袭。又由于父母的溺爱和自身的肆意，也易受饮食所伤，常因风寒六淫之邪入侵而出现咳喘等证；饮食所伤脾胃，导致呕吐泄泻等证。由于其思想纯朴，少有七情所伤，"内无思想之患，外无爱慕之劳"，故其患病不同于壮年，应注意增强身体抵抗力的锻炼和饮食的调节，对于此期疾病的用药，刘完素提出少年宜养，宜用"养性之药"，即用药以匡扶正气为主，祛邪不可伤正，中病即止，切忌大苦大寒大辛大热及峻猛攻伐之品。认为从少年时注意摄养，保全真气，对中老年健壮有着重要意义。

壮年自中年时期，身体发育成熟，精力旺盛，"二十至五十岁，和气如夏，精神鼎盛"，但刘完素认为这一时期又是最易患病的时期。其致病因素缘于"内有思想之患，外有爱慕之劳。血气方刚，不畏寒暑"，易"劳伤筋骨"、"以酒为浆，醉以入房"。这些因素都会引起体内阴阳气血失调，脏腑功能紊乱，造成人体损伤，使寿命缩短而导致早衰，尤当引起注意，以避开这些不利因素以调养身体。为此，刘完素提出壮年宜治，当减其毒。具体法则，应"辨八邪、分劳佚"，即应预防外邪的冒犯，劳逸适度而不损正气，对于精神和饮食，也应"分劳佚"而有所节制。若已经患病，因其壮年患病多为实证，治疗疾病只需祛除邪气，无须过多扶正，当减其毒，对于抗御早衰具有重要意义。

刘完素认为人50～70岁为第三个期。指出"五十至七十岁者，和气如秋，精耗血衰、血气凝泣"。此期人体生理功能逐渐下降，机体开始衰退，故宜保养为主。由于年高，思虑亦多；形体衰弱，也易受外邪侵袭，"阳明脉衰"，脾胃功能衰退，饮食逐渐减少。此时，精、气、神都呈现出衰弱。针对此期特点，提出养生宜保，应"顺神养精，调腑和脏，行内恤外护"，"宜保命之药，以全其身"，即调养精气，安和神志，安内以抵御外邪侵袭，其用药应着重补益脾肾，使先后天之本固。张琪教授认为，这些理论对于老年养生抗衰、延年益寿颇为重要。

70～100岁，为第四期。七八十岁称耋，八九十岁为耄。刘完素认为"七十岁至百岁者，和气如冬，五脏空洞，犹蜕之蝉，精神浮荡，筋骨沮弛"，此期气血阴阳虚衰，脏器的功能更加衰退，机体对内外环境适应力下降，故应着重延年益寿、颐养天年。此期养生，宜"餐精华，处奥庭，燮理阴阳，周流和气，宜延年之药，以全其真"。即饮食宜清淡、少而精，居处应幽静而不宜嘈杂，并运用气功、导引等方法，以调理阴阳，和畅全身气血。平时服用一些延年益寿之补益药物调养，增强体质，以补其真精、养其真元之气。

综上，张琪教授认为，刘完素以和平论养生的观点与其脏腑六气病机说的学术观点相一致，其根据人生少、壮、老年各个时期分别予以养、治、保、延的养生思想，对目前的养生实际具有深远的指导意义。

三、张从正的养生思想研究

张从正（1156～1228年）字子和，号戴人，金朝睢州考城县部城（今河南省兰考县张宜王村）人。他认为风寒等是在天之邪气，雨露等是地之邪气，最容易使人染病。饮食的酸苦甘咸等是水的各种邪气，也是致病的原因，认为这些病因都不是人体内所应有的，一经致病就应当祛除体外。祛除方法采用汗、下、吐三法为要，凡风寒痼冷等所致，疾病在下，可用下法；凡是风痰宿食所致，可用吐法。其结合前人的治疗经验，以及个人临床的体会，对汗、吐、下三法的运用有独到的见解，积累了丰富的经验，扩充了三法的运用范围，并在理论上有所阐发，形成了以攻邪法治病的独特风格，为祖国医学的病机理论和治疗方法做出贡献，被后世称为金元四大家之一，又称为"攻下派"的代表。张从正一生著述甚多，除今在《儒门事亲》中五卷之外，尚有《心镜别集》一卷、《张氏经验方》二卷、《张子和治病撮要》一卷、《秘传奇方》二卷传世，其余因年代久远，没能流传下来。

当时历史时期滥用温补药物的风气盛行。"夫人之好补，则有无病而补者，有有病而补者。无病而补者谁与？上而缙绅之流，次而豪富之子。有金玉以荣其身，刍豢以悦其口；寒则衣裘，暑则台榭；动则车马，止则裀褥；味则五辛，饮则长夜。醉饱之余，无所用心，而因致力于床第，以欲竭其精，以耗散其真，故年半百而衰也。然则奈何？以药为之补矣"。一些达官贵族，妻妾成群，为了满足其淫欲之需要，便大服温补药物。轻则草木，重则丹石。或乌头、附子，或硫黄、乳石，或方士丹药。许多患者也是喜补而厌恶攻法，以为补药都是好药，泻药都是坏药，给予补药则喜，给予泻药则烦。社会上下，医患之间，这种"以用补药平稳，以服补药为荣"的社会风气颇为流行。张从正对此有着比较清醒的认识，他目睹时弊，痛加斥责，并提出了自己的攻邪理论。针对当时社会上的滥补之风。张从正在《儒门事亲·补论二十九》中明确了"补"的内涵，"大抵有余者损之，不足者补之，是则补之义也。阳有余而阴不足，则当损阳而补阴；阴有余而阳不足，则当损阴而补阳。热则芒硝、大黄，损阳而补阴液；寒则干姜、附子，损阴而补阳也。岂可以热药而云补乎哉？而寒药亦有补之义也"。确定了补药用于不足之人，而补法之中当含攻法之义，只要能纠正患者虚损之证方是真正之补。张从正提出"陈莝去而肠胃洁，癥瘕尽而荣卫昌，不补之中，有真补者存焉"。因此，治疗当"先论攻其邪，邪去而元气自复"，这是他强调攻邪补虚的主要论点。其实，张琪教授认为，这种滥补成风的习气即使在今天亦不鲜见，现今之各种营养滋补品铺天盖地，临床妄补之风不减，保健补益品盛行，有很多人不需要补而"补"，反而"补"出了病，造成滥补之人参综合征、维生素C综合征等药源性疾病增多，确值得深思。

张从正虽被后世誉为攻邪派之宗师，其实他不但善于攻，亦善于补。他提出"养生当论食补，治病当论药攻"。张从正强调食补以胃气为本，重在攻邪以复胃气，主张运用药物攻邪之后，多采用粥食调养之法以调胃气，助胃气恢复以祛除余邪，肠胃洁，脾土新，胃气生。邪去正虚要采用谷肉果菜之品的补虚复损法，即所谓"精不足者，补之以味。善用药者，使病祛而进五谷者，真得补之道也"。张从正充分认识到真补之谛在于患者饮食和畅，食补为上的原则，并认为："夫浆粥入胃而不注泄，则胃气和。胃气和则五虚皆实也，是以生也"。以胃气为前提的食补养生，正是张从正补虚抗衰的特点所在。故其许多病案中均以药、食调和胃气而善后，是其补法的特色之一。对病愈之后及平时体虚者，张从正主张根据五脏之所宜，以饮食调补。"病蠲之后，莫若以五谷养之，五果助之，五畜益之，五菜充之，相五脏宜，毋使偏颇可也"。同时他还强调食补应"相五脏所宜，毋使偏颇"。也就是说，食补时须均衡摄入，以满足五脏不同的要求，这样方可起到补益精气、调和脏腑的作用。张从正主张多用谷肉果菜食补来补衰，尽可能少用药物。认为药物无一不具有一定毒性，久服则微毒蓄积而成药邪，损伤正气，"凡药有毒性，非止大毒、小毒谓之毒。虽甘草、人参不可不谓之毒，久服必有偏性。气增而久，夭之由也"。

张从正还善用食疗方治疗某些疾病。《儒门事亲》载食疗方 10 余首，另外还有用水果及海产品治疗疾病的记载。其主要的食疗方有生藕汁、猪肚丸、煮肝散、猪蹄汤、菠菜猪（羊）血羹、绿豆鸡子粥、杜仲猪肾片、生姜饮、胡桃酒、猪肚菠菜羹等。其所选药食，性味多甘平、甘凉、甘温，功能多补益五脏，特别是补养肝肾、脾胃、气血、精髓。这些以自然食物作食补之，使人之精气得以补益，精气得旺而形体五脏亦可得到充养，人体各方面机能亦能正常运转。张从正认为食疗方治病既无药性偏胜之弊，又可保护胃气。此外，主张以毒药攻邪，邪去七八后，以"浆粥"食养尽之，恢复正气，搜剔余邪，忌肥甘杂进，避免伤中碍胃。

张琪教授认为，张从正之"养生当论食补，治病当论药攻"，对后世中医养生学的发展产生了重要影响。其学术思想不可以攻概之。即使对今天人们的养生观亦有很好的借鉴作用。

四、李东垣的养生思想研究

金元四大家之一的李东垣，名杲，字明之，晚年自号东垣老人，金代著名医学家，真定（今河北正定县）人。著有《脾胃论》、《内外伤辨惑论》、《兰室秘藏》。少年从儒，后学医于易水张元素，晚年开始著书立说，《脾胃论》就是在此期间完成的。李东垣的主要学术观点为"内伤脾胃、百病由生"，在这个论点的支持下，他形成了"养生当实元气"的养生观点。李东垣认为正确养生，能使人保持形体不老，精力不衰，健康长寿，所谓："夫上古圣人饮食有节，起居有常，不妄作劳，形与神俱，百岁乃去"（《兰室秘藏·卷上》）。而养生不当就会使人之精神与形体俱受损伤，百病由此而生，所谓："今时之人去圣人久远则不然。饮食失节，起居失宜，安作劳役，形气俱伤，故病而后药之"。由此可见养生正确与否能产生两种不同的结果。为此，他深有感触地说："饮食喜怒之间，寒暑起居之际可不慎欤！"张琪教授认为，李东垣不仅在脾胃内伤病方面有系统的理论，而且在养生方面亦有不少阐述，对于当前开展养生长寿的研究具有一定的意义。

李东垣作为补土派的代表人物，不仅以脾胃为治病之本，而且在养生方面亦重视脾胃。认为"内伤脾胃，百病由生"。李东垣云："至于经论天地之邪气，感则害人五脏六腑，及形气俱虚，乃受外邪。不因虚邪，贼邪不能独伤人。诸病从脾胃而生明矣"。认为脾胃之气伤，是由于饮食失节，寒温不适，更加喜怒忧恐损耗元气。"人以脾胃中元气为本"，"元气之充足，皆由脾胃之气无所伤，而后能滋养元气。若胃气之本弱，饮食自倍，则脾胃之气既伤，而元气亦不能充，而诸病之所由生也"。脾胃是人体后天之本，气血生化之源，可见脾胃在人体之重要。脾胃健旺，五脏皆安，脾胃受病，则诸证蜂起。在明确了病从脾胃生后，李东垣提出了养生当实元气的观点，具体是从两个方面来调理脾胃的，一是生活起居方面，一是服药饮食方面。李东垣提出"饮食者，热无灼灼，寒无凄凄，寒温适中"等行之有效的护养脾胃措施，其中"适寒温"三个字，既指外界气候，又指饮食和药物。在脾胃养生的具体措施上，他认为食物的寒温适中，能保持脾胃气机的正常运行，饮食安于淡薄才不会伤及脾胃，不宜过多地吃酸、咸、苦、辛等食物，以免损伤脾胃的元气。他认为脾胃病最忌咸味，因咸能走血，助火邪而泻肾水真阴。对大辛辣味，如大蒜、韭菜、葱、胡椒、大茴香、桂皮、干姜之类，凡是对胃刺激性强的食物，都会损伤元气，故皆当禁忌。"饮食不节则胃病"。认为饮食饥饱适中方能使气血生化有源，脾胃之气不伤，因人之气血皆源于饮食五味，若摄入不足，则气血生化乏源，如"饮食自倍，则脾胃之气既伤而元气亦不能充，而诸病所由生也"。此外，起居劳作之中亦重脾胃之护，因"常欲四时均平而无偏胜则安。不然损伤脾（胃）"，故起居应顺应四时昼夜之变化，才能使人体调和，脾胃健运。而"形体劳役则脾病"，故劳作也必须适度，不可过劳而伤形耗气。李东垣还很重视补养食品在养生中的重要作用，提倡养生以食补。如他认为："羊肉之一甘热，能补血之虚，羊肉有形之物也，能补有形肌肉之气"，气味同羊肉同者"皆可以补之"，羊肉与人参相配，"以之养生，则莫重于斯"。又认为："人禀天之湿，化而生胃也，胃之一与湿，其名虽二，其实一也，湿能滋养于胃，二……胃之不足，惟湿物能滋养"。用濡润的"湿物"补益胃阴是其运用食补的重要经验。李东垣的养生观与其《脾胃论》的精神相同，都是重视脾胃，顾护脾胃，这对今日养生学具有重要指导意义。

李东垣对于患病时的用药的总则是要保护阳气不伤。如用作药物的泽泻、猪苓、茯苓、灯心、琥珀、通草、滑石之类，还有既可用作药物，又可当做食物的白粥、粳米、绿豆、小豆、盐豉之类，这些东西都是淡渗利小便的，行阴道而泻阳道，不能多服，小便不利者，暂时服用，一旦顺畅，则及时停止，不然阳气大泻，反为不美。李东垣谈到服药前后的脾胃调护之法，提出如果患者要服药祛病，最好提前一天做好准备，禁用一切泻阳气之品，空腹服药，药后还需调理十日，这样做的目的是保养生生之气，不使绝乏。关于服药，《脾胃论·卷上·用药宜禁论》中有四禁：时禁、经禁、病禁、药禁。所谓时禁，须遵循四时升降的自然规律，明确汗法、下法、吐法、利法的适用范围，大法是：春天宜吐，象万物之发生，使阳气容易舒展条达；夏天宜汗，象万物之浮而有余；秋天宜下，象万物之收成，使阳气容易收敛；冬天适宜周密，象万物之闭藏，使阳气不动。对于医者，治病之时最应当注意保护患者的生生之气，为患者养生，四季不同，用药也应当不同，不管是何病症，不问寒热温凉，只需顾阳气，使生化之源不绝，则是得其真趣。如春天有疾病，在所用药内加清凉风药，夏日有疾加大寒之药物，秋天有疾加温气药，冬天有疾则加大热的药物。经禁主要是三禁，病在足太阳膀胱经者禁下之太早；病在足阳明胃经者禁发汗、利小便；病在足少阳胆经者禁下、禁汗、禁利小便。病禁者，像阳气不足、阴气有余的病，从饮食到用药都需注意，切忌不可助阴泻阳，诸如淡食及淡味的药物，泻升发之气而有收敛之功，这类食物及药物需要禁。苦味的药物有沉降的性质，泻阳气的散浮；还有辛热、湿重之类的食物及药物，如姜、附、桂、湿面、酒、大料物等，都是助火而泻元气的；另外，生冷、硬物、咸物损伤阳气，也需要注意。药禁实是对行医者的谆谆教诲。口干，当以辛酸益之，禁淡渗五苓之类；汗多禁利小便，小便多禁发汗，咽痛禁发汗、利小便；大便快利，则不可更利；大便秘涩，应和血润肠，禁燥药；吐多不得复吐。

李东垣重视调节情志活动，主张"少思寡欲"，"虚心以维神"。认为只要保持思想清静，心境安定，就能气血条达、精神内守，而精神内守，病安从来？反对多思纵欲，追名逐利。因多言语可耗气伤精神，故省言以养天真之气。在《脾胃论·卷下·省言箴》中，他认为：气乃神之祖，精乃气之子，气者精神之根蒂也。大矣哉！积气以成精，积精以全神，必清必精，御之以道，可以为天人矣。并在《脾胃论·调理脾胃治验治法用药若不明升降浮沉差互反损论》中，谈到自己脾胃病久了，眼睛花了，耳朵也不灵敏了，说这是因为阴盛乘阳，阳气衰弱，不得舒展，为什么会这样呢？都是多言之过啊，阳气衰弱，不得舒展，潜伏在阴分之中罢了。"如能慎言语，节饮食，所谓治未病也"。省言对于疾病的转归预后也具有十分重要的作用，如《脾胃论·卷上·分经随病制方》云："如气涩者，只以甘药补气，安卧不语，以养其气"。

李东垣认为，人之起居活动亦应象耕种一样有时间性、规律性，耕种"动之有时，春耕是也，若冬时动之，令天气闭藏者泄，地气凝聚者散，精气不化"。人若起居无常，劳役形体，亦同样会导致人体"百脉怒张，血脉沸腾，精气竭绝"。因此起居有常很重要。他认为不但起居须有常，而且劳作亦应有度。因为过度劳作固然会损伤形气，所谓"有所劳倦，形气衰少……"，但若过度安逸也同样对机体健康不利，所以即使在生病服药之际，认为仍应"小役形体，使胃与药得转运升发"。此外，李东垣认为养生活动应顺应自然规律，结合四时气候变化。认为自然界四时气候变化所产生的风寒暑湿燥火亦是致病的重要因素，即使是"风寒燥气偏胜亦能伤脾损胃"，因而养生时必须随季节变化及时调适寒温，以避外邪。东垣提出的调适寒温的方法主要有加减衣被和调适居处两种，并认为对外界不正之气要及时避开它，免其伤害人体，这些都反映了李东垣重视养生防病的思想。而且甚至认为单靠养生亦能治愈疾病，如心气不舒，七情不畅之病，东垣认为，治此病时，使"心无凝滞，或生欢忻，或逢喜事，或天气喧和。居温和之处，或食滋味，或眼前见欲爱事，则慧然无病矣"。

李东垣的养生思想是结合自己的实践经验而形成的。张琪教授认为与他脾胃论的精神一样，李东垣论养生也以顾护脾胃为目的，这也反映了李东垣养生思想的特色。

五、朱丹溪的养生思想研究

朱丹溪（1281～1356年），名震亨，字彦修，浙江金华（今义乌县）人。因世居丹溪，故人称丹溪翁或朱丹溪。朱丹溪为著名的金元四大家之一，曾拜著名理学家许谦为师，研习理学，后弃儒从医，受业于罗知悌（河间学派三传弟子）门下，终成名家，闻名海内外。丹溪先儒后医的求学经历影响着他医学思想的形成。其著作有《格致余论》、《局方发挥》、《伤寒辨疑》、《本草衍义补遗》、《脉因证治》、《丹溪心法》、《金匮钩玄》等。《格致余论》是朱丹溪的代表著作，因"古人以医为吾儒格物致知一事"而取名。书中载医论40余篇，集中反映了他的医学思想，书中以"相火论"、"阳有余阴不足论"为理论核心，主要阐述人体"阴气难成而易亏"这一特点，指出物欲引起相火妄动，是造成阴精亏损的根本原因。张琪教授认为，朱丹溪对养生学、老年医学、优生学等方面，提出以养阴为宗旨的养生观，独具见解。

朱丹溪生于元代初期，社会局势稳定，人民生活安定。富者多膏粱之体，酗酒纵欲，精竭火炽；贫者多藜藿之供，愁肠百结，郁火内生。社会上《局方》盛行，温燥滥施。温补之风，风靡一时。丹溪深感"掺古方以治今病，其势不能尽合"，遂潜心研究，深有所得，并指出："人之一身，阴不足而阳有余"，"气常有余，血常不足"，从而倡"阳有余阴不足论"，逐渐形成养阴学说。《格致余论》曰："人受天地之气以生，天之阳气为气，地之阴气为血。故气常有余，血常不足"。人体之阴气难于成且易于衰，缘男子十六岁精始通，女子十四岁经始行，并得到后天水谷滋养后，阴气始成，阴阳才可相配，而为人之父母。古人嫁娶最佳时期为二十而后、近三十，即为阴气的成熟时期，可见阴气之难于成，而又易于衰。《黄帝内经》曰："年至四十，阴气自半，而起居衰矣"。又曰：男子六十四岁而精绝，女子四十九岁而经断。阴精供给人体三十年视听言动，遂逐渐亏耗，而阳气独旺。人之情欲无涯，此难成易亏之阴气。朱丹溪认为早衰的重要原因是阴精亏损，因而把养阴抑阳的养生原则，贯穿于人的生、长、壮、老、已的全过程中。

朱丹溪认为，老年人的生理特点是阴精亏虚，脾弱肠燥，内热性燥。老年人常出现的症状皆缘于阴虚阳盛所致，阴虚形体与心神失于濡养则见头昏、肌肤痒、肠燥、足弱、耳聋、健忘、发脱、眼花等症。阴虚则阳盛，虚热自生可出现溺数、寐少、面垢、易饥等症，这些症状不同于实热证，而是阴精亏虚，不能制约阳火所致。故朱丹溪在养老摄生方面仍倡导养阴以制火，反对隋唐时期盛行的温补方剂。他强调医者治病当求其本，要充分考虑到老年人的病理特点，不可因年老者气弱体虚而乱投温补，乌头、附子等药物对于老年人当慎用。朱丹溪认为，老年养生当顾护脾胃，缘脾胃为后天之本，气血生化之源，在补脾时，丹溪谨慎使用辛燥类药物，例如，防风、半夏、苍术、香附、羌活、升麻等，这些芳香辛燥药物虽可醒脾化湿，但易劫伤阴血，而导致孤阳独亢，用之当慎。

朱丹溪重视节饮食，特别强调茹淡饮食，认为茹淡饮食是天所赋的自然冲和之味，最有养阴之功，以补人体之阴精，而助人长寿。一是节饮食。丹溪曰："为口伤身，滔滔皆是……因纵口味，五味之过。疾病蜂起，病之生也。其机甚微，馋涎所牵，忽而不思，病之成也"。指出每日饮食要有节制，以免伤身。二是茹淡饮食，反对肥甘厚味。茹是吃之意，淡指自然清淡的食物。丹溪认为饮食有养阴之功。《格致余论》云："山野贫贱，淡泊是谙，动作不衰，此身亦安。均气同体，我独多病"。究其原因，失在"为口伤生"，所以人们当谨慎饮食。自然的食物中饱含天地之灵气，而经过人为加工的食物破坏了食物的天赋之性。朱丹溪"茹淡"饮食即是强调食物要选择自然冲和之味，又要五味平衡。丹溪曰："子以为淡乎？安于冲和之味者，心之收，火之降也"，"天之所赋者，若谷、菽、菜、果，自然冲和之味，有食人补阴之功，此《黄帝内经》所谓味也"。指出："大麦与栗之咸，粳米、山药之甘，葱、薤之辛之类，皆味也"。认为五味不可太过。此外，丹溪认为天赋之物，亦有五味之分，并非平和无殊。如海味之咸，谷物之甘，葱韭之辛，瓜果之酸等。可见自然界中食物各具其性味，摄入五味均衡而调和，仍不违"茹淡"饮食原则。对辛辣香燥，油腻厚味，丹溪认为："以偏厚之味为安者，欲之纵火之胜也，何疑之有"；"人之所为者，皆烹饪调和偏厚之味，有致疾伐命之毒"。只有"谷与肥鲜同进，厚味得谷为助，其积之也久，宁不助阴火而致毒乎？"朱丹溪还主张饮酒须节制，认为酒性善行而喜升，大热而有峻急之毒，多酒之人相火易动，灼伤真阴。初期病浅，或为呕吐，或自汗，或疮痍，或鼻齄，或自泄，或心脾痛；日久则病深矣，为消，为渴，为内疽，为肺痿，为内痔，为鼓胀，为失明，为喘哮，为劳嗽，为癫痫。丹溪告诫人们酒不可恣饮，且冷饮为宜，冬时为佳。

朱丹溪主张节欲保精，防止相火妄动。他认为，火性易动而少静，《格致余论·房中补益》曰"人之有生，心为火居上，肾为水居下，水能升而火能降，一升一降，无有穷已，故生意存焉。水之体静，火之体动，动易而静难"。相火寄于肝肾，相火之动须有度，其动静受心火支配，心火安宁，则相火"动中有节"，心动则相火亦动。丹溪推崇儒家的"正心、收心、养心"观点，倡导静心节欲，以制妄动相火。朱丹溪对唐代孙思邈的"房中补益术"提出质疑，认为房事虽为自然之理，但凡人若想以房中术作为补益的方法不切实际，"夫以温柔之盛于体，声音之盛于耳，颜色之盛于目，馨香之盛于鼻，谁是铁汉，心不为之动也！"丹溪认为此法仅适用于"质壮而心静，遇敌不动之人"，而寻常百姓并无圣贤之心，神仙之骨，"若以房中为补，杀人多矣"。大千世界，各种刺激，难以眼不见、心不动，关键是要中节。妄念、妄动皆可引起阴精的耗伤，故朱丹溪提倡晚婚节欲，使精不耗。朱丹溪说："古人必近三十、二十而后嫁娶，可见阴气之难于成，而古人之善于摄养也"。三十、二十而后嫁娶，此时男女精血充旺，既有利于优生，又可防止未成年的阴精早泄。张琪教授认为，朱丹溪之观点对当今的优生优育有很好的指导意义。丹溪指出"房中"要保持"阴平阳秘"，必须要避"四虚"，即一年之虚，一月之虚，一日之虚及病者之虚。一年之虚：指"房中"要和四时相适应。四、五、六、十、十一月不宜房事。古人于夏必独宿而淡味，兢兢业业于爱护也。一月之虚："若上弦前下弦后，月廓月空，亦为一月之虚"。根据"天人相应"的道理，无月或月缺时，人的阴精相应不足，所以禁"房中"。一日之虚："大风大雾，虹霓飞电，暴寒暴热，日月薄蚀，忧愁忿怒，惊恐悲哀，醉饱劳倦，谋虑勤动，又皆为一日之虚"。气候反常，七情内伤，阴阳失调，五性厥阳之火起，引起相火妄动，此时要避房事。病者之虚："若病患初退，疮痍正常，尤不止一日之虚"。丹溪认为"若犯此四者之虚，似难免此。夫当壮年便有老态，仰事俯育，一切雾坏"，故应加强个人的心性修养，不为外物所动，使心不乱，以此保全天和。

朱丹溪认为，小儿禀纯阳气，阳常有余而阴不足，"小儿十六岁以前，其血气俱盛，如日方升，如月将圆。惟阴长不足……"。丹溪基于小儿的生理特点提出了小儿调护方法。饮食方面，朱丹溪认为小儿"血气俱盛，食物易消，故食无时"，然小儿肠胃尚脆而窄，运化能力不足。认为对于小儿哭闹，一味给予食物安抚的做法极为不当，容易损伤脾胃，甚则积成痼疾。不宜与"稠黏干硬，酸咸甜辣，一切鱼肉、水果、湿面、烧炙煨炒，但是发热难化之物，建议小儿适当食用，咸凉食物，有助养阴"，"只与干柿、熟菜、白粥，非惟无病，且不纵口，可以养德"。朱丹溪指出，母亲在怀孕期和哺乳期的身体状况对小儿的影响不容忽视。丹溪曰："儿之在胎，与母同体，得热则俱热，得寒则俱寒，病则俱并，安则俱安"。在哺乳期，母体的饮食、情志等变化都会通过乳汁和乳脉传递给小儿，"饮食下咽，乳汁便通，情欲动中，乳脉便应，病气到乳，汁必凝滞，儿得此乳，疾病立至，不吐则泻，不疮则热，或为口糜，或为惊搐，或为夜啼，或为腹痛"。而此时调整好母亲的身体状况，去除致病因素，小儿的病症就可以随之消除。可见，小儿的身体健康状况与母亲关系密切，所以"母之饮食起居，尤当慎密"。衣着方面，丹溪提出小儿"下体不与帛绢夹厚温暖之服，恐妨阴也"，主张小儿下体衣着不宜过于暖，因为"下体属阴，得寒凉则阴易长，得温暖则阴暗消"。张琪教授认为，丹溪的这些育儿方法，对指导现代优生优育仍有重要意义。

朱丹溪是中医发展史上有名的儒医，是金元时期滋阴学派的代表人物。朱丹溪的养生思想，实际是其"阳有余阴不足"思想在养生方面的具体应用，这和他在临床治疗上反对滥用温燥、擅长滋阴降火的思想是完全一致的。丹溪认为，应把养阴抑阳的养生原则贯穿人生始终，主张茹淡饮食以养阴气。戒色欲，"去欲主静"，养心收心，以保阴精。这样就能"远彼帷薄，放心乃收，饮食甘美，身安病廖"，以达到延年益寿之目的。张琪教授认为这种重视保阴的养生思想，从一个侧面阐明了滋阴在养生学中的重要意义，无疑是对中医养生学的重要补充与发展，对今日养生也有启迪作用。

第五节　明清时期养生思想

明清时期，中医养生学不但在理论上大有建树，而且越来越切合实际，注重实践，普及民众，产生了许多著名的医学养生家，养生学著作迅速增加。据统计，此时期所出版和刊行的养生类著作，比明清以前的2200多年间发行的总量还要多。养生理论得到进一步完善和丰富，其势头之迅猛与传播之广泛，在历史上是空前的。

一、李时珍的养生思想研究

李时珍（1518~1593年），字东璧，号濒湖，晚年自号濒湖山人，湖北蕲州（今湖北省黄冈市蕲春县蕲州镇人）人，明代伟大的医学家、药物学家。著有《本草纲目》、《奇经八脉考》、《濒湖脉学》、《五脏图论》等10种著作。李时珍曾参考历代有关医药及其学术书籍800余种，结合自身经验和调查研究，历时27年编成《本草纲目》，全书约有200万字，52卷，载药1892种，载方1万多首，是我国古代药物学的总结性巨著，在国内外均有很高的评价，已有几种文字的译本或节译本，达尔文称赞它是"中国古代的百科全书"。该书有许多条文记载了养生内容，可谓集大成者。

　　食疗在我国起源很早，有"药食同源"之说。李时珍的《本草纲目》对于药饵与食疗皆有大量阐述。李时珍尖锐地批评服用金石之谬误，重视动植物药养生，书中收载众多"不老增年"药物，可谓集明之前养生药物之大全，多以无毒易食之补益类药延年益寿，并将辨证论治引入养生，为后世辨证施养之奠基。《本草纲目》搜罗食疗药物十分广博，把食物纳入本草中。李氏指出："水为万物之源，土为万物之母。饮资于水，食资于土，饮食者，人之命脉也，而营卫赖之"（《卷五·目录》）。全书收载食用药用水43种、谷物73种、蔬菜105种、果品127种及一些可供食疗的药物，至今仍为临床和民间常用，所载444种动物药中，有许多可供食疗使用，且营养丰富。食物和药物一样，有五味及寒、热、温、凉之性，李氏据此辨证选择，以之来矫正脏腑机能之偏盛偏衰，使脏腑机能恢复平衡。如《本草纲目·卷五十·羊》附方中的羊肉汤："张仲景治寒劳虚羸，及产后心腹疝痛。用肥羊一斤，水一斗，煮汁八升，入当归五两，黄芪八两，生姜六两，煮取二升，分四服"。《本草纲目》的食疗方也体现了李氏"同病异治"、"异病同治"的辨证施膳思想，如对肝虚目赤病证，李氏采用补肝的食物治疗，"青羊肝，薄切水浸，吞之极效"（《本草纲目·卷五十·羊》）；对血热目赤病证，李氏采用清热凉血的生地粳米粥治疗，"睡起目赤肿起，良久如常者，血热也。卧则血归于肝，故热则目赤肿，良久血散，故如常也。用生地黄汁，浸粳米半升，晒干，三浸三晒。每夜以米煮粥食一盏，数日即愈。有人病此，用之得效"（《本草纲目·卷十六·地黄》）。对老人脚气、消渴饮水两种不同的病证，因为都表现有脾胃虚弱证，李氏均采用补虚弱、益中气的猪肚治疗，"老人脚气，猪肚一枚，洗净切作生，以水洗，布绞干，和蒜、椒、酱、醋五味，常食。亦治热劳"（《本草纲目·卷五十·豕》）；"消渴饮水，日夜饮数斗者。用雄猪肚一枚，煮取汁，入少豉，渴即饮之，肚亦可食。煮粥亦可"。《本草纲目》中还记载着常用的药粥五六十种，这些药粥对于疾病初愈，身体衰弱者是很好的调养剂，有的还能治疗和辅助治疗某些疾病。如绿豆粥"能解热、止烦渴"；枸杞子粥"补精血、益肾气"；芡实粉粥"固精气、明耳目"等。《本草纲目》中明确标明的药酒有80种之多，这些药酒中，有补虚作用的人参酒等24种；有治疗风湿痹病的薏苡仁酒等16种；有祛风作用的百灵藤酒等16种；有温中散寒，治疗心腹胃痛的蓼汁酒等24种。如逡巡酒"补虚益气，去一切风痹气，久服益寿耐老，好颜色"；地黄酒"补虚弱，通血脉，治腹痛，变白发"等。针对嗜酒之偏，李氏亦告诫人们"痛饮则伤神耗血，损胃亡精，生痰动火……若夫沉湎无度，醉以为常者，轻则致疾败行，甚则丧邦亡家而陨躯命"。李氏为了使食疗药物的药性发挥和保持食物的风味，在《本草纲目》中采用了盐、葱、姜、枣、薤等调味料和使用了煮、浸酒、粥食、煮成汁、捣成膏、捣作饼、上盐作羹食等多种烹制方法，体现了"药食同源"的思想，收到"食助药力，药助食威"的效果。该书（卷二）还记载了"饮食禁忌"、"服药食忌"、"相反诸药"等内容，并记录了我国历代食疗的佚文。

　　药物养生古人称为服食，即通过服药以求得养生保健、延年益寿。在《本草纲目》中载有大量长生、不老、延年、益寿、神仙、增年、却老、耐老、增寿等功用的药物和服食类的方剂。李氏以"肾为先天之本"的理论为据，强调肾间命门的功能。指出："命门者……为藏精系胞之物……，为生命之原，相火之主，精气之府"，充分肯定了肾对人体的生殖、发育、衰老起着巨大的作用，强调肾间命门的作用。肾藏精，精血之间相互滋生转化，有"肝肾同源"之说。亦即"乙癸"为"同源"，故李氏把补养肝肾作为健身强体、抗衰防老的基本方法。《本草纲目》1万多首附方中，有390多条记载有关轻身、抗衰老药和一些服食的长寿案例，其中补肝肾方药约90多条。其中较有代表性的是仙茅丸、七宝美髯丹、固精强骨方、强筋健髓方、二至丸、何首乌丸、大造丸、交感丹等，且附验案以资佐证。李氏还引述久服枸杞子令人长寿例案。"昔有异人赤脚张，传此方于倚氏县一老人，服之寿百岁，行走如飞，发白返黑，齿落更生，阳事强健"，说明服用补肝肾、强筋骨、益精血之品，确可延缓衰老、却病增寿。

李氏在注重先天的同时亦重视脾胃的后天作用，故而力倡"脾乃元气之母"说。指出："土者万物之母，母得其养，则水火既济，木金交合，而诸邪自去，百病不生"。表明元气乃人生之本，脾胃为元气之源，脾胃健旺，生化之源不绝，则元气充沛不变壮害。进而又指出："母气既和，津液相生，神乃自生，久视耐老"。强调脾胃功能正常，枢机升降有序，不仅脾土得养后天无忧，更因气血化源充足而体健寿长。脾胃虚衰必然引起气血不足，出现毛发脱落变白、肌肤焦枯、目不明、睡不实及易倦嗜卧等衰老征象。充分体现了李时珍调脾胃的养生防病思想。在《本草纲目》养生延年益寿药物中，调补脾胃的方药有70余种，多为临床所用，如药物有人参、白术、甘草、灵芝等健脾养生药物；方有参术膏、人参膏、白术膏、治中汤、不老丹、壮脾进食方、补中益气丸等60余首补脾方。

李氏对《黄帝内经》养生"当以养神为要"的论点十分赞赏，认为老年人更易劳心过度，以致暗耗心阴，产生心悸怔忡、头晕健忘、失眠多梦等症，故选用滋养心阴、安神益智方药论之，以利却病延年，其常取生地、麦冬、茯神、远志、枣仁、龙眼等20余种养心安神益智药物，并附载心神不足方、健忘益智方、清心宁神方、酸枣仁汤等20余方，颇具效验。

对于抗衰防老，李氏极力反对滥补、乱补，在《本草纲目》中每多强调"用之失宜，参术也能为害"；"专一于补，久服必致偏胜之害"。李氏还认识到衰老虽以虚为本，但大多virtue中挟实，虚实兼顾，临床比比皆是。故治疗应补通结合，方有良效。其养生延寿方药主要以温肾阳、补肾阴、益精填髓、健脾养肝为主，同时佐以通利活血药物，达到补虚不留邪，变呆补为活补的目的。如补骨脂一条下云："用破故纸补肾，肉豆蔻补脾，二药虽兼补，但无斡旋；往往常加木香以顺其气，使之斡旋，空虚仓廪，仓廪空虚，则受物矣，屡用见效，不可不知"，确是经验之谈。又如在补药中加入通利药，补而不腻，可长期服用。如仙茅丸中加入车前子和白茯苓，"壮筋骨，益精神，明目，黑髭须。仙茅二斤，糯米泔浸五日，去赤水，夏月浸三日，铜刀刮锉阴干，取一斤；苍术二斤，米泔浸五日，刮皮焙干，取一斤；枸杞子一斤，车前子十二两；白茯苓去皮，茴香炒，柏子仁去壳，各八两；生地黄焙，熟地黄焙，各四两；为末，酒煮糊丸如梧子大。每服五十丸，食前温酒下，日二服"。此外，李氏针对老年人脏腑虚弱，尤其脾胃功能减退，腑气不畅的特点，除主张合理进补，更注重"求治于腑"，并将此作为延年益寿的枢机。如"胡麻"条下针对痔疾便秘者提出，"唯宜食淡面一味，及以九蒸胡麻（黑脂麻）同去皮茯苓，入少白蜜为麸食之，日久气力不衰而百病自去，而痔渐退，此乃长生要诀"。又指出"近人以脂麻擂烂去滓，入绿豆粉作腐食，其性平润，最宜老人"。还强调老人宜常服消导化滞之品，对保持腑气通顺、脾运如常、化源不绝颇为有益。

此外，李氏辑录和创立的具有美容作用的方法和处方，其外治美容方法包括涂、贴、敷、洗、拭、擦、沫、摩、点、搽、熨、熏、扑粉、漱涤等十多种，但在具体应用时，则根据症情灵活选择，如治面上粉刺，既可用黑牵牛末日日洗之；也可用菟丝子苗绞汁涂之；或先用姜汁擦面，后以黑牵牛涂之。治面上黩黯，或用鸡子去黄，合朱砂涂面；或以艾灰、桑灰制丸傅之；或取白附子末，卧时浆水洗面，以白蜜和涂纸上，贴之；或苦酒渍术，日日拭之；或取密陀僧末，入乳调，夜涂旦洗。治身面黑痣，或以铜绿末傅之；或取桑条烧灰淋汁，入石灰熬膏，以唾调点之；或以针微刺破，取黎芦灰膏点之。治身面白癜，或以红灰蓼、茄子根等熬膏，每日涂之；或以水银拭之；或以小麦油搽之；或以揪白皮熬膏，摩之；或以桑柴灰煎汤、热洗等。显然，这些美容方法都经过临床检验、具有疗效明显、副作用小、取材方便、操作简单等特点。外治美容中，李时珍还特别强调面脂和澡豆的美容和调剂作用。澡豆是用于洗涤的一种粉型，以"胡豆、毕豆、绿豆、大豆"研粉为基本原料，再根据需要配伍不同药物，经常洗涤能使皮肤光滑润泽，并可预防和治疗皮肤疾患。面脂则是当时一种重要的美容化妆品，主要由动物脂肪熬制而成，既可直接使用，也可加入药物，从而使润皮悦色功效更佳。但李氏认为面脂的质量与炼脂的程序是息息相关。

以猪脂为例，当"腊月炼净收用"。即应在冬月炼脂，选白腻猪脂用水浸漂一周，每日换水；七天后取出沥干，切小块入锅熬炼，去渣；所得之油冷却后，浸入水中备用。"有诸内，必形诸外"，李时珍深谙其理，故在注重外治美容的同时，力倡容颜从脏腑立论。如肺主皮毛，肺的宣发功能失常日久，则肌肤干燥、面容憔悴。主张养颜须从肺着手，肺气虚者，理当补之，药用黄芪、黄精等，以"充肌肤"而显"驻颜"之功。如果外邪袭表，肺气实者，则重在祛风达邪，药用苍耳子"去风驻颜……令人肤革清静"，蔓荆子"令人光泽脂致"等，脾主肌肉，其华在唇，若脾胃虚弱，当用人参、白术、山药、茯苓等，健脾以"益颜色、润肌肉"。而湿热内蕴、脾失健运者，须投利湿清热之品，药如茵陈"面白悦长年"，青蒿"长毛发令黑，不老，轻身补劳，驻颜色"，中有积滞者，宜消导和中，取莱菔子"理颜色、轻身，令人白净肌细一"。肾主骨生髓，其华在发，故肾虚者常用旱莲草、枸杞子、何首乌、槐实等固精益肾良药，取其"发白返黑甲齿落更生，颜貌如童"之效。

综上所述，张琪教授认为，李时珍养生抗衰的成就颇为突出，他对中医养生学作出了重要贡献，其养生理论和经验很值得我们发掘、整理和借鉴。

二、龚廷贤的养生思想研究

龚廷贤（1522~1619年），字子才，江西金溪人，明代著名医学家。曾隐居金溪县云林山中，故别号"云林山人"。龚廷贤出身世医家庭，学验俱丰，有"医林状元"之称。龚廷贤勤于著书立说，乐于传择医术，一生著述极丰。先后完成了《济世全书》8卷、《云林神彀》4卷、《万病回春》8卷、《寿世保元》10卷、《种杏仙方》4卷、《鲁府禁方》4卷、《医学入门万病衡要》6卷、《小儿推拿秘旨》3卷、《眼方外科神验全书》6卷、《本草炮制药性赋定衡》13卷，此外还有《秘授眼科百效全书》、《痘疹辨疑全录》等。其中《小儿推拿秘旨》是我国医学史上最早的一部儿科推拿专著。在养生保健方面，不仅提出了自成体系的养生理论和具体实用的养生方法，其本人更是养生的积极实践者，享年97岁，在历代医家中实属罕见。其代表著作中的养生内容由于言辞简练，通俗易懂，养生方法有效，简单易行，一直备受后人推崇。龚廷贤的养生思想贯穿于《种杏仙方》、《鲁府禁方》、《万病回春》、《寿世保元》、《古今医鉴》等代表著作之中。

龚廷贤对人体衰老机制的研究，强调与先后天根本的动摇有密切关系。他说："夫二五之精，妙和而凝，两肾之间，白膜之内，一点动气，大如箸头，鼓舞变化，开阖遍身，熏蒸三焦，腐化水谷，外御六淫，内当万应"。他认为两肾之间的动气为人身一息真阳，是人体生命活动的动力。如果人在日常生活中，不知保护肾间之动气，而是色欲过度，肆意损耗，人体就会由壮而衰，出现一系列老化的征象。如"啼号无泪，笑如雨流，鼻不嚏而涕，耳无声蝉鸣，吃食口干，寐则涎溢，溲不利而自遗，便不通而或泄"。当元阳亏损，阳损及阴，随之还会出现"真阴妄行，脉络疏涩，昼则对人瞌睡，夜则独卧惺惺"的表现。说明肾之真阴真阳衰微是导致衰老的关键因素。此外，龚廷贤认为人的衰老还与内伤脾胃有关。脾胃为后天之本，脾胃强健则气血生化有源。如果不加保护，饮食失调损伤脾胃，就会加速人体的衰老。膏粱厚味虽然可口，而实伤脾胃，最终使人形神衰惫。因此龚廷贤谆谆告诫人们："人知饮食所以养生。不知饮食失调亦以害生。故能消息使适其宜，是谓贤哲防于未病"。张琪教授认为这种以先后天立论的衰老机制，虽不是龚廷贤的创见，但龚廷贤在此理论指导下进行养生防病，指导老年病的防治，是十分正确的。其创制了八仙长寿丸、阳春白雪糕、延寿丹等防治老年病的有效方剂，为后世养生理论的研究提供了很多宝贵的经验。

龚廷贤认为，人之寿夭，在乎调摄，一有所偏，百病俱发，因此养生尤其要注意在日常生活中调理。养性方面，龚廷贤主张清心寡欲以养神气，龚廷贤对这一点显然有着深刻的认识，在他的代表著作之一《种杏仙方》卷四中特有"续劝善良规四十歌"，分别以歌谣的形式列出"十劝"、"十戒"、"十莫"、"十要"，并在文后指出："医要活人，其来远矣。但世医徒知攻其已病，而不知治其未病……乃于暇日吟成四十鄙歌，其中养生之道无弗备焉"。明确提出养生防病首先重在"守本分"。在"十劝歌"中，龚廷贤提出人若要"培养身心"，以成为"太平考终之人"必须安于自己的社会角色及家庭角色，为人处世遵照一定的行为规范，不妄思，不妄想，这样才能心神安定，气血和平。值得一提的是，在《古今医鉴》卷十六末，龚廷贤另设"劝善良方"一篇，在篇中用 24 味常用药以谐音的形式规范各类家庭角色的行为，起名为"千金不易丹"，如"为父要附子，为子要香附，为母要莲子"等，读来饶有趣味。这些歌谣通俗易懂，朗朗上口，便于传唱。这些社会行为准则可以在广泛的社会生活领域贯彻"和"的原则，这不仅是个人的道德修养问题，而且关系到人际关系的和谐、家庭的和睦乃至社会的稳定。而龚廷贤作为一名有着深厚儒家思想背景的医家自然深受影响，并将社会生活领域内的准则引入到个人的养生范畴内，提出遵守良好的行为规范，不仅有助于社会，对个人而言更是保持精神稳定、维持健康的重要方法。情欲方面，龚廷贤认为，年高之人，血气既弱，觉阳事则盛，必慎而抑之，不可纵心恣意，如恣意竭精不知惜，则虚损生也。就譬如枯朽之木，遇风则折。将溃之岸，值水先颓。如果能爱惜节情，方得长寿。此外，饱食大醉忿怒恐惧入房，均可使人劳损血气，精虚气竭，他日会出现难状之疾，应尽量避免。

饮食方面，龚廷贤认为饮食可以养生，饮食失调也能害生。养生之道，饮食应细软而勿生硬，宜细嚼慢咽，不可过饱过饥。如果醉而强酒，饱而强食，未有不疾而丧生者。四时都要温食，特别是夏月伏阴在内，暖食尤宜。不宜食后便卧，及终日稳坐，皆能凝结气血，久则损寿。并提倡食后常以手摩腹数百通，仰面呵气数百口，趑趄缓行数百步，以帮助消化。食饱不宜进行速步、走马、登高等剧烈运动，恐气满而激，损伤脏腑。不欲极饥而食，食不可过饱。不欲极渴而饮，饮不可过多。食过多则结积，饮过多则成痰癖。不宜夜食，因食之不消，日久损胃。所以应谨记：大渴不大饮，大饥不大食。否则会导致血气卒然失常而不救。荒年饿莩饱食即死，就是一个例证。谷肉果菜虽能养人，但过则伤正。所以善于养生的人，应节制饮食，调顺荣卫，气血冲和，百病不作。

对于日常养生，龚廷贤在《寿世保元》卷四"老人"篇中提出了老人的"六戒"。认为"老人持此六戒，虽不用药，庶乎且安矣。若家贫，子孙不能称意，只当安命持守，闭门端坐，颐养天年而已，不可贪饕责备，反生恼恨，自速其寿矣"。这六戒对老人的饮食起居作出了具体而周详的要求。一是要"安"，做事量力而行，不要勉强；二是"优游自在，清心寡欲"，家里的事可以"尽付儿孙"，自己不要太操心；三则穿衣要"薄棉轻葛，不宜华丽粗重"，根据天气变化增减衣物，以防伤寒；四则饮食上要"食细软而远生硬"，少食慢咽；必要时以健脾理气药作辅助；五则晨起晚归应该"适兴而止"，不要同少壮之人一样率性尽欢；六则要时常记着自己是个老人，身体即使强健，也不宜过多劳神。这些要求，强调老人养生应在思想上认识到自己与少壮之人的不同，对家庭杂事不去作无益之想，以免情绪波动，尽量保持心情愉悦，安心养老，尽终天年。

龚廷贤在《寿世保元》卷四中专列"呼吸静功妙诀"一篇，并介绍了具体的练功方法。其修炼对神的调控和养护尤为重要。此外，还介绍六字气诀的"小周"和"大周"两种练习方法。通过修炼进而达到调整气机，平衡脏腑，增加机体功能的作用。从龚廷贤的功法介绍来看，他重视呼吸在静功中的作用，强调通过呼吸锻炼可以达到"无病不愈"。

龚廷贤为了推广养生之道，还将摄养要点编成歌诀，以供诵记。摄养歌诀："薄滋味，省思虑，节嗜欲，惜元气，简言语，轻得失，破忧沮，除妄想，远好恶，收视听"，又曰："惜气存精更养神，少思寡欲勿劳心。食唯半饱无兼味，酒止三分莫过频。每把戏言多取笑，常含乐意莫生嗔，炎凉变诈都休问，任我逍遥过百春"。延年良箴："四时顺摄，晨昏护持，可以延年。三光知敬，雷雨知畏，可以延年。孝友无间，礼义自闲，可以延年。谦和辞让，损己利人，可以延年。物来顺应，事过心宁，可以延年。人我两忘，勿兢炎热，可以延年。口勿妄言，意勿妄想，可以延年。勿为无益，常慎有损，可以延年。行住量力，勿为形劳，可以延年。坐卧顺时，勿令身怠，可以延年。悲哀喜乐，勿令过情，可以延年。爱憎得失，揆之以义，可以延年。寒温适体，勿侈华艳，可以延年。动止有常，言谈有节，可以延年。呼吸精和，安神闺房，可以延年。静习莲宗，礼敬贝训，可以延年。诗书悦心，山林逸兴，可以延年。儿孙孝养，僮仆顺承，可以延年。身心安逸，四大闲散，可以延年。积有善功，常存阴德，可以延年。救苦度厄，济困扶危，可以延年"。

张琪教授认为，龚廷贤是古代罕见的长寿医家之一，他以自己的亲身经历证明，只要日常生活起居中注意摄生养性，防重于治，就能延年益寿、尽终天年。他的老年养生理论博取众家之长、理论严谨、简单易行、效果显著，无疑值得我们去做进一步的研究与推广。

三、张景岳的养生思想研究

张景岳（1563～1640年），又名张介宾，字会卿，别号通一子，明末会稽（今浙江绍兴）人，享年78岁，明代杰出的医学家，为温补学派的代表人物，学术思想对后世影响很大。张景岳通过对《黄帝内经》研习近三十年，针对朱丹溪之"阳有余阴不足"创立"阳非有余，真阴不足"的学说，创制了许多著名的补肾方剂。张景岳中年以后著书立说，著有《类经》、《类经图翼》和《类经附翼》。晚年集自己的学术思想、临床各科、方药针灸之大成，辑成《景岳全书》64卷，成书于其卒年1640年。"博采前人之精义，考验心得之玄微"。其内容丰富，囊括理论、本草、成方、临床各科疾病，是一部全面而系统的临床参考书。他的阴阳学说、命门学说对丰富和发展中医基础理论有着积极的作用和影响。张景岳不但精通医术，而且对养生也十分重视，并有独到的见解，论述精辟透彻，对我国养生学的发展做出了卓越的贡献。

张景岳认为命门为先天之本，元气之根，内舍元阴元阳，是脏腑阴精、阳气的发源地，生命的根本之原，因此在养生方面具有特殊的意义。元阳有"生"和"化"的作用，即所谓"神机"，代表生命的机能。元阴有"长"和"立"的作用，也即"天癸"。命门与肾本同一气，肾精乃元阴所化，肾气为元阳所生。张景岳称"命门者，为水火之府，为阴阳之宅，为精气之海，为死生之窦"。"若元精足，五液充则形体赖而强壮；元气充，五气治则营卫赖以和调"。故命门亏损乃是脏腑阴阳病变之根本，虽与先天不足有关，但与后天精气衰弱密切相关。张景岳根据人体阴阳状况，提出"阳常不足，阴本无余"的著名论点。特别重视阳气在养生上的作用，认为"阳强则寿，阳衰则夭"。张景岳认为人的体温、活力、五脏等功能活动，皆为阳气之作用。人死后，则身冷如冰，知觉尽失，形存而气去。此"阳脱在前而阴留在后"，正是阳常不足的结果。故将人体之阳气比喻为自然界之太阳。其在《类经》中指出："万物之生由乎阳，万物之死亦由乎阳，非阳能死物也，阳来则生，阳去则死矣"。故告诫人们"凡欲保生重命者，尤当爱护阳气"。"阳为发育之首"，"性命之本"，"得阳则生，失阳则死"。同时张景岳论养生也十分重视阴精的作用，主张养生应阴阳并重，不可有偏，以阴阳互根之故。其在《类经附翼》指出："欲知所以生者，须察乎阳，察乎阳，察其衰与不衰。欲知所以存亡者，须察乎阴，察阴者，察其坏与不坏，此保重之要法也"。这种思想突出表现在其创制的左归丸（饮）和右归丸（饮），从阴中求阳，从阳中求阴，其"善补阳者，必于阴中求阳，则阳得阴助而生化无穷；善补阴者，必于阳中求阴，则阴得阳升而泉源不竭"的治疗学观点，同样也适用于养生。张琪教授认为，以命门为本，阴阳并重，是张景岳养生思想的一大特色。

张景岳认为，先天禀赋的强弱对人的寿夭有十分重要的影响，故张景岳论养生也重视先天。

《景岳全书》中云："先天强厚者多寿，先天薄弱者多夭"。认为先天的保养又特别强调胎孕保健，与父母的关系十分密切。首先应重视房室保健，提倡房事和谐。"阴阳之道，合则聚，不合者素；合则成，不合则败"；"合与不合，机有十焉，使能得之，仅在我焉"。可见，房事生活是否和谐，直接关系到子嗣的有无，房事和谐不仅对夫妇自身健康有利，而且还为子女的健康寿夭打下先天的基础。其次，主张节欲强身，保精全血，是优生的重要手段之一。人之寿限往往决定于胎孕之前，胎孕之前宜节欲，保精全血，以固先天之本。胎儿既成，更宜节欲，以免盗泄母气，动摇先天之本。故张景岳在《类经》中指出"凡寡欲而得之男女，贵而寿；多欲而得之男女，浊而夭"。此外，提出合理饮食，保养胎元，滋养先天。其云："凡饮食之类，则人之脏气各有所宜，似不必过于拘执，唯酒多者不宜"。认为孕妇应合理饮食，使胎儿营养充足，但又不可拘执。突出孕妇忌酒，是很科学的，以"酒性淫热，非唯乱性，并且乱精，……精不充实，则胎元不固"。可见，孕妇饮酒过度，有伤胎儿先天之虑，不可不慎。张景岳在重视先天的同时，更强调后天调养。"人之气数，固有定期，而长短不齐者，有出于禀受，有因于人为"，"夫禀受者，先天也；修养者，后天也；先天责在父母，后天责在吾心"。认为其先天是被动的，后天是主动的，认为后天慎养更为重要。"先天之强者不可恃，恃则并失其强矣；后天之弱者当知慎，慎则人能胜天矣。所谓慎者，慎情志以保精神，慎寒暑以保肺气，慎酒色以保肝肾，慎劳倦饮食以保脾胃，……但使表里无亏，则邪疾何由而起，而两天之权不在我乎？"这就是说，先天禀赋虽强，如不加保护，任意克伐，仍可早衰及夭折；后天虽弱，如能慎于修养，亦可享其长寿。由此可知，人的夭寿在很大程度上取决于本身的摄养得宜与否，人的主观能动性在摄生保健中起着主导作用。张琪教授认为，张景岳的这种"人定胜天"的养生观，是以人的因素为第一的积极养生观，至今仍有指导作用。

张景岳认为，形神不能截然分开，提出治形宝精、形神共养的养生观点。指出："吾所以有大乐者，为吾有形，使吾无形，吾有何乐"。强调形神并养，以形为神之宅，因此"善养身者，何不先养此形以为神明之宅"。养形的关键在于宝其精血，即"善养生者，必宝其精"，通过养精血来达到养形的目的。张景岳指出只有形神共养，才能形神五养，才能全体颐养天年。其云："人察天地阴阳之气以生，借血肉以成其形，一气周流于其中以成其神，形神俱备乃为全体""神虽由精气化生，但统驭精气而为运用者，又在吾心之神"。张琪教授认为，张景岳辩证地提出形神共养的形神统一论，这种动态的形神共养观是很科学的，具有积极的现实意义和指导作用。

张景岳认为，中年是人体生命活动由盛转衰的时期。故十分重视人体生命活动变化的这一规律，明确指出："人于中年左右，当大为修理一番，则再振根基"。认为如果青年时期自恃身体强壮，不注意养生，对生育、情志、劳伤、嗜欲、饮食等不加以节制，常使人身精气大为亏乏，就会人为地加速这种生理功能的自然衰变过程。故提出了"元气既损，贵在复之"及"所丧由人，而挽回之道有不仍由人乎！且此非逆天以强求，亦不过复吾之固有"等中年养生原则。张琪教授认为，这样做是符合自然规律的，只是重新挽回一些已失去的物质，这是人力所能达到的。这种"中年修理"的养生思想，是非常积极的。

张琪教授认为，张景岳运用《黄帝内经》理论和前人学说，对人体生理、生命过程与规律及寿夭原因提出了独特见解，并指出了养生修复方法，可谓集前贤之大成，辟后学之先河，其学术成就无疑是巨大的，对养生防衰研究做出了卓越的贡献。

四、叶天士的养生思想研究

叶天士（1667～1746年），名桂，号香岩，别号南阳先生，晚年又号上律老人，江苏吴县（今苏州市）人。清代名医，四大温病学家之一，与薛雪等齐名。叶天士从小熟读《黄帝内经》、

《难经》等古籍，对历代名家之书也旁搜博采。不仅孜孜不倦，而且谦逊向贤，从十二岁到十八岁，他先后拜过师的名医就有十七人，后人称其"师门深广"。著有《温热论》、《临证指南医案》等书。他创造的温热病"卫气营血"辨证施治方法，至今仍指导着中医的临床实践。叶天士对防治衰老和老年病也积累了丰富的经验。他所著的《临证指南医案》中，记载老年病案 300 余例，在养生防衰方面积累了丰富的经验。

叶天士曾曰："老年饮食当薄味静调"。即所谓，老人更应以淡食为主。认为老人应远离酒、肉和各种厚味之物，"力戒酒肉厚味"。因为"饮酒聚湿，太阴脾阳受伤"。认为大量饮酒会伤及脾胃，而老年人本身脾胃就比年轻人差，因此更应忌酒。"酒肉之湿助热，内蒸酿痰"。痰湿堆积体内，人就发胖。所以说"胖人多痰"，肥胖人最容易患"痰火"、"中风"一类疾病。他还主张"戒烟"。很多老年人对吸烟不以为然，有些更是吸了一辈子烟，使其戒烟甚至比登天还难。但吸烟有害健康确是不争之事实。叶天士认为"吸烟上热助壅"，容易引起老年咳嗽、气喘之病。现代医学证明很多疾病都与吸烟相关。张琪教授认为，叶天士在当时就提出吸烟对人体的害处，足见他精湛的医术与对疾病敏锐的预见性与洞察力。

叶天士看到每当气候变化的时候，到他家就诊的老年人就多了起来，深感《黄帝内经》五运六气所论述的气候变化对人体健康的影响很有道理，而老年人体质相对较弱，每当季节更替之时，气候不明，忽冷忽热，常人都易于生病，何况年老体虚之人。于是他告诉人们："顺天之气，是老年调理之法"。时时提醒要"加意于寒暄保摄"，不要等到气候变化之时，须在气候变化之前就"预宜持护"。特别对于"暴热暴寒"的天气，更要注意。并主张参照季节气候变化用药。如"冬春天冷主藏，总以摄补足三阴脏，扶持带病延年，就是人工尽矣"；"兹当春升夏令，里虚藏聚未固，升泄主令，必加烦倦，古人谓寒则伤形，热则伤气，是以益气为主，通摄三焦兼之，仿《内经》春夏养阳，秋冬养阴为法"。

叶天士在临床上看到很多患者的病是由"内伤七情"的精神因素引起或由于忧郁、嗔怒加重了病情。所以，他遇到这类患者，总是规劝："务宜怡悦开怀"，"戒嗔怒"，"盛怒伤肝"，一些常见老年病如肝风、肝郁、肝胃不和诸证，皆与人易怒相关。故其常苦口婆心地劝喻患者："速速戒恼怒，安闲自在，诚治斯疾之良图"。明确指出"药物不能令其欢悦"，唯怡悦开怀，病才容易痊愈。认为若要疾病向愈，必须自我调节情绪，并指出即使是无病的老人，也强调"有年最宜开怀"，尽量使有生之年充满欢乐。

在叶天士医案中，"劳倦内伤"的病例占有相当比重。他亲眼看到"老年积劳内伤"而成噎膈证；也看到劳累过度而吐血盈盆的。因"思虑伤脾"、"思则气结"，叶天士提出"诵读身静心动，最易耗气损营"、"劳心营液既耗，气分之热自灼；手足心热，咽干烦渴，多是精液之损"，认为老年人如进行长时间的脑力劳动，必然会导致诸多疾病。因而主张"节劳"。节劳，就是防止过度劳累，正如《黄帝内经》所说"形劳而不倦"。对于劳心过度，叶天士认为应以心理调养为重，尽量做到"心中事少"，改变生活方式，从而从根本上改变劳心之状态。古人创造的防老保健延年益寿的体操、拳术，如五禽戏、太极拳等，动而不疲、劳而不倦的锻炼方法，对中老年人是很适宜的。此外，还提倡练习气功，认为"子午参以静功，俾水火交，阴阳偶，是药饵以外功夫，皆植生气之助"。提出练气功需持之以恒，"用元功经年按法，使阴阳渐交，而生生自振"。

叶天士在《临证指南医案》中，综合了前人的经验，首先提出了重视"养胃阴"的说法。"太阴湿土，得阳始运；阳明阳土，得阴自安"。他认为，脾胃虽然都属于中土，但二者有本质的分别，不可混为一谈。而"脾宜升则健，胃宜降则和"，"脾喜刚燥，胃喜柔润"，治疗脾病，可以根据李东垣"甘温升发"的医疗观点，而治胃则应以"甘凉"为主。这正是叶天士"脾胃分治，调补胃阴"的医学思想。在治疗胃病时，他强调用药应"忌刚用柔"，并最好选用"甘平或甘凉濡润之品"以养胃生津，达到最好的治疗效果。叶天士看到很多老年人脾胃虚弱，认为导致老年人脾胃阴伤的病因主要来自于三个方面：首先是素体阴分不足，年老阴亏；其次是因具有"火木"体质的老年人容易生内热，烦躁易怒；第三是老人饮食口味过于辛辣、厚重，或是过食肥甘之品，或经常嗜酒，都会助长胃火。叶天士提到了八种养脾胃之法。如温运脾阳法、润养胃阴法、温补脾肾法、温胃化饮法、疏肝和胃法、消导食积法、清化湿热法、和营活络法。

张琪教授认为，叶天士不仅是温病学派的名医，其在养生防衰方面博采众长、有所创新，同时又是老年养生专家，其养生防病理论对后世产生了深远影响。

五、曹庭栋的养生思想研究

曹庭栋（1700～1785 年），一作廷栋，字偕人，号六圃，又号慈山居士，浙江嘉善人，清代著名养生学家，享年八十六岁。尤精养生学，并身体力行，撰有《老老恒言》一书，为著名老年养生专著。其在七十五岁高龄及薄病缠身，缠绵至次年春方愈，深感无人老其老之苦，必自老其老，遂凡有涉养生者，皆摘录并参以己见，博采众长，聚之以类，著成《老老恒言》（又名《养生随笔》）五卷，乃自言其养生之道，慎起居，节饮食，切于日用琐屑，浅近易行。是书"所具皆人生日用之常，健康至宝"，而"非谈神仙，讲丹药之异术也"。张琪教授认为，曹庭栋对于中医养生学的贡献是不可忽视的。

曹庭栋强调养生之道，慎起居，节饮食，而饮食的消化吸收，功能在于脾胃。曹庭栋指出："脾胃为后天之本，老年更宜调理脾胃为要"。因为老年之人，脾胃衰弱，"胃阳弱而百病生，脾阴足而万邪息"。节制饮食，调理脾胃，有助于脾胃对饮食和精微的正常消磨及转输，从而保证身体各部分的营养所需，维持人体健康不衰。曹庭栋认为养老宜调脾，选用不同的食品调补之。《老老恒言》云："甘之以悦脾性，滑之以舒脾阳，膏之以益脾阴，三之字皆指脾言，古人养老调脾之法，服食即当药饵"。曹庭栋强调少食有益健康，引《华佗食论》云："食物有三化：一火化，烂煮也；二口化，细嚼也；三腹化，入胃自化也"。认为"老年推藉火化"。因为年老之人，牙齿多有脱落，口化不及，脾胃机能减退，腹化无力，全赖火化烂煮，使其易于磨运，"磨运易而输精多"。节制饮食，首先要注意食量适中。《老老恒言》中云："老年偶患微疾，加意调停饮食，就食物中之当病者食之，食亦宜少，使腹常空虚则络脉易于转运，元气渐复，微邪自退，乃第一要诀"。曹庭栋认为病中食粥宜淡食，起到清火利水、安和五脏的作用，对泄泻者尤验。曹庭栋指出："'量腹'二字最妙，或少或多，非他人所知，须自己审量；'节'者，今日如此，明日亦如此，宁少毋多"。认为应根据本人食量的实际决定进食之多少。如果勉强进食，"纵使一餐可加，后必不继"，故"凡食总宜少为有益，脾易磨运，易化精液，否则极易之物，多食反至受伤"，"加则必扰胃气"。其次，要注意冷热适宜。曹庭栋认为："食物之冷热，当顺乎时之自然"。一般来说，严冬宜热食，酷暑宜凉食。但因胃性喜暖恶寒，热则害少，寒则害多，故曹庭栋又指出："然过冷宁过热，如夏日伏阴在内，热食得有微汗亦妙"，"再瓜果生冷诸物，亦当慎，胃喜暖，暖则散，冷则凝，凝则胃先受伤，脾即不运"。调理脾胃，还当于饭后散步，以助消化。曹庭栋认为："饭后食物停胃，必缓行数百步，散其气以输于食，则磨胃而易消化"。但是，"饱食后不得急行，急行则气逆，不但食物难化，且致壅塞"。说明了饭后既要散步以助消化，又不可急行以碍消化。食后如不适当散步运动，反而睡卧不动，亦可导致饮食停滞不化。因此，切戒食毕即卧。曹庭栋认为病中食粥宜淡食，起到清火利水、安和五脏的作用，对泄泻者尤验。故非常重视以粥养胃益寿，认为"粥能益人，老人尤宜"，"每日空腹，食淡粥一瓯，能推陈致新，生津快胃，所益非细"，"有竟日食粥，不计顿，饥则食，亦能体强健，享大寿"。就调养而论，粥宜空心食或作晚餐也可，但勿再食他物，加于食粥后，食物过饱，虽无虑停滞，少觉胀，胃即受伤，食宁过热，即致微汗，亦足通利血脉。食时勿以他物俏食，恐不能专收其益"。因此，他辑录粥谱一卷，列药粥配方100首，用以"备老年之颐养"。书中详述食粥的煮法、如何择米、择水、把握火候，以及食粥宜忌。

曹庭栋提出四时调养应顺应脾胃的养生观点。他指出："冬月将起时，拥被披衣坐少倾；先进热饮，如乳酪、莲子圆枣汤之属以益脾，或饮醇酒以鼓舞胃气……然亦当自审其宜"。而在长夏季节，暑热当盛易伤津液，宜进米饮，健脾以润肺，书中言"长夏晨兴，勿辄进食以实胃……先进米饮以润肺"，因为"稼穑作甘，土能生金也"。"夏至以后，秋分以前，外则暑阳渐炽，内则微阴初生。最当调停脾胃。勿进肥浓，《内经》曰：味厚为阴，薄为阳，厚则泄，薄则通，再瓜果生冷诸物，亦当慎，胃喜暖，暖则散，冷则凝，凝则胃先受伤，脾即不运"。认为夏夜纳凉，应防风露暗侵。指出："风檐露院，凉爽宜人，非不快意。但夜气暗侵，每为病根所伏，大凡快意处，即是受病处"，强调"老年人随事预防，当于快意处发猛省"。他关于"倦欲卧而勿卧，醒欲起而勿起，勉强转多不适"和总宜劳逸适度的认识，则是符合老年人的客观实际的。告诫人们四时调养，当顺应脾胃在不同季节的功能差异，否则，非但不能益寿，反而有害机体。曹庭栋对老年人的卧室亦有要求，认为老年人居住楼房，其益有二：一是离地较高，可杜湿气；二是上下楼梯，能增足力。指出"登楼正可借以舒展"，强调老年人须作适当的运动，借以活动关节，强壮筋骨。故他又指出："坐久则络脉滞，居常无所事，即于室内时时缓步盘旋数十匝，使筋骸活动，络脉乃能流通，习之既久，步可渐至千百，兼增足力"。并可以导引诸法，随坐卧行之，如此则可"宣畅气血，展舒筋骸，有益无损"。少寐乃老年大患，曹庭栋认为对此少寐之证，"大抵以清心为切要"。指出"若终日扰扰，七情火动，辗转牵怀，欲其一时消释可得乎？"说明了如若求寐心切，反致更难入寐，主张治疗少寐当以静心寡思为要，并提出操纵二法，以助入睡。"操者，如贯想头顶，歌数鼻息，返归丹田之颊，使心有所着，乃不纷驰，庶可获寐；纵者，任其心游思于杳渺无胜之区，亦可渐入朦胧之境"，可供治疗老年少寐之参考。曹庭栋认为，老人衣着应随时审量增减，"衣可加即加，勿以薄寒而少耐"，但又"不可顿加，少暖又须暂脱"，总以寒暖适宜为要，曹庭栋还认为："腹为五脏之总，故腹本暖喜。老人下元虚弱，更宜加意暖之"。并提倡用盛薪艾或姜桂之'兜肚'以护下元。张琪教授认为，这对于年老下元虚弱、元阳不足者，确属必要。

曹庭栋还认为，养生必须和情志养心神。他说：老年肝血渐衰，未免性生急躁，"当以一'耐'字处之"，使血气既不妄动，神气亦觉和平，自然不因急躁生疾。强调"所忌最是怒"，认为"怒心一发，则气逆而不顺，窒而不舒，伤我气，即足以伤我身"。并且指出："老年人虽事值可怒，当思事与身孰重"，如此，则"一转念间，可以涣然冰释"，使怒不生则气不逆，气不逆则身自健。曹庭栋认为"养静为摄生首务"，"少视听，寡言笑，俱是宁心养神，即却病良方也"。要求做到恬淡虚无，保证心神宁静。"勿以涉事无厌，故求多事；勿以处喧无恶，强求就喧"。指出："无厌无恶，事不累心也；若多事就喧，心即为事累矣"。曹庭栋并不排除正常的情志思维活动，他说："必不可无所用，非必如槁木、如死灰，方为养生之道。静时固戒动，动时不妄动，亦静也"。强调了正常情志思维活动的必要性，认为"不怕念起，只怕觉迟"，杂念一生，便用理智去抑之，就可避免精神情志疾病的发生。当然，情志思维活动必须控制在正常范围之内，也就是说要"用时戒杂"，因为"杂则分，分则劳，惟专则虽用不劳，志定神凝故也"。曹庭栋天性恬淡，意志旷远，读经考史，吟诗作赋，焚香鼓琴，栽花植木，无不喜好，这可能是他颐养精神、得享长寿的原因之一。此外，曹庭栋认为，老年人的适度运动可使筋骨得以活动，络脉乃得流通，有强身助消化的作用。《老老恒言》云："步主筋，步则筋行而四肢健"。"从容展步，则精神足力倍加爽健"。"胃方纳食，脾未及化，不可食而即卧……饭后食物停胃，必缓行数百步，散其气以输于脾，则磨胃而易腐化"。为了强调运动有益于脾运化，引《兹海集》曰："脾与胃俱属土；土耕锄始能生殖，不动则为荒土矣"。但也提醒人们饭后散步切不可急行，急行则气逆，不但食物难化，且致壅塞。

　　张琪教授认为，《老老恒言》作为一本老年养生专著，书中汇粹众说，沉研精理，较之前代，多有建树。曹庭栋在辑录前人关于对老年人的安寝、晨兴、盥洗、饮食、食物、散步、昼卧、夜坐、燕居、省心、见客、出门、防疾、慎药，消遣、导引、书室、书几、坐榻、杖、衣、帽、带、袜、鞋、杂器、房、床、帐、枕、席、被、褥、便器，以及药粥等养生要求的基础上，结合自己的实践经验，进行了比较全面的论述，对中国养生学的发展作出了卓越的贡献。

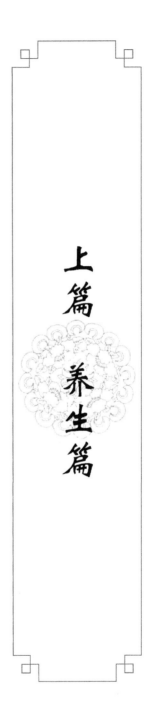

上篇　养生篇

第一章 乐观豁达 修心养性

第一节 中医情志养生的历史源流

古往今来，健康长寿，颐养天年一直是人们的美好愿望，古人或求助仙人，或炼制丹药，然而真正"度百岁"者鲜矣。现代人热衷养生者甚多，然仅凭一朝一夕的调养、进补却总难成其愿。那么，有没有一个秘诀，能让我们实现长命百岁的愿望呢？张琪教授认为，世界上最有效的长寿秘诀，就是保持良好的生活方式，而乐观豁达的心理状态则为秘诀之首。总结张琪教授养生要诀，从饮食、情志、运动等方面都各有感悟，然乐观豁达、超然于世的心态是其深入骨髓的养生理念之精华。

随着人们物质文化生活水平的不断提高，医学模式由生物医学模式向生物-心理-社会医学模式转变，情志心理养生必将受到越来越多的重视。在中医古典医籍里，蕴含着丰富而系统的情志心理治疗思想，可以称为中国传统情志养生理论之源。

张琪教授精研医籍，对中医情志养生颇有研究，通过对中医先贤思想的研究，张琪教授发现：两千多年来，我国古代医学家在疾病病因的论述、治疗方案的确立，特别是医治方法的选择方面，都十分重视情、志、神、智之变化和调理。正如《东医宝鉴》强调心理治疗时说："神圣之医，能疗人之心，预使不致于有病。今之医者，惟知疗人之疾，而不知疗人之心，是犹舍本逐末，不穷其源而攻其流，欲求疾愈，不欲愚乎？虽一时侥幸而安之，此则世俗之庸医，不足取也"。中国古代医学中的形神论、天人相应、阴阳、五行、七情、精气学说等理论是中医情志养生的理论基础和重要内容。从古代医籍的理论论述中可以挖掘出中医情志养生理论基础。《素问·灵兰秘典论》中"主明则下安，主不明则十二官危"，《素问·汤液醪醴论》有"精神不进，志意不治，故病不可愈"，形神合一等观点皆说明心理是生命活动的关键统领，心理神志的变异可导致疾病，故而心理情志的调节可治疗疾病；并认为任何治疗都应从"治神入手"，以"治神为本"。中国古代医家是持"形神相即"观点的。形即形态、形体，是指人的身形和体质，是人的生理功能；神即神态、神识、神明、意识，指人的感知觉、记忆、思维、情感和意志等心理活动。在中医理论中，很早就把形（生理活动）和神（心理活动）统一起来了，认为形态与神志即生理活动与心理活动是相互依存、相互为用、密切联系、不可分割的。如《素问·调经论》指出："心藏神，肺藏气，肝藏血，脾藏肉，肾藏志，而此成形。志意通达，内连骨髓，而成身形五脏"。《灵枢·天年》亦指出："血气已和，营卫已通，五脏已成，神气舍心，魂魄毕具，乃成为人。人有五脏化五气，以生喜怒悲忧恐"，才产生各种情绪心理。唐代医学家孙思邈主张精、神、魂、魄、意、志藏于五脏。金元四大家刘完素、李东垣、朱丹溪、张从正也都继承以上传统。刘完素从精、气、神、形四者的关系阐发了形神相即的思想，他在《素问玄机原病式·六气为病》里说："是以精中生气，气中生神，神能御其形也，由是精为神气之本。形体之充固，则众邪难伤"。既指出了形体充固之重要，又注重了"神能御形"的功能，更论及了神形相互影响的关系，情志调节的必要性与重要性也就显而易见了。

中国古代情志养生内容广泛，包括情志疗法、针灸疗法、药物疗法等，均以中医理论为基础，体现了中医学的两大核心，即整体观念和辨证论治。中国古代儒医相通，儒家思想作为当时主导思想，养生哲学更是贯穿其中。张琪教授认为，中国古代情志养生始终坚持身心并调、治养结合的原则，除运用以上疗法外，还将中国养生思想融合其中，使更加广泛，形成了不同于现代情志养生的鲜明特征。辨证论治是中医治疗学的精髓，它强调因人、因时、因地制宜，在三因制宜中因人制宜是问题的中心。每个个体都有自己的心身发展过程，既有先天禀赋的影响，也有后天调理的情况，形成了个体阴阳不同特点。针对个体的不同情况采取不同的治疗方式，这也是辨证论治的实质。由于情志心理治疗最讲究个体差异性，所以中医的思想方法对情志养生的发展是极为有利的，其本身也是中国古代情志养生的极大优势。

一、儒家学派的情志养生观

古代许多先贤都很重视情志养生，如先秦时期的老子、管子、孔子、荀子等都主张适欲、节性，以全性延年，儒家事事、处处、时时不论治国、治家、修身、养性、处事、接物等方面都不偏不倚，要求衣、食、住、坐、卧均不宜久。并节饮食、少言语、慎良药、节房事、忘忧虑、陈名利，还要多闭目、勤植头、常情脾、行仁义、多理事。这些有益于养生协调之事多做，不利于养生过于劳损之事少做。善事多做，恶事少做，寓养生于日常生活起居、为人处世之中。孔子说："知者乐水，仁者乐山，知者动，仁者静，智者乐，仁者寿"。此实为养生之悟语。是仁者安静故能长寿。"仁"是古代的一种含义广的道德观念，主要是指人与人的相亲、相爱、相善及友谊。所以凡人之气温和者、善庭者、宽宏大量者、德之厚重者、言之简默者皆可长寿。仁者乐山，山者稳定不罪，凡物有寿者，莫过于山，山能常静。仁者常静，岂有不寿之理，此儒家所提出的"仁"字，无异于佛家的舍利。张琪教授指出：以孔子为代表的儒家学派的修身思想是同入世精神紧密相结合的。《大学》的八步修身：格物、致知、诚意、正心、修身、齐家、治国、平天下。其中，从"格物"到"修身"这五步，主要是讲了治学、修身，其根本是修身。不难看出儒家修身，首先注重正心，心为一身之主宰，强调道德在养生中的意义。如提出"仁者寿"、"大德必得其寿"等思想。此外，宋儒又多提出医学养生法，使儒医兼通，逐步形成了儒家学派的养生流派。

二、古代医家的情志养生观

秦汉时期的张仲景、华佗等非常重视情志摄生，倡导体育锻炼和劳动，神形互用，身心俱健；晋隋唐五代的医学家强调情志摄生，如孙思邈不仅引论了前人的养生经验，还总结了自己的亲身实践；宋代陈无择提出了著名的三因论，把情志病因明确为七情。金元时期，由于社会动荡不安，人民生活贫困，疾病丛生，促使医家们在各种不同的条件下进行学术探讨，形成了学术争鸣时期。张琪教授认为，金元时期是中国情志养生思想的繁荣时期，情志相胜心理疗法在此阶段也获得了很大的发展。在理论上"七情学说"日益成熟，深入阐发其病机，在实践上心理治疗广泛应用，出现了我国古代情志养生史上的高峰时期。张琪教授认为，金元四大家受《内经》启发，并将《内经》的情志养生思想融合到自己的学说中去，形成了各自的学术特点和养生观。

（一）刘完素的情志养生观

刘完素在深入研究《内经》病机十九条的基础上，对火热病证详加阐发，成为主火论者。他还注重对五运六气和亢害承制理论的研究，提出了"六气皆能化火"及"五志过极皆为热甚"的观点，并强调以寒凉药物为主治疗火热病，开拓了金元时期诸家争鸣的局面。他在《素问玄机原病式》中阐发《素问·至真要大论》病机十九条时，描述大量异常的心身现象，扩大了情志病机的论述，发展了情志疾病的证治。他将《内经》火热病机扩展为57条，其中有19条涉及情志内容，且论述颇为详细。一般首先提出病机提纲，然后阐述。如在论述"惊"时，谓"心卒动而不宁也。火主乎动，故心火热甚也，虽尔，止为热极于里，乃火极似水则喜惊也"。又如"谵，多言也。言为心声，犹火燔而鸣，故心火热则多言，犹醉而心热，故多言也，或寐而多言者，俗云睡语，热之微也"。此外，诸如惑、悲、笑、妄、瞀、躁扰、狂越、詈骂、惊骇等，均涉及有关心理现象。刘完素在对火热病机的阐发中，十分重视情志致病，并提出了"五志过极皆为热甚"的著名论点。他认为："五藏之志者，怒、喜、悲、思、恐也。若志过度则劳，劳则伤本藏，凡五志所伤皆热也"。说明了心理与疾病的相互关系。他还从心立论，心主神，属火，认为五志化火生热，关键在于心的作用。因此，张琪教授认为，其在治疗上重视清心泻火，创制的凉膈散、双解散、防风通圣散至今广为应用。

（二）李东垣的情志养生观

李东垣提出"内伤脾胃，百病由生"的论点，对脾胃内伤病的病因、病机、诊断、治疗独具见地。李东垣在脾胃学说中很重视心理因素在发病学上的意义，在《脾胃论·脾胃虚实传变论》中，除阐发因饮食劳役而致病外，还论述了因情志因素而致心火亢盛。他说："饮食失节，寒温不适，脾胃乃伤。此因喜、怒、忧、恐损耗元气，资助心火，火与元气不两立，火胜则乘其土位，此所以病也"。在《脾胃论·安养心神调治脾胃论》中，提到："凡怒、忿、悲、思、恐、惧，皆损元气。夫阴火之炽盛，由心生凝滞，七情不安故也"，"心君不宁，化而为火"。

（三）朱丹溪的情志养生观

朱丹溪在治疗情志疾病方面有丰富的经验，他认为："人受天地之气以生，天之阳气为气，地之阴气为血，故气常有余，血常不足"（《格致余论》）。在人的生命过程中，只有青壮年时期阴精相对充盛，但青壮年时期在人生中十分短促，故人之一生多处于阳有余阴不足的状态。并且在人的一生中又往往受诸多外界因素的影响，如"温柔之盛于体，声音之盛于耳，颜色之盛于目，馨香之盛于鼻，谁是铁汉，心不为之动也"，而"心动则相火亦动，动则精自走，相火翕然而起，虽不交会，亦暗流而疏泄矣"。故丹溪提出"人之情欲无涯，此难成易亏之阴气"。并据此在《格致余论》中，首列"饮食箴"与"色欲箴"，倡导人们要节制饮食与色欲，强调抑制相火，保护阴精。在《丹溪心法》中强调情志疗法："五志之火，因七情而生，宜以人事制之，非药石能疗，须诊察由以平之"。重视情志摄生，主张七情无忧，清虚恬静，使心神安泰，并提出"抑性预治"，都是较有创见之论。张琪教授认为，丹溪对郁证论治尤有见地，认为"人身诸病多生于郁"，自创行气开郁的越鞠丸。

（四）张从正的情志养生观

张琪教授认为，张从正对中医情志养生理论和实践问题有一系列独特见解，是金元时期中医情志养生史上一位杰出代表。他善用汗、吐、下三法，后称攻邪派，而其中掌握使用三法时的情志因素又是关键之一。在谈到吐法运用时，张从正提出了八条禁忌，其中包括"性行刚暴，好怒喜淫之人，不可吐；左右多嘈杂之言，不可吐；病人颇读医书，实非深解者，不可吐；主病者不能辨邪正之说，不可吐；病人无正性，妄言妄从，反复不定者，不可吐"（《儒门事亲·凡在上者皆可吐式》）。张从正系统讨论了《内经》中有关情志理论。在《儒门事亲·九气感疾更相为治衍》篇，他归纳了怒、喜、悲、惊、思之气的病证，并对《内经》情志五行相胜之理进行了发挥，提出运用以情胜情的方法治疗情志疾病，他说："悲可以治怒，以怆恻苦楚之言感之；喜可以治悲，以谑浪亵狎之言娱之；恐可以治喜，以恐惧死亡之言怖之；怒可以治思，以污辱欺罔之言触之；思可以治恐，以虑彼志此之言夺之"。对于《内经》"惊者平之"，他理解为使其平常之，认为"惊者从外入，以其忽然而遇之，使习见习闻，则不惊矣"。其情志养生医案《儒门事亲》流传至今，其有治有论，理论上有创见，临床上有实践。张琪教授认为，无论从传统中医理论分析还是现代养生理论来看，都具有相当高的水平。由此，张琪教授指出：中国古代情志养生历史久远，内容丰富，是中医情志养生的理论基础和重要内容。

第二节　中医情志养生理论与方法

一、形神统一养生理论

张琪教授认为，中医情志养生理论源于形神统一说。生命的存在，赖于两个方面的结合，即形与神，形神互补，生命之树方可常青。前者指构成机体的全部物质结构，后者指机体内所包涵的和表现出来的精神活动和生命活力。前者是后者的基础与载体，后者是前者功能活动的表现。

形神关系是身与心、生理与心理的关系。对于形与神的关系，在哲学上，在心理学上，都是唯物主义与唯心主义争论的一个焦点。战国时著名的思想家荀况，对于形与神的关系，有着精辟的论述。《荀子·天论》说："天职既立，天功既成，形具而神生"。荀子所说的"天"，是指自然界，并不神秘。"形"指形体，即人体的组织器官；"神"指精神，即所谓心理，包括意识、情志等。这段话说明人的形体及其所具有的精神活动，都是自然规律在起作用，是自然界物质运动变化的必然结果，只有具备了人的形体结构，才能产生精神活动。因此，形体是首位的；心理是由形体派生的。这是心理学上关于心身关系这个根本问题的一个正确而唯物主义论断，是情志养生的理论基础。同时期的医学著作《内经》从自然科学的角度，对于形神关系作了精辟的论述。《灵枢·本神》篇说："天之在我者德也，地之在我者气也，德流气薄而生者也。故生之来谓之精，两精相搏谓之神"，"德"是指自然界的规律与动力。"气"是指精微物质。"天德下流，地气上交，阴阳相感，升降互因，始有生化之机"，然后才有生命的出现，所以说"德流气薄而生者也"。生命的原初物质叫做"精"，由阴阳两精相搏结，才有人体，有了人体，才能产生精神。张琪教授认为，《内经》在形神关系上，正确地认识到了有物质、有动力，才有生命，有了形体才能产生精神。这样，就将中医的心理学思想建立在唯物的基础上。精神活动的产生，一方面靠体内的精气营血作为物质基础，一方面靠外部事物的信息刺激，一个生存着的人，就是一个形神统一的整体。只有保持形和神的健康和统一，才能算是生命健康的人。这就是形神统一的生命观，养生就要注意形神共养，只有形神共养，才能保证生命的健康。养生著作《寿世保元》曾说："惟内外交相养，则精神强而魂魄盛"。反之，如果一个人内在营养物质不足而又缺乏外部信息的刺激，那么，其精神活动必然是空虚而不健全的。总之，张琪教授指出：中医情志理论，在形体与精神、生理与心理这两个根本问题上，都是站在唯物主义立场进行认识的。神为身主，人是最高级的生物，有极为复杂的心理活动。心为君主之官，神能统帅、调节周身，而适应自然，以维持人体生命活动。这就是我们所说的"神为身主"的基本精神。

形与神的统一，是生命存在的基本特征。一个活体的人，必然是形与神同时具备，所以《灵枢·天年》篇说："血气已和，营卫已通，五脏已成，神气舍心，魂魄毕具，乃成为人"。只有血气、五脏、精神、魂魄毕具，才会表现出生命力，才会是一个活体的人。否则，只有肉体，而无精神、感知，便是僵死的尸体，便无生命可言，所以《灵枢·天年篇》又说："五脏皆虚，神气皆去，形骸独居而终矣"。五脏衰竭，神气消亡，于是生机息灭，而成为死的形骸，活体的人就变成了无生命的异物。张琪教授指出："形与神具"的生命观，是中医学整体观的重要组成部分，它为中医情志养生的心理生理统一观奠定了坚实的理论基础，并长期有效地指导着临床实践，且为现代科学进一步认清生命的本质，提供了极为宝贵的材料。

《内经》在形神关系的认识上，把精神意识看作是人体脏腑功能活动的表现之一，神的活动既是外界事物作用于人体的结果，又是人体器官在运动中接受客观事物的产物。这就表明了中医学在形神关系上的唯物主义立场。

正如《黄帝内经》所云："上古之人，春秋皆度百岁，而动作不衰。其知道者，法于阴阳，和于术数，食饮有节，起居有常，不妄作劳，故能形与神俱，而尽终其天年，度百岁乃去"。强调了顺应天地自然变化规律，思想上保持清净豁达状态，适度劳作和运动，注意养成良好的饮食习惯，注重精神调摄，保持心情愉悦。就可以达到精神饱满，气血调畅充盈，"形神合一"，养生延年的目的。

形就是形体，形体是以五脏为核心，外有胸腹躯干、四肢关节、头面五官，内有五脏、六腑、奇恒之府等。加上筋、肉、皮肤、毛发等器官构成的完整、统一和功能复杂的整体。形体构造正常、完整，功能健康有效，这是机体健康的基本保障，否则，无论形体的任何部分、任何器官的结构或功能失常都会引起疾病。神，不仅指精神意识、感情思维等活动，如语言、思想、表情等，还包括生命所表现出来的生机、活力和灵性等。神是阴阳对立统一运动的结果，是脏腑功能活动的体现，神既是形体功能的表现，又具有调动形体活动、协调全身器官功能的作用。

张琪教授认为，神既要以气血为物质基础，又主宰着气血的运行；神不仅主导着人的精神活动，也影响着人体的物质交换、能量代谢，维持着自身内部及其与外界的平衡与协调，所以神是生命活动的主宰和标志，"得神者昌，失神者亡"。神是保持生命活动的活力，神一旦消亡，生命就随之死亡。形与神，相互依存，相互影响。明代医学家张景岳说"形者神之质，神者形之用；无形则神无以生，无神则形不可活，人禀天地阴阳之气以生，藉血肉以成其形，一气周流于其中以成其神，形神具备，乃为全体"。

构成人体脏腑器官的核心物质是精；在体内流行不息，为人体的各种生理功能提供物质基础的是气；主宰人体生命活动，保持人体生机的是神。精、气、神被称为"人身三大宝"。三者的关系是精化气，气化神。形神共养就是要"积精全神"。积即积累、积存，而不使精气耗竭，全即保全，不可过于劳神。人体精气不可耗竭，否则人体真元之气耗散，神自消亡。养生就是要珍惜精气，精气盛壮则神机健全，神全则身体主动协调，脏腑功能健全旺盛，就可祛病延年，老当益壮。反过来，神是身之主导。神动气动，就要消耗气（包括血）。过于劳神则气血耗伤，就会引起形体亏损而导致疾病；而废神不用，贪图安逸则神机衰弱，气不流通，也可以引起疾病。所以必须形神共养，保持神与形具，才能保持生命的健康与长久。正如《吕氏春秋》所说："精神安乎形，而年寿得长也"。《黄帝内经》也说"形与神具，尽终其天年"。形为阴，神为阳；形为体，神为用；神藏于形，形随神功。形神共养就是要在保养形体（包括气血真精、脏腑筋骨等）的同时，注重调养心神。

二、情志养生的原则

（一）顺应自然

张琪教授指出：形体和精神活动都是阴阳活动的表现，因而都要遵循阴阳对立统一运动的规律，要顺应自然界的和人体自身阴阳运动的节律，而不应与之相矛盾。如昼属阳，夜属阴，昼宜动而夜宜静；神的运动应使之白天活跃、夜间沉静即休息。否则，生活节律的破坏会损害人体阴阳气血的正常活动，耗伤气血，造成疾病。又如青少年时期应保持朝气蓬勃，进取奋争，才能使身体日益强壮，获得丰富的知识和经验，使自己更好地适应自然、适应社会，更好地保持身心健康，中老年时期气血渐衰，神气自弱，就应保持神气稳定，不可放纵心神。

（二）过犹不及

活动在时间上和强度上要保持在一定限度内，超过这个限度就会耗伤气血，还会造成气机失常。如《黄帝内经》所说"怒则气上，喜则气缓，悲则气消，恐则气下，寒则气收，暑则气泄，惊则气乱，思则气结"。调神养神就要善于调整精神活动，使之动而有度，保持气血运行的平稳和畅达，保持脏腑的协调和充盛。中医认为百病皆由气而生。强调精神因素是造成气血逆乱、脏腑功能失衡的重要因素，也是疾病产生的重要根源。如怒则伤肝，影响肝的疏泄调达；思则伤脾，影响脾的运化；喜则伤心，影响人的精神、意识、思维的作用等。张琪教授认为，中医传统理论是"天人合一"的整体观念，人体在适应自然界的环境、气候的变化过程中，通过保持旺盛的精神，达到人体内外、气血脏腑的一致，才能有健康的体魄。

（三）贵在坚持

张琪教授认为，调养心神较之保养形体更需要长期坚持，而且调神的能力与道德、涵养、知识和经验等都有直接的关系，这些都需要长期的培养和改造。只有这样，才能像《黄帝内经》所说"志闲而少欲，心安而不惧，形劳而不倦，气从以顺，各从其欲，皆得所愿，故美其食，任其服，乐其俗……，嗜欲不能劳其目，淫邪不能惑其心"。"精神内守，病安从来"，才能"德全不危"而"年度百岁，动作不衰"。张琪教授指出：养生重在养德。人的一生要不断培养高尚的道德品质，改变固有的偏见，以及思维模式和行为模式，正视现实及人与人之间的关系。不断地调整对主客观世界的认识，不断地调整心理状态，就是一种精神调理，不仅能够适应不同的生存环境，而且能够使身心健康，达到"平心待今世，静气养元神"的理想的养生境界。只有具备了坚强的意志才能战胜各种致病因素对身体的侵犯，同时在遭遇重大灾难或突发事件时能够做到坚定、沉着、冷静应对，在面对各种困难、不幸、痛苦时表现出忍耐。这种坚强忍耐的精神既是一种美德，也是对自身五脏六腑的重要精神调理。保持旺盛的乐观积极向上的精神和知足常乐的心态，随时认识到坚强和忍耐是战胜疾病的源泉，是应对外感六淫、内伤七情的储备，是求取健康的重要保证。宽容是情志调理养生保健的安全阀。尊重别人的爱好和兴趣，相互之间友好相处。对愿意接受劝导的人要原谅他的过失和误解，对无知和愚钝者不易接受劝解就暂时回避，没有必要争长论短，否则就会气大伤身。与宽容对立的行为是不宽容，表现为自私、狭隘、恼怒、残暴。过分恼怒会使人失去理智，失去思考和选择的余地，造成肝气郁结，而致五脏六腑功能失和，气血逆乱，引发各种疾病的发生。因此，张琪教授认为，培养宽容的品质应作为一种情志调理，常保持一种平和的心态，遇事不急不躁，与人和谐则与己和谐，也是养生保健的重要方法。

三、情志养生保健的重要方法

（一）调精怡神贵静养

张琪教授认为，调摄精神是保护和增强人的心理及形体健康的原则与方法。精神意志活动化生于五脏精气，但反过来精神意志在一定条件下的反作用，又能控制脏腑的功能活动，所以在《内经》的病因学中将精神意志列为内伤病的重要致病因素。由于精神意志是致病的重要病因，所以充分发挥人的意志作用，重视精神的调养，成为《内经》养生理论中防病和防止早衰的重要理论原则。

《内经》同时也强调调神与强身的统一，主张强身先调心，护形先护神。这是由于神为身之主，主明则下安，"精神内守，病安从来"。单纯的体育锻炼、饮食营养、药物滋补，是可以增强体魄，若更能注意精神调摄，才能颐养天年。

调摄精神的基本内容，《灵枢·本神》篇作了精辟的概括："智者之养生也，必须四时而适寒暑，和喜怒而安居处，节阴阳而调刚柔"。调养精神意志的方法，既关系脏腑气血的功能活动，又涉及排除干扰脏腑气血活动的精神因素。"清静养神"之"清静"是指精神情志保持淡泊宁静的状态。这是调神的主要措施。调神摄生，首贵静养，《道德经》说："致虚极，守静笃，万物并作吾以现其复，夫物芸芸，各归其根，归其根曰静，静曰复命"。老子说："静漠恬淡，所以养生也"。虽有消极的一面，但在摄生保健方面却有可取之处。因万事万物，感传于心，心神日理万机，常常处于动而难静的状态。如果心神过于躁动，神不内守，乱而不定，必然扰乱脏腑，耗伤气血，轻则招生疾病，甚则催人衰老，减短寿命。所以养神之道，贵在一个"静"字。故清代养生家曹庭栋强调"养静为摄生首务"。欲使心神清静，关键就是要保持思想上的"恬淡虚无"。《素问·上古天真论》说："恬淡虚无，真气从之，精神内守，病安从来"，清静养神，有利于防病去疾，促进健康。《素问·生气通天论》说："清静则肉腠闭拒，虽有大风苛毒，弗之能害"。反之，心躁乱而不静，则可能招疾致祸，故《素问·痹论》说："静则神藏，躁则消亡"。刘河间也强调说："心乱则百病生，心静则万病悉去"。清静养神，有利于抗衰防老，益寿延年。《素问·阴阳应象大论》说："为无为之事，乐恬淡之能，从欲快志于虚无之守，故寿命无穷，与天地终，此圣人之治身也"。故此，张琪教授认为，心神清静之所以能起到抗老延年益寿的作用，是因为心神安则精气日渐充实，躁动则精气日渐虚损。

日益耗损，形体必然过早衰老。保持"清静"的重要方法是凝神敛思。当然，保持清静的养生方法，不是人为地过于压抑思想和毫无精神寄托的闲散空虚，它与饱食终日，无所用心的懒汉思想不同。专心致志，精神静谧不仅有利于工作和学习，而且可以排除杂念，驱逐烦恼，使机体处于正常的生理状态，反之"多思则神殆，多念则神散，多欲则志昏，多事则形劳"。这是由于心不可乱思，神不可过用，思大乱则伤，神过用则疲。

（二）养精蓄锐要节欲

张琪教授认为，减少名利和物质欲望有助于养生。《素问·上古天真论》认为若肯"志问而少欲，心安而不惧形劳而不倦，气从以顺，各从其欲，皆得所愿"，就可"年皆度百岁，而动作不衰"。若不顾自己的身体，强求名利，则因小失大，得不偿失。斤斤计较，患得患失，久之，必然会损心伤神，影响健康。要做到少思寡欲，有赖于思想的纯正，个人主义往往是欲望的根源。忧心忡忡，欲壑难填，胡思乱想，永不满足，使心神处于无休止的混乱之中，便会严重影响人体各脏腑组织的功能，引起机体气化功能的失调，导致气机紊乱而发病。常言道"知足者常乐"，不要妄想得不到的东西，如不知足，就会产生忧郁、幻想、失望、苦闷等情绪，从而扰乱清静之神。《道德经》曾说："祸莫大过于不知足，咎莫大于欲得"，俗话所谓"妄想一病，神仙难医"。不是没有根据的，而欲清心寡欲，静养心神，就要做到薄名利，禁声色，廉货财，损滋味，除佞妄，去妒忌。《内经》养生学说认为，保养真气，延缓衰老进程，是非常强调精神意志的调摄作用的。《素问·四气调神大论》中的"春三月"的"以使志生"，"夏三月"的"使志无怒"，以及"冬三月"的"使志若伏若匿，若有私意，若已有得"等，都是强调人体意志在四时养生中的主导作用。又如《灵枢·本藏》篇所说："志意和，则精神专直，魂魄不散，悔怒平起，五脏不受邪矣"。如果违反了上述调神的原则，尤其是情志过激，就会导致五脏气机紊乱而发病。因此《内经》强调摄生应当以调摄精神意志为首务。正如《素问·阴阳应象大论》说："是以圣人为无为主事，乐恬淡之能，从欲快志于虚无之守，故寿命无穷，与天地终，此圣人之治身也"。

张琪教授主张，在生活中，保持达观的赴世态度，也有利于静心宁神。古人还认为，要做到心神宁静，须注意闭目定志，因为眼为心灵之窗户，闭目养神有利于心静神凝。如《淮南子》说："人多视则神耗，务须时时闭目以养神"。张景岳《类经·摄生类》说："目者，精神之所注也。心神既朴，则嗜欲不能劳其目，目视不妄，则婬邪焉能惑其心"。张琪教授认为，现实生活中，许多思虑妄念，均是通过眼的视觉而产生的。古人谓不见所敬，使心不乱。因此，闭目制眼与保持心神宁静有着密切的关系。闭目制眼有助于保持心神宁静，而心地洁净纯正，即使目视恶色必不会扰我清静之神。在精神紧张、情绪激动、心身疲劳的情况下，闭目静养片刻，往往能使人心平气和，思绪冷静，精神内守，坦然舒畅，从而达到养精蓄锐、振奋精神的目的。

第三节　现代人的情志养生

情志养生是指从精神上保持良好状态，以保障机体功能的正常发挥，来达到防病健身、延年益寿的目的。现代人的生活节奏加快，竞争压力加大，精神、心理问题增多，给健康带来威胁。

健康是人体质的外部表现，常以不产生疾病作为主要标志来衡量。健康与遗传、环境、生活、工作、营养、卫生等多种因素有关，而与人的情绪密不可分。民间谚语"笑一笑十年少，愁一愁白了头"就形象地揭示了情志因素与健康的关系。祖国医学中多有揭示，人的七情与疾病的产生有着密切的联系。例如，《素问》中"怒伤肝、恐伤肾、思伤脾、忧伤肺"，"暴乐暴喜，始乐后喜，皆伤精气；精气竭绝，形体毁沮"等，就说明情志因素可以导致疾病。又如唐代名医孙思邈的《千金方》中，"嵇康曰：养生有五难，名不去为一难，喜怒不去为二难，声色不去为三难，滋味不绝为四难，神虑精散为五难"，其中也指出调节情志与养生的重要因素之一。

现代医学研究结果表明，七情能直接影响人体内的各种生理活动，不良的情绪状态，会给人的身体健康带来不良的后果。俄罗斯生理学家巴甫洛夫早就指出"一切顽固沉重的忧郁和焦虑，足以给疾病大开方便之门"。国外还有医学研究发现，"一切对人不利的影响中，最能够使人短命夭亡的，就是不好的情绪和恶劣的心情，如忧虑、颓丧、贪求、怯懦、忌妒和憎恨等"。且很多临床观察结果表明，像高血压、心脏病、胃溃疡、支气管哮喘、月经失调、癌症等许多疾病，均与其情绪有着密切的关系。

消极的不良情绪状态，如恐怖、焦虑、愤怒等会使肾上腺素皮质类固醇等内分泌激素增加，因而造成人的心率加快、血管收缩、血压升高、呼吸加深、胃肠蠕动减慢等。这些不良情绪如果持续时间过长或长期受到压抑而得不到疏泄，就会使人的整个心理状态失去平衡，体内生理生化过程就难以恢复正常，久之必然引起疾病。相反，积极的情绪状态则有益于健康。如高兴、愉快、欢乐等都是积极的良好情绪，它能提高人的大脑和整个神经系统的活力，保持肌体内分泌的平衡，使体内各器官系统的活动协调一致，有助于充分发挥整个机体的潜在能力，因此，能使人精力充沛、身体健康。

调摄精神最主要的是快乐，张琪教授的快乐主要源于中医药事业。"当我看到所施治的患者转归痊愈、所指导的研究生和年轻医生的学业及科研与临床日益精进时，其中的愉悦无与伦比"。张琪教授说，"心中喜悦，觉也睡得香甜"。

因为热爱，所以快乐。几十年来，张琪教授从未间断过他所热爱的临床、教学与科研工作。不少人赞叹他年届九旬，仍然思维敏捷，精力充沛。"或许与我多年来勤于用脑并合理调适有关"张琪教授总结道。

闲暇时，张琪教授最喜好的就是读书，尤其古典医籍和医学杂志。"每次阅读都有收获，很有乐趣"，他说，"勤于用脑，劳逸适度，是调整大脑的最好方法"。

常言道："不如意事常八九"，日常生活和工作中，遇到不如意的事，容易使身心也受到不利影响。"注意自我调整，保持精神愉悦和心理平衡，对身体健康至关重要"张琪教授说。

对患者、同仁、朋友和学生，张琪教授均能做到以宽厚仁爱之心处之。遇到不如意的事，他每每自觉调整："从思想上解放自己，淡然处之"。

由此看来，如何保持良好的情志，就成为人们生活中不可忽视的养生问题。

一、保持良好情志的要诀

（1）加强思想修养，用理智代替感情，对人生、对社会持正确态度；正确观察分析客观事物，冷静、稳妥处理各种问题，打消不合现实的想法与要求。

（2）尽快消除不愉快事情的困扰，快乐自己，健康身体。

（3）心胸宽阔，为人宽容、和善，搞好人际关系，创造宽松和谐的环境。

（4）控制自己的情绪，避免狂喜、暴怒，善于用理智驾驭自己的感情；一旦发生急剧反常，应迅速用转移法转移。

（5）积极参与积极的社会活动，散发正能量，调节情感，增进友谊。

（6）坚持身体锻炼。国外谚语云"健康的精神，寓于健康的身体"。只有体格强壮，才会显示出朝气蓬勃、充满活力，易于保持乐观向上的积极情绪。

二、情志养生的原则

（一）要善良

心存善良，"独乐乐不如众乐乐"，就会以他人之乐为乐，乐于扶贫帮困，心中就常有欣慰之感；心存善良，就会与人为善，乐于友好相处，心中就常有愉悦之感；心存善良，就会光明磊落，乐于对人敞开心扉，心中就常有轻松之感。总之，心存善良的人，会始终保持泰然自若的心理状态，这种心理状态能把血液的流量和神经细胞的兴奋度调至最佳状态，从而提高了机体的抗病能力。所以，善良是心理养生不可缺少的高级营养素。

（二）会宽容

人在社会交往中，吃亏、被误解、受委屈的事总是不可避免地要发生。面对这些，最明智的选择是学会宽容。宽容是一种良好的心理品质。它不仅包含着理解和原谅，更显示着气度和胸襟、坚强和力量。一个不会宽容、只知苛求别人的人，其心理往往处于紧张状态，从而导致神经兴奋、血管收缩、血压升高，使心理、生理进入恶性循环。学会宽容就会严于律己，宽以待人，这就等于给自己的心理安上了调节阀。

（三）要乐观

乐观是一种积极向上的性格和心境。它可以激发人的活力和潜力，解决矛盾，逾越困难；而悲观则是一种消极颓废的性格和心境，它使人悲伤、烦恼、痛苦，在困难面前一筹莫展，影响身心健康。

（四）更淡泊

淡泊，即恬淡寡欲，不追求名利。清末张之洞的养生名句："无求便是安心法"；当代著名作家冰心也认为"人到无求品自高"。这说明，淡泊是一种崇高的境界和心态，是对人生追求在深层次上的定位。有了淡泊的心态，就不会在世俗中随波逐流，追逐名利；就不会对身外之物得而大喜，失而大悲；就不会对世事他人牢骚满腹，攀比嫉妒。淡泊的心态使人始终处于平和的状态，保持一颗平常心，一切有损身心健康的因素，都将被击退。平衡随和、淡泊清远、乐观豁达就是张琪教授养生要诀之一。

《灵枢本神》中"智者之养生也，必顺四时，而适寒暑，和喜怒而安居处，节阴阳而调刚柔，如是则僻邪不至，长生久世"。张琪教授总结说，在养生上不要有那么多的禁忌，不要给自己设置那么多条条框框，效法自然，顺时顺势，保持精神愉快，乐观豁达，吃也吃得下，睡也睡得着，心平气和，顺其自然，焉能不健康长寿？天人合一，和谐于己、于人、于世。

张琪教授为人性情平和，如水随形，善利万物而不争；善待自己，更善待他人。淡泊名利，清净高远，具有崇高的追求和高尚的意趣，将省疾诊病奉为第一要务。其以"不求尽如人意，只愿无愧我心"为座右铭，在自心坦荡之余不忘众生，以海纳百川的胸襟，壁立千仞的气度，广施德泽，行仁义之事，俯仰无愧，心无萦纡，是其能荣登寿域之缘由。生活中，他遵养生之法，御守恒有节之术，虽星霜染鬓，但面色红润，精神矍铄，得享鲐背之寿。张琪教授一生最大的乐趣莫过于投身于祖国的医学事业中，乐见病患痊愈、后辈的进步，将已近七十年从医经验毫无保留地传授于人、济世利民，这其中的愉悦无与伦比。心中喜悦，心里踏实，觉也睡得香甜。

顺其自然，形神共养。张琪教授认为，每个人的情况不同，健康的养生办法，应该是从自己的实际情况出发，遵循科学规律，有意识地调摄自己，善待自己，善待他人，快乐地工作与生活，健康就应该属于我们。以德养生，大德必寿。

人们都说，在生活中，张琪教授是个俭朴随和的人，除了中医以外，什么都可以随便。烟酒不沾，饭菜随意，从不进补，也不做专门的疗养。不苛求情调，不附庸风雅，不贪图享受。性格随和，不急不火，很少见盛怒。这也是他健康长寿的重要原因。

三、情志养生方法

（1）创造良好的环境。合理安排日常生活、休息、睡眠、饮食、营养，良好的环境和舒适的感觉有利于身心健康，使之保持最佳的情志心理状态。

（2）对疾病有正确的认识，保持良好的情志状态，解除顾虑，积极配合治疗护理。

（3）根据不同的年龄、性别、病情轻重及性质、病程长短、个性特点等，安排一些有意义的活动，以解除寂寞，振奋情绪，消除紧张，如练气功、打太极拳、做健身操等。保持乐观，培养广泛的兴趣。兴趣和爱好可以扩大生活领域和丰富生活内容，陶冶人的情操，改善人的心理活动，有利于康复。

四、情志养生的禁忌

（1）忌多疑。疑心病者，总以为别人在暗算自己，一言一行都得提防，因此坐立不安，经常失眠。

（2）忌妒忌。妒忌别人的成就，不考虑怎样奋起猛追，却希望别人栽跟头。

（3）忌自卑。觉得自己处处不及旁人，在人前仿佛矮三分。不喜欢和人共事，越来越孤僻，越来越古怪。

（4）忌骄傲。自以为是，老子天下第一。周围的人对他敬而远之，他却自鸣得意。生活空虚，无所寄托，缺少乐趣。

（5）忌急躁。容易发脾气，脸红脖子粗或吵或闹，甚至骂人、打人、毁坏物件，然后心理上得到一种莫名其妙的满足。

（6）忌忧愁。整天生活在忧虑之中，愁容满面，心事重重。

（7）忌过慎。时时提心吊胆，怕说错话，怕做错事，怕得罪人。

（8）忌过悲。一生当中，一些不幸的事常常浮现在眼前，不觉悲从中来。

总之，情志因素是疾病治疗过程中不可忽视的因素。有些疾病，情绪改善了甚至可以不药而愈。保持良好的情志需要患者家属和本人共同努力。人生充满机遇与挑战，求学、就业、交友、恋爱，人际关系纷繁复杂，使我们面临多维的人生选择。面对日益激烈的社会竞争，心里有了越来越重的压力，如果调节不好就有可能形成心理障碍，甚至造成无法挽回的损失，所以情志养生是尤为重要的。过激的情志，可影响体内功能失调，而累及五脏。《内经》有"怒伤肝、喜伤心、思伤脾、忧伤肺、恐伤肾"等理论，所以古今善于保健养生的人，都非常强调怡情悦性，舒畅情志，转变自己错误的思维方式，将心情调节到最佳状态。

五、职场打拼，养生从情志开始

现代社会竞争日益激烈，职场压力、挑战无处不在，要拥有健康的体魄，除了适量的运动还必须进行必要的情志调摄、心理保健，以保障机体功能的正常发挥，防病健身，畅享清新健康快乐的工作、生活。张琪教授每逢出诊，门诊疑难患者一个接一个，连续诊治一坐就是四五个小时，每个病例均要仔细地辨证，同时还要结合病例有针对性地给随诊的研究生进行讲解。语云："不如意事常八九"，在日常生活和工作中，常会遇到不如意的事，这时要调整自己，从思想上解放自己，淡然处之，不为一点忧虑事就耿耿于怀，这会使身心受到不利的影响，生活中，张琪教授少与人发生矛盾，偶有龃龉，张琪教授均能做到以宽厚仁爱之心处之。张琪教授的几部医学专著和临床医案之书相继面世之后，不少同行赞叹其将数十年经验毫无保留地传于人，真是仁者之心。张琪教授则说"中医乃仁术，济世利民之事，是我们老中医义不容辞的职责。其实，限于我自己的水平，只不过沧海之一粟罢了，虽然微不足道，但是，这样做既是传授了他人，自己也感到欣慰，仍然能从中获得喜悦"。

（一）锤炼心性 豁达淡泊

中医学认为：人的喜、怒、忧、思、悲、恐、惊，既是正常的生理反应，又是人体脏腑气血功能的反映。正常的情志反应，身心也会觉得很畅快。适当的情志表达还可调节脏腑气血的平衡和稳定，对保健治病有很好的帮助。

1. 静养心神

在平常的生活中，要锻炼自己的意志，陶冶情操，调摄精神，保持淡泊宁静的状态，神气清净。避免急躁情绪，保持心态平和；善于化解不良情绪，保持无恼怒、无怨恨的情绪；言行思维符合社会道德规范，使自己的心情达到最佳水平；避免生闲气、怨气和闷气，适应社会环境，以平常心对待名誉、地位、利益的得失。没有非分之想，常知足，进退有节，形体就不易衰惫，精神也不易耗散，从而得到平静、愉快的生活。

2. 置身事外

在逆境中人容易烦闷、忧愁、沮丧。学会转移情志，陶冶性情；听听抒情的音乐，观赏一场喜剧，看看青山绿水，暂时能忘却忧愁，精神振奋。在逆境，要做到静神少虑、处世豁达、谦让和善，不为琐事劳神，不患得患失，保持精神畅达乐观，更应有为有守。

3. 顺应环境

顺应自然规律、社会环境，实现精神意志的自我调控，养心与养德相结合。不自负太高，有自知之明；不贪欲过多，知足常乐；不做昧心欺人之事，心境安定平静；不怨天尤人自寻烦恼，更不惊慌恐惧；心境高远，不谋私利；闹中取静，淡泊名利，摆脱世俗的烦恼。

（二）自我调节　融入社会

1. 加强自我情志调节

学会自我情志调适，做到心理健康。保持浓厚的学习兴趣和求知欲望素质，更好地适应社会发展的需要。保持乐观的情绪和良好的心境，对未来充满信心和希望，当遇到悲伤和忧愁的事情要学会自我调节，适度地表达和控制情绪，做到胜不骄、败不馁、喜不狂、忧不绝。保持和谐的人际关系，乐于与心理健康的人交往，用理解、宽容、友谊、信任和尊重的态度与人和睦相处，有社会责任，培养遵守纪律和社会道德规范的习惯。增强心理适应能力，与他人同心协力、合作共事，与集体保持协调的关系，保证心理健康发展，保持良好的环境适应能力。

2. 培养良好的人格

首先，应该正确认识自我，培养悦纳自我的态度，扬长避短，不断完善自己。其次，应该提高对挫折的承受能力，对挫折有正确的认识，在挫折面前不惊慌失措，采取理智的应付方法，化消极因素为积极因素。挫折承受能力的高低与个人的思想境界、对挫折的主观判断、挫折体验等有关。提高挫折承受能力应努力提高自身的思想境界，树立科学的人生观，积极参加各类实践活动，丰富人生经验。无论在什么情况下都应保持统一的人格，做到自信而不狂妄，热情、坚韧而不固执，礼貌而不虚伪，灵活、勇敢而不鲁莽，既有坚持到底的精神，又不顽固执拗，始终保持坚强的意志、诚实正直的作风，以及谦虚、开朗的性格。

3. 养成科学的生活方式

生活方式对心理健康的影响已为科学研究所证明。健康的生活方式指生活有规律、劳逸结合、科学用脑、坚持体育锻炼、少饮酒、不吸烟、讲究卫生等，使生活有规律。要勤用脑，使思维、记忆能力不减退。

4. 积极参加业余活动，发展社会交往

丰富多彩的业余活动不仅丰富了生活，而且为健康发展提供了活动机会。应培养多种兴趣，发展业余爱好，通过参加各种活动，发挥潜能，振奋精神，缓解紧张，维护身心健康。通过社会交往才能实现思想交流和信息资料共享。发展社会交往可以不断地丰富和激活人们的内心世界，有利于心理保健。

5. 求助心理老师或心理咨询机构，获得心理咨询知识

心理老师具备了较雄厚的理论功底和生活实践经验，对我们所面临的心理问题具有良好的解答方式和处理技巧，所以在必要时可以求助于有丰富经验的心理咨询医生或长期从事心理咨询的专业人员和心理老师。通过心理咨询，从而为自己创设一个良好的社会心理环境和条件，提高精神生活质量和心理效能水平，以减少心理障碍，防止精神疾病，保障心理健康。

总之，只有健康的情志和健康的身体相结合，加之其他积极因素的相互作用，才能审时度势，顺时而上，培养乐观豁达的个性，更会获得美好的人生体验。

第四节　老年人的情志养生

张琪教授认为，现代化生产、生活使人的生活节奏加快，人在适应的过程中会经常违背自然规律而忽视养生与保健，各种精神不适症高发。"富贵病"高发，这需要全社会尤其是老年人自己来克服。解决的渠道不外三个方面：精神平衡，身体平衡，饮食平衡。古往今来，人们发现一些健康的业余爱好，不但能使生活丰富多彩，增添情趣，而且还能陶冶情操，防病治病，延缓衰老，达到延年益寿目的。研究证明，诸如书法、绘画、吟诗、抚琴、弈棋、钓鱼等业余爱好，能起到调整劳逸的作用，有益于改善大脑的功能和调节机体的免疫机制，能更好地调节植物性神经系统，有利于内分泌腺体的正常分泌，还能促进细胞分裂，使人体的新陈代谢保持在旺盛的状态。这样，就可大大延缓组织器官的衰老。中医认为百病都源于"七情六欲"，即人的健康与精神面貌息息相关。因此张琪认为，要根据老年人特有的生理、心理特点来调整精神状态，做到乐观豁达、心安少欲，因此要继续追求适合自身状况的志趣，做到有所寄托而使大脑始终处于良好功能状态，这样才能心态平衡而增强免疫功能，就不会受到疾病的侵害。

历史上的长寿者，几乎都有着某一项健康的嗜好。如清代乾隆皇帝，终年八十九岁，是我国历代封建帝王中长寿者之一。其所以长寿，和他情趣多样的爱好有着很大的关系。乾隆爱读书、作诗、旅游、绘画、藏画，还极喜欢听戏、观灯、看杂技，还时常自己编戏演戏。所以，年近九十仍体质强、精神固、神智清。其他，如书法家（包括画家）都较长寿，著名的颜、柳、欧、赵四大书法家，无一不是年过古稀的。其他书法家年过古稀的也屡见不鲜。近代书法家苏局仙，年过百龄仍然挥毫疾书，画家齐白石、张大千都活了八九十岁。国医大师张琪克绍箕裘，踵武赓续，深谙养生之道，最爱听京剧、音乐、看电影和好看的文娱节目，累的时候，听一段京剧或看一段电视剧，立刻神清气爽，精力倍增。多年来，他将中医养生理念自然融入日常生活，虽已近期颐之年，仍鹤发童颜、心康体健。

益于老年人的情志养生的业余活动介绍如下。

一、书　　法

张琪教授指出，许多书法家都感到，作书临帖，端坐凝神，专心致志，百念不生，呼吸匀称，双目聚神，犹如气功、太极拳主屏气呼吸，加快周身血液，促进新陈代谢。书法是一种高尚的艺术享受，人们不仅可以从书法艺术中吸取精神食粮，陶冶人的性情，排除心中的忧虑和烦恼。更主要的是，写字必须集中精力，灵活运动全身气力，通过笔端输送到字里行间去，就会自然地通融全身的气血，使体内各部分机能得到调整，使大脑神经的兴奋与抑制达平衡，使手臂及腰部肌肉得到锻炼，促进了血液循环和新陈代谢，疾病也由此潜移默化。人们一致公认书法家的寿命比一般人长寿原因也就在这里。另外，书法对于治疗神经衰弱、精神委靡、手臂发麻、腰痛背酸，甚至动脉硬化等慢性疾病也具有明显的治疗效果。书法能达到精神调养的目的。对心情、姿势、执笔方式等基本的要求：第一，书写时要从从容容、心情舒畅和意气平和，不要在心慌意乱中勉强从事；第二，要精神集中，不用力太过，气要调畅，筋骨要放松；第三，身体要坐正，要含胸而不驼背，不能伏案而写；第四，笔要拿稳，但不能过急，要轻松自如，运转灵活。

二、绘　　画

绘画如同书法，讲究心平气和，意力并用，方能成功。由于绘画时必须精力集中、排除杂念，故能使人的情绪处于平衡，起到调节作用。绘画还有体力活动，画大幅、写大幅还要站着，手、臂、肩、腰、腿都有运动，但不剧烈，还要动脑子，也不剧烈，好比脑力柔软体操。同时还要凝神、运气、动作与呼吸配合、起落与开合相应，一动一静，一呼一吸，把人带入美的境界和美的创造中去，颐养身心，锻炼体魄，美化心灵。

三、吟　　诗

张琪教授认为，诗是作者内心真情实感的艺术表现，故古人历来有"诗言志"之说。"止怒莫若诗"，假如你的性情比较暴躁，比较容易发怒，那就去学诗。从传统文化的角度来讲，中国是一个诗歌大国，很多古人都会写诗。不一定要求现代人非要学会写诗，但是最起码要会读诗，人一定要受教育，懂人情，通过读诗，来放松自己的心情。吟诗，尤其是吟旧体诗，讲究平仄声调，其音抑扬顿挫，能使人情怀振奋，心旷神怡，把人的精神引入美妙无比的境界和空荡无际的漫游世界。经常吟诗，人的感情得到抒发，精神就为之调养，自然有益于健康与长寿。

四、听　音　乐

张琪教授认为"去忧莫若乐"，即去除烦忧一定要懂音乐。因为只有音乐可以作用于神明，而且古代所有的诗都是可以吟诵、有音律的，所以它就能够放松人们的心情。传统文化认为五脏都对应着五音和五声，一个人发出什么样的声音来，就会说明他内在是一种什么反映，所以人要去学音乐，然后安静地去欣赏。抚琴或者演奏其他乐器，需要排除杂念，聚精会神，身心并用。演奏之中，悦耳动听的音乐，使人感情处于柔和与平稳之中，情绪为之抒发，性情为之陶冶与升华。爱玩乐器的人，大多性格平和，性情平稳。北宋文学家欧阳修，曾患忧郁症，退职在家，治疗无效，后来，他向友人学琴，久而乐之，居然不知其疾之在体也。其朋友杨植，屡试不中，情绪消沉，精神抑郁，欧阳修热情地送给他一张琴，劝慰他抚琴来寄托情怀，排解愁绪，康复身体。

五、钓　　鱼

钓鱼在我国有悠久的历史，我国早在远古时就有鱼钓的活动。相传，辅佐周文王打天下的姜子牙曾垂钓于渭水之边，至今陕西省宝鸡市东甫的蹯溪，还留有传世的莹手牙钓鱼的遗迹。东汉有个严子陵，不愿为官，宁愿隐居垂钓于富春江，为人们所敬仰，明代医药学家李时珍认为，垂钓能解除"心脾燥热"，显然有益于情绪的平稳。张琪教授认为，由于钓鱼一般都在野外，秀丽的自然风光，新鲜的室外空气，加上垂钓时悠然自得的消闲，这一切都有益于性情的陶冶、精神的调养与身心的健康。

六、下　　棋

业余时间弈棋对局，可增加生活情趣，有益于性情的调节。面对楚河汉界，难免要动动脑筋，故弈棋对于开宜智力，尤其是老年人防止智力衰退颇有好处。但张琪教授指出弈棋不可过瘾，以致废寝忘食，反而有损于身心健康，特别是老年人，要注意以下几点，不要饭后弈棋，应稍事休息，以使食物消化吸收，如果饭后立即下棋，紧张地开动脑筋，必然使许多血液流向大脑，减少了消化道的供血，可导致消化不良和肠胃病；不要时间过长的下棋，如果下棋一坐半天、一天，会使下肢静脉血回流不畅，出现下肢麻木、疼痛、浮肿等症状。所以，下棋一个小时左右，应适当活动，如散散步等，不要情绪波动。老年人血管弹性低，有的患有动脉硬化、高血压、冠心病，过分紧张、兴奋、恼怒，可刺激激体内交感神经，使心跳加快、血压升高，易诱发中风、心绞痛、心肌梗死，甚至发生猝死。所以下棋应心平气和，不能计较得失。不要挑灯夜战，老年人生理机能减退，容易疲劳，且不易恢复，应保持较长的睡眠时间，如果挑灯夜战，减少睡眠时间，就会发生头昏、眼花、精神疲乏等症状，身体抵抗力下降，疾病容易发生。

第五节　常见疾病的情志养生

疾病会给人以痛苦、以烦恼、以恐惧等负面情绪，但却是每个人所难完全避免的，而"神为一身之主宰"，精神状况直接影响着脏腑机能、气血运行，因而也就对正气的盛衰有重要的影响。张琪教授指出，精神调养最重要的是要保持意志坚强，悲观消极的思想会使神气衰弱、脏腑机能衰退，降低正气抵抗邪气的能力。而乐观豁达、无所畏惧、积极主动的态度则使神气旺盛、提高脏腑机能，促进气血运行，从而提高正气抵抗邪气的能力，具有长养正气的作用。所以病后养生的第一要求就是要树立战胜疾病的信心，保持乐观、积极的养生抗病态度。其次，七情调节，情志的变化可以影响气血的运行。在疾病状态下往往存在阴阳失调、脏腑失和、气血不宁或瘀血、痰浊内停的情况。大怒则气血逆乱，过喜则神气松懈，忧愁思虑则气血结聚，悲伤则气机消沉，恐惧则神气涣散，都会加重疾病，甚至由于触动瘀血、痰浊等而引起新的疾病，所以病后尤注意情志的调整。下面是几种常见疾病的情志养生。

一、癌　症

癌症是严重危害人类健康的疾病，发病率呈日渐上升趋势。由于至今尚无有效的根治方法，它给人们所带来痛苦和死亡的恐惧，是不难理解的。其实，癌症像其他疾病一样，人们并非对其无能为力，随着医学技术的发展，癌症的治疗也取得了越来越好的效果。更值得注意的是张琪教授指出，癌症患者的积极主动参与和配合，对克服病魔、延长寿命、改善生存质量有着尤其重要的意义，因此对癌症患者的情志养生尤为重要。癌症患者，尤其在诊断初期，大多存在悲观、恐惧的心理，造成意志消沉、精神不振。部分患者不能正确对待，不善于调整情绪，未能鼓起勇气、振奋精神，造成神气涣散，脏腑衰退，气血不畅，抗病能力下降。这部分患者病情进展迅速，生活质量严重下降，寿命也明显缩短。而另一些患者，能够正确对待疾病，以"既来之则置之"的平常心理，积极配合治疗，并以乐观积极的情绪继续投入生活，主动从生活中寻找乐趣，不把自己的病情放在心上，始终以旺盛的精神状态去工作、生活、娱乐，这样，神气安定，精神内守，脏腑协调，气血旺盛，能充分调动全身正气抵抗病邪，而且能有效地配合治疗，减轻对治疗措施的恐惧和反感，减轻治疗措施可能带来的痛苦，从而保证了生活质量，寿命也得到了延长，甚至癌症也奇迹般地痊愈了。张琪教授认为，癌症患者的精神状态对减轻病情、改善生存质量、延长寿命至关重要。

如上所述，癌症患者的情志调节，首要的是要保持平常心情，树立战胜疾病的信心，保持生活的兴趣，积极主动地投入生活和配合治疗。其次，是要调节情志活功，也就是喜、怒、忧、思、悲、恐、惊七情。这些情志活动的变化过度就会影响气血运行和脏腑机能，适当的节制是有必要的。经常参与各种娱乐活动，如歌唱、舞蹈、游戏等，忘记病痛，感受生活乐趣。通过与病友交流经验和感受，相互鼓励，树立信心，还可以通过阅读、散步、游览等各种活动开阔胸怀、培养乐现豁达的精神，这些都有助于保持心神平静、气血平和。不为外界的干扰、烦恼所动，自己的情绪活动就不至于激烈和持续。

二、心血管疾病

心血管疾病是威胁人类生命健康的常见病和多发病，其发病率呈不断上升趋势，包括高血压、心脏病、动脉粥样硬化等。患者的日常生活和工作能力受到疾病的限制，日常生活及劳动的失当可能加重病情或诱发症状，患者为此产生不安和焦虑。由于精神紧张和不当日常生活的调养方法，往往影响了疾病的治疗效果。

中医学认为，心主血，与脉相合，主神智，本病除了主要与心有关外，与肝、脾、肾、肺等都有十分密切的关系。心血管疾病的日常保养要从脏腑、气血保养的整体来考虑。心血管系统又称循环系统，负责血液在全身的循环，精神、神经系统活动对其具有重要和显著的调节作用，也是最主要的调节因素。张琪教授认为，情志活动对脏腑机能和气血运行具有重要影响，七情太过或持续时间过久会引起脏腑失和、气血逆乱，对患心血管疾病的患者是不利的，如恼怒气逆，可引起心跳加快，血压升高，心脏负荷加重，有可能诱发脑出血、心绞痛、心肌梗死、心力衰竭等，是高血压、心脏病患者所应避免的。思虑过度、忧愁不解，引起气机郁滞，脾胃功能下降，食欲不振，饮食减少，运化无力，气血化生不足，心失所养，可以加重冠心病且心功能不全，使心绞痛、心律失常频繁发作，高血压不易控制，悲伤不已，肺气受伤，宣肃失司，气血运行不畅，也可加重心脏病，恐惧伤肾，心肾不交，心神不宁，可使心律失常加重等。故而，张琪教授指出，心血管疾病患者的精神调养主要的是要调节情绪活动，保持心神宁静，气血平和，容易引起情绪激动的文艺演出、影视作品、体育竞赛等亦应在意避免和控制。此外，也不能丧失信心，处处小心谨慎、过分的担心是不必要的。患病之后患者的活动能力并非完全受到限制，每个患者，每种疾病，在不同的病情下，单是有一定范围内的安全性，要有信心，适当的活动可以促进气血流通，对心血管疾病的康复也是有益的。

三、胃肠疾病

胃肠疾病是指影响消化吸收的胃、小肠、大肠等的器质性及功能性疾病，表现为食欲不振、恶心、呕吐、腹痛、腹胀、腹泻、便秘、消瘦等，中医学中属于脾胃病，其病因与外感六淫、快食不节（不洁）、情志失常及久病不愈或年老体弱等因素有关。某些药物应用不当或过久也可损伤脾胃，引起胃肠疾病。张琪教授认为，由于影响脾胃导致其疾病的因素比较多，故日常生活不注意保养就会影响此类疾病的康复。

情志因素对胃肠疾病有重要影响，事实上精神因素是许多胃肠疾病的重要诱因之一，如胃溃疡、十二指肠溃疡等。在中医学里，肝主疏泄，属木；胆主运化，属土。木克土，就是肝病可以伤及脾胃，引起脾胃运化障碍。胃肠疾病患者大多存在脾胃虚弱，也容易受肝木的克伐。而情志的异常变化首先影响肝的疏泄功能，进而损伤脾胃，如怒伤肝，使肝气横逆，克战脾土，使胃肠疾病病情加重。心情抑郁，肝气不好，肝郁气滞，也可影响脾胃的升降功能影响康复。此外思伤脾，思虑过度，可引起气机郁结，影响脾胃的升降运化功能。所以，胃肠疾病患者的情志调节也是重要的。张琪教授指出，只有保持情绪稳定和乐观豁达，才能维持气机升降畅达，促进疾病康复。

四、神经衰弱

神经衰弱是指在社会的、生理的、心理的等多方面因素影响下，引起神经调节等功能衰退的一类精神性疾病和功能性疾病，属于情志病范畴。这类疾病的主要表现有精神疲乏，脑力衰退，注意力难以集中，记忆力下降，工作、学习不能持久，效率减低，失眠，精神兴奋，情绪多变，疲劳困倦，心慌不宁，多汗怕风等许多精神异常和身体不适。患者对自己和周围的事情是清楚的，这与精神分裂症等精神疾病有很大不同。这些不适也可以出现在一些既无身体疾病，又不具备神经衰弱特征的亚健康状态的人身上，许多人也被误认为是神经衰弱。所有这些真正的与类似的神经衰弱患者在人群中的比例是很大的。它不仅使人感觉痛苦，也影响了人们的工作能力和生活方式。事实上，这类疾病的发生及其难以痊愈也与工作、生活的压力失于调养有着密切的关系。所以神经衰弱患者，以及那些类似该病的"患者"注意自身调养是很有意义的。

情志因素对该病的发生、迁延和康复都有很大的影响，因此，张琪教授认为，精神调养对此类疾病来说是首要的养生方法。许多患者不清楚自己得的是什么病，不能正确对待身体的不适和心理上存在的问题。怀疑自己是不是得了精神病，或者怀疑自己得了什么不治之症，整日惶惶不安，焦躁不宁，郁郁寡欢，或抑被误认为是神经衰弱。这样会进一步加重病情，使精神更加紧张，头痛、健忘、失眠、厌食、多汗、月经不调等症状更明显。

现代医学认为这类疾病的病因主要有三个方面，即心理素质的缺陷是疾病的基础，精神刺激和心理压力是得病的诱因，身体疾病或疲劳、营养不良等会促进该病的发生。中医学把此类疾病归为"脏躁"、"郁证"、"惊悸"、"不寐"等范畴，其病因主要为情志抑郁、思虑劳倦和久病耗损引起阴阳失调、气血亏虚、心神失养、痰气郁结、心脾两亏等。所以此类疾病的调养主要从精神、起居、饮食、药物等方面进行。首先要对神经衰弱的性质、病因、结果等有个正确的认识，使自己精神放松，树立信心，主动地配合治疗。

神经衰弱只是一种精神性和功能性的疾病，不是身体器官得了什么病，或是长了什么东西，也不同于人们通常所说的"精神病"、"躁狂症"、"精神分裂症"。这类患者意识是清楚的，明白周围发生的事和自己应该做什么反应。一般不会严重影响工作和生活。得病的原因是在自身存在性格缺陷心理素质不良的基础上，由于突然的或长期的心理压力、精神紧张，引起神经调节能力下降，使适应社会和自然环境的能力下降，从而产生身体的不适和精神上的异常，并不会引起严重的意识障碍或身体疾病，经过适当的治疗和调养，病情会得到控制，逐渐减轻，甚至痊愈。所以过于担心、焦虑等都是不必要的，张琪教授指出，应该树立痊愈的信心，积极配合治疗和注意日常调养，促进康复。

神经衰弱患者情绪容易波动，心情紧张、烦恼、焦虑，其原因是心中存在矛盾冲突，自我要求过高而对自己的能力感到悲观。因此，要注意从情志养生方面入手，在业余时间强迫自己放松，把工作、学习等各种使自己感到紧张和压力的事情丢下，鼓励自己去参与各种娱乐活动。心情好的时候可以与其他人，包括陌生人和熟人一起活动，如跳舞、唱歌等。心情不好的时候，可以独自或与自己喜欢的人一起读书、写字、听音乐、赏花、观鱼、作画、下棋等。在遇到人际关系发生问题的时候，要学会克制自己，尽量避免冲突，适当的回避也是可以的。最重要的是要保持心情的轻松和安定，开导自己，通过读书、娱乐等活动转变自己的思想。鼓励自己与人交流思想，与朋友沟通，要虚心接受朋友的意见及建议，与别人发生矛盾，也要冷静处理。认清自己的缺点和弱点，适当加以纠正和改进。也要相信自己的能力，有些事情不必马上去做，可以待自己身体和情绪愉快的时候去做，对做过的事情无论好坏都不要过分去想。总之，张琪教授指出，要学会情志养生，调整精神和情绪，使心情放松，精神愉快，就能加快病情的康复。

五、脑 血 管 病

脑血管病包括出血性脑血管病、缺血性脑血管病和其他如脑动脉硬化及各种脑动脉炎等脑血管疾病。缺血性脑血管病是脑血栓、脑栓塞等疾病的统称。这类疾病常突然发病，骤然间出现肢体运动和感觉障碍、语言障碍、咀嚼吞咽障碍，甚至精神意识障碍。发病前常无明显的预兆，给患者和家属带来突然的痛苦，除了四处求医之外，常常手足无措。事实上，患病之后，尤其在发病后数月，医生的治疗常难取得明显的效果，这时对患者的保养还有多方面的工作要做，患者和家属都是大有可为的，一方面是为了尽可能地恢复各种功能，或改善其生活能力，另一方面则是为了预防复发，因为这类疾病常有复发趋势，每次复发常会使患者的功能障碍加重一步。

脑血管疾病的发病，中医称为"中风"或"半身不遂"等。患者可以表现为一侧肢体麻木无力、运动失灵、疼痛肿胀，言语困难、咀嚼无力、吞咽呛咳、口角歪斜。久病后还可出现记忆力下降，哭笑无常和痴呆。这类疾病的发病原因与高血压、高血脂、动脉硬化和血液黏滞度增加等关系密切。

中医学认为此病的病因为本虚标实，即肝肾阴虚或气虚为本，风、火、痰、瘀为标，发病机制或为肝肾阴虚，肝风内动或肝阳化火，风火相煽，夹痰蒙蔽清窍为此病；或瘀阻脉络，血行不畅也可发为此病。既病之后的主要问题瘀阻脉络，气血不通，而肝肾阴虚、气虚、瘀血、痰浊等因素存在。脑血管病患者的养生就要根据患病后的病理特点和可能引起复发的诱因来进行，避害就利，以防止复发，促进康复。

张琪教授指出，脑血管疾病患者情志养生的关键仍是保持精神稳定，心神安宁，心神安定才能保持气血平和。首先应避免心情急躁，气恼发怒，怒则气上，气上则血上涌，清窍不宁，则会出现头痛头晕，甚至疾病复发。其次，应保持心情舒畅，如果患病以后因为疾病给自己精神或为生活琐事而气恼、郁闷，引起气机郁结，郁火内生，导致心火亢盛，心肾不交或肝火上扰，肝阳上亢，或痰浊内生，气血瘀结，也会引起疾病复发。再次，如果为自己的处境感到悲观失望，对生活失去兴趣，不思饮食，倦懒少动，使神气衰弱，气血运行迟缓，瘀血阻滞，也可诱发疾病。个别患者过于悲观失望，甚至产生自杀的念头，那更是大可不必的。家属要对患者的心情给予充分理解，生活上要尽力帮助和关怀，要经常开导和劝慰，培养和保持患者的生活信念。张琪教授指出，脑血管疾病患者要保持精神轻松，根据自身能力和家庭情况，通过阅读文学作品、欣赏音乐或美术之类艺术作品等各种力所能及又愉悦心神的活动，开阔胸怀，达到心神宁静、气血平和的目的，才有助于防止复发和促进康复。

第二章 和畅气血 颐养天年

第一节 气血与养生

中医认为气血乃人体进行物质交换的载体，是脏腑、经络等组织进行活动的物质基础，是维持生命过程的最基本物质。狭义之气是指构成人体基本物质中比较具有活力、能促进机体功能活动的部分；血，即血液，是通过遍布周身的经络对全身各器官起滋养、濡润作用的物质。气血周而复始的巡行于全身，一为人体各器官提供营养；二则将人体功能活动的产物传运至其他器官。张琪教授认为，人体生、长、壮、老、已的生命历程，亦为气血由弱转强、由盛转衰的过程；疾病发生、发展、转归的全过程也伴随着气血的变化。

中医将气分类为元气、宗气和卫气。元气是由肾精转化而来，具有激发和推动脏腑功能活动的作用，使生命活动生生不息，促进人体的生长发育，促进血液的化生；宗气是由水谷精微之气（营气）与自然界清气结合而成，是人体之气的主要部分，贯心脉而行气血，具有营养全身器官和促进脏腑活动，推动血液与体内水液运行及排出各种代谢产物的作用；卫气具有温煦肌表、固密肌腠皮肤、抵御外邪侵袭和温暖经脉、保障血液循环的作用。这三种气不是孤立截然分开的，而是相互联系、相互转化的，气还具有固摄作用，所谓固摄作用，是维系脏腑器官保持其正常的位置和相互联结。另外，气对血液、津液等具有固守、防止流失的作用。如气统摄血液，使之在经络中运行而不逸出脉外；固摄汗液、唾液、泪液、胃液、肠液、乳汁、尿液等，控制和调节其分泌和排泄，防止其无故流失，固摄肾精，防止遗泄滑脱等。呼吸运动吸取自然界的清气，吐出体内代谢后的浊气，吸入的清气与营气结合成为人体之气。此三者有机地结合而生成人体之气，为人体的正常功能活动提供能量。

血的来源有二，一是肾精转化为血，一方面肾精可以直接转化为血，是血的原始来源；另一方面肾主骨生髓，髓是肾精所生，髓生血，因而说肾精可转化为血，二是脾胃化生血，把从食物吸收来的水谷精微转化为营气，传入经脉之中，经过心脉的气化而成为红色的血液，这是血的最主要来源。血的功能有两方面，一是营养功能，二是运载功能。营养功能就是为脏腑器官的功能活动提供物质基础，人的各种活动都要消耗血液，如"肝受血而能视，足受血而能步，掌受血而能握。指受血而能摄"；精神活动也要以血为物质基础，血的亏虚或运行失常就会影响各种精神活动，如引起思维迟钝、记忆下降，烦躁不宁等；对于女性，血还是产生月经、养育胎儿、分泌乳汁的物质基础。运载功能，如由脾胃吸收水分化生的津液，在血液的运载下循环全身，对关节、胃肠、肺、气管、口鼻、耳目等器官起濡润作用；脾胃吸收的精微物质经进一步萃取精华，由血液输送而充养肾精；血的循环运行还具有载气布达周身的作用。

张琪教授认为，气血是不断运行的，气血的运行既是脏腑功能活动的表现和结果，也是脏腑进行功能活动的前提和条件。气血的运行，气占主导地位。气的运行机制称为气机，气的运行形式最基本的就是升、降、出、入。升降出入是人体脏腑器官功能活动的基本形式，也是生命活动的基本标志。"升降出入，无器不有"，"出入废则神机灭，升降息则气立孤危"。如肺脏吸入空气，呼出废气，是一入一出，肺主宣发，敷布津液，如雾似露滋润全身，而其又主肃降，通调水道，使代谢后的水液下流于膀胱，则又一升一降。胃主受纳，饮食入于口，归于胃，经过消化，营养成分被吸收。上输于脾，由脾运化升清，剩余的糟粕下传小肠，其中既有一入一出，又有一升一降。

张琪教授指出，气的升降出入运动推动着脏腑功能活动的进行，气不足则脏腑功能下降。如脾气不足，运化不利，胃肠吸收的水谷精微得不到运化而归入大肠，就会发生泻泄；胃气不足则传化无力，消化吸收后的食物残渣不能下传，就会引起胃脘胀满等。气的升降出入运动还推动着血液、水液和各种代谢产物的运行。气虚则推动无力，就会引起血液瘀滞、水液内停，代谢产物就无力排出。反过来气的升降出入是否有序，是否能够顺利进行，也受着脏腑功能的影响。如肺主气，主宣发、肃降，是体内气的运行的主导器官。肝主疏泄、条达，是保障气机协调、畅达的器官。脾胃同处中焦，是气机升降的枢纽，脾主升清，胃主降浊，脾胃气虚，运化无力则气不升，传化无力则气不降，造成气机停滞，中焦阻塞，会影响全身气机的升降出入，瘀血、痰浊、水湿都是代谢产物或病理产物，停滞、积存于体内部会阻塞水道和气机，而影响气血的运行。尿液和粪便的排泄靠气的推动，反过来也影响气的升降和出入，同样会阻塞气机。

血的运行要在经脉血管中循行全身，环流不休，这是脏腑经络共同作用的结果，心主血脉，是血液运行的主要动力；肺主气，朝会百脉，在肺的宣肃作用下。血液得以沿脉络循行周身，无处不到；脾主统血，保持血液在脉络之中运行而不逸出脉外。肝藏血，主疏泄，一方面具有根据人体所需调整循环血量的作用；一方面通过疏泄条达，保持气血运行的畅达有序。

张琪教授指出，气与血都是人体的营养物质，是脏腑功能活动的物质基础和动力，两者既有区别，又相互依存，相互为用。相对而言，气属阳，血属阴。气能促进血液的化生，推动血液的运行，还可统摄血液，使之保持在脉络之中运行；反过来，血又是气的载体。气与血相互依存，相辅相成，共同维持着机体功能的正常进行。

气血是生命的基本物质。《素问·调经论》云："人之所有者，血与气耳"，气血是生命的基本物质，营运于全身，各有自身的运行方式、功能特点，两者又密切相关，可分不可离，又是脏腑功能活动的体现及脏腑之间关系的基础。气血环周不息、运行不止的特点则体现了生命最基本的特征。

气血是构成人体和维持人体生命活动的基本物质。其中，气是不断运动的活力很强的精微物质，其性属阳，主动，主温煦；血是循行于脉中的红色液态样物质，其性属阴，主静，主濡养。

气血构成人体的最基本的精微物质，又有推动、激发、滋养、濡润脏腑等功能，也是产生人类特有的高级精神思维活动的物质基础，故《素问·八正神明》曰："血气者，人之神"。气血化生、运行各有自己的规律，是一个独立的系统。气血的运动方式为升、降、出、入，气血流行不止，环周不休，气动血静，气血的运动是以气为主导的，血在气的推动下与气相伴而行。

根据中医气血理论，张琪教授总结多年从医经验，认为气血养生要注意两点，即保持气血的充盛和保持其良好的运行。

一、保持气血的充盛

气血是人体生命活动的重要物质基础，如果不注重保养气血，就会引起脏腑功能衰弱，必然影响身体的健康和寿命。气血不足的原因，一是气血来源不够；二是耗伤太多。所以脾胃差或长期节食就会引起气血不足；气血耗伤的多，会出现气血不足，耗伤气血的原因是多方面的，如过于劳累可以伤气，殚精竭虑就会耗血，饥饱无度损伤脾胃，房事不节或早婚早育会损耗精血等。可以说生活失于节制，超过人身所能适应的限度，就会损耗气血、造成气血的亏虚，而由于年老、久病、大病、劳累等原因造成气血亏虚时，就应通过饮食调养和药物培补等调摄方法使之恢复，以保持身体健康。张琪教授认为，健康的标准就是气血充足。气血充足人体的脏器才可能正常运行，否则，气血不足就容易疲劳、乏力、抵抗力下降，就会出现"亚健康"状态。日积月累，各脏器由于供血不足，各种疾病都会跟随而至。心脏供血不足就会心慌、气短、胸闷，这时，心脏特别"想休息"，就出现了间歇，心跳的次数就会越来越慢，甚则心痛，当缺血症状进一步加重，血管不能充盈，就会造成闭塞，心肌梗死，最后危及生命。大脑供血不足，轻者头晕、记忆力下降，重者因远端末梢的血管得不到充足的血液而干瘪、闭塞，继而出现脑缺血、脑梗死，日久，脑萎缩、阿尔茨海默病也开始发生。肝脏供血不足会形成脂肪肝；或者堆积在血管里形成高血脂。肾脏也是一样，供血不足，身体内的各种毒素肯定就不能及时排到体外，就容易引起尿酸、尿素过高。胰腺也是一样，供血不足，糖不能被正常代谢，多余的糖就存留在血管里，血糖自然增高了。气血决定抗病能力，气血不足必然导致风寒内侵，疾病来袭。补足气血从健脾开始，温中健脾，益气健脾，燥湿健脾，健脾养胃，健脾开胃，疏肝健脾。

二、保持气血的良好运行

张琪教授指出，气血协调有序的运行是保证脏腑功能协调一致的基础，气机运行失调必然引起疾病的发生。引起气血运行障碍的原因也是多方面的，如情绪不调，大怒可使气机逆乱，忧思可使气机结滞，过喜则使气机涣散，过悲可使气机消沉、运行迟缓，大恐可使气机下陷，大惊可使气机紊乱。又如过食寒凉或着凉，都可使气血凝滞，引起胃痛、腰痛、痛经、关节痛等；饥饱无度，损伤脾胃，造成积食内停，可影响气机升降，造成食欲不振、腹胀腹泻等疾病；过食肥甘厚味，超过人体所需就会蕴湿生痰，阻于脏腑经络，引起气血运行失畅，可导致高血压、心脑血管疾病、咳嗽气喘等疾病；好逸恶劳、不爱运动，可使气血运行迟滞等。保持气血良好运行，就要避免这些可影响气血运行的各种因素。为了生命健康和长寿，应从生活的一切方面入手，注重保养气血，保持气血的充盛和良好运行。张琪教授指出，调和气血是指通过各种手段改变气血失调的状态，恢复其充盈、流通的正常状态，从而达到脏腑功能协调一致，是治疗一切疾病必须遵循的原则，是治疗一切疾病和养生保健的核心内容。

第二节　气血失调的养生

气血失调则机体动力不足或体内垃圾堆积，气血失调主要表现为气虚、气郁、血虚、血瘀等，而由于气血相生相随，故而常常气血同病。张琪教授认为，不同的气血失调表现，其养生方法也各有侧重。

一、气　虚

气虚主要表现：脾肺功能低下，气虚和阳虚比较相近，但是又各有特点。阳虚以阳气虚、热量不够，畏寒怕冷为主；而气虚虽然有阳虚倾向，但是最主要是反映在脾肺功能低下，"脾是生气之源"、"肺是主气之枢"，脾肺相均不足就会气虚。气虚的人说话语声低怯，呼吸气息轻浅。肺主皮毛，如果肺气虚，人对环境的适应能力差，遇到气候变化、季节转换很容易感冒。冬天怕冷，容易受寒，夏天怕热，容易伤暑。脾气虚主要表现为胃欠佳，常腹胀；大便困难，也有的人胃强脾弱，能食同时又食后腹胀明显，容易疲乏无力。这是脾虚难化。脾虚常见面色萎黄，口唇色淡，因为脾虚气血化源不足，面色就会发黄、缺乏血色。脾主肌肉和四肢，脾气虚，四肢肌肉就松软无力。气虚无力升提，因此形体较松弛无力、不挺拔，臀部下垂，乳房下垂，一旦发胖，腹部松弛，尤其是气虚的女性，怀孕生孩子以后，肚皮非常松，还可见到经常头晕，血压偏低，经常会倦怠、无力、慵懒。

张琪教授认为，大病之后、过度用脑、重体力劳动导致气虚。由于先天禀赋、后天环境，以及个人生活方式共同塑造气虚体质，女性多见。经常服用清热泻火的中药或抗生素、消炎镇痛药、激素，也会形成或加重气虚。长期情志不畅、肝气郁结很容易促生气虚、肝气不舒畅，肝木克脾，引起脾虚，易患肥胖症、内脏下垂、排泄不适度、慢性盆腔炎等，面色萎黄，精力不够，胖而无力。气虚肥胖伴有高血压者，中风的发病明显升高，也会出现内脏下垂，常见眼睑下垂、胃下垂、肾下垂、子宫脱垂和脱肛、重症肌无力等，亦会烦躁、发胖、闭经、不孕，甚则影响女性的第二性征，也可能出现自汗、多尿，大便次数多，崩漏、带下量多，大便不畅通，甚至形成习惯性便秘。气虚的女性容易长色斑，而且面积大，颜色淡，额头、口唇周围也常有。气虚女性一旦身上有炎症，较容易转成慢性，最典型的就是慢性盆控炎，缠绵难治，经常复发。小腹坠胀疼痛，腰痛如折，不耐疲劳。气虚的人易感冒，不容易好，再加上劳累就容易转成慢性支气管炎。女孩子经期节食会导致气虚，常引起月经量明显减少，颜色淡，甚至闭经，淋漓不尽。

张琪教授指出，气虚养生原则补脾健脾为主。"脾为生气之源"，"肺是主气之枢"，但是，脾土生肺金，脾为肺之母。因此，保护脾脏最为重要，注意不伤脾就行了。完全把气虚体质改成平和体质也不大可能。现代生活方式中有很多行为习惯会伤及脾脏。改正不良的行为习惯是保护脾脏的前提。

（一）饮食益气：慎生冷，忌过热

气虚者宜进食偏温补益的食品。水果宜大枣、葡萄干、苹果、龙眼肉、橙子等；蔬菜宜扁豆、山药、土豆、红薯、南瓜、莲藕、胡萝卜等；肉食类有鸡肉、猪肚、牛肉、羊肉等；水产类有淡水鱼、泥鳅、黄鳝等；调味类有麦芽糖、蜂蜜等；谷类有糯米、小米等。气虚者易缓补，不应峻补、蛮补，补气血应细水长流。气虚对食物的寒热之性很敏感，但是太热就受不了，如辣椒和狗肉之类温热之性太明显的食物应少吃。粥是容易被人吸收的补品，喝粥是缓补的方式，白粥或肉粥均可。食补要注意少吃冰冻寒凉、肥甘厚腻之品，寒凉伤中阳，厚味滞脾气，很容易在气虚的基础上间夹痰湿。脾胃为后天之本，应慎养。

（二）精神益气：忌多思，少波动

气虚的人应该避免过度思虑、七情郁结。过度思虑有两种情况：一是工作所需，如作家、专业科研人员等要殚精竭虑，深入思考，过度用脑，则食欲不振、消化不良、面色萎黄、失眠健忘等，就会耗气太过，所以要劳逸结合，体力与脑力相得才能益彰。越是思虑越要运动，改善缺氧，心平气和，胃口才好，消化吸收才好，气血的化源才足。二是凡事求全责备，不会变通。主要是性格心态问题。要学会转移注意力，培养兴趣爱好，寄情山水，广交朋友，当志愿者，奉献社会。内心敏感，七情波动于内而不发泄表现出来，易伤肝脾。注意培养开朗外向的性格，使七情畅达，不要太关注自我；要注意性格修养，关心别人，奉献社会，爱护环境。所以要调整心态，锤炼修为，精神养生就要完善自我修为，而非依赖社会、别人、药物。如果每个人都注意精神养生，锤炼修为，使七情畅达，社会就会和谐。而和谐的社会生活又使每个社会人减少压力，精神轻松。相反，一个动荡不和谐的社会则人人自危，精神紧张，有碍气血运行，久之，身心俱病。

（三）运动起居益气：避风寒，勿过劳

气虚者比较娇嫩的体质，不耐过劳；容易水土不服，常遭六淫侵袭。气虚容易疲劳，经不起

过于沉重的生活负担、生存压力。气虚者首先要遵循适合各种体质的基本养生原则：不熬夜、规律饮食、坚持适合自己的运动；起处坐卧要避免受风寒；气虚者要避免过度运动、劳作，运动锻炼不要随性而为、时松时紧、随波逐流，应该是选择适合自己的运动更容易坚持下来，只要坚持，日久养成习惯，自然就会健康。气虚的女性比较适合和缓的有氧运动，如慢跑、散步、优雅舒展的民族健身舞蹈、瑜伽、登山等。不宜进行大运动量的体育锻炼，过度体力活动也会伤脾。可多做内养功、强壮功，功法如下：①摩腰：将腰带松开后端坐，双手相搓，以略觉发热为度。将双手置于腰间，上下搓摩腰部，直至感觉发热为止。②"吹"字功：直立，双脚并拢，两手交叉上举过头，然后弯腰，双手触地，继而下蹲，双手抱膝，心中默念"吹"字。连续10余次。③荡腿：端坐，两脚自然下垂，先慢慢左右转动身体3次，然后两脚悬空前后摆动10余次。

音乐可以滋养生命，养育灵魂。气虚者情绪经常比较消沉，可以听一些兴奋性的音乐或歌唱、运动。

（四）方药益气：益四君，屏风固

人参、党参、山药、黄芪、茯苓、白术等可以补气，平时可以煲汤。比较安全的方剂有四君子汤，由人参、白术、茯苓、甘草，或去甘草煲瘦肉汤；面色白、血压低、蹲下后一站起来两眼发黑就要晕倒，可以用补中益气丸；气候或温度变化，就打喷嚏、易感冒或皮肤过敏者，吃玉屏风散；如果吃东西很少，稍微吃点东西肚子就开始胀或者经常拉肚子、大便不成形者，可以吃香砂养胃丸；如果稍有劳神就睡不好、吃不好，经过一段时间就脸黄、心慌、记忆力下降、工作效率降低，可以服用归脾丸。四季的基础养生就是顺应自然阳气，万物春生夏长秋收冬藏，要顺其自然。张琪教授认为李清照的"乍暖还寒时最难将息"，甚有道理，尤其是季节更替时更应该注意将息。气虚者适应寒暑变化之能力较差，寒冷季节常感手脚不温，易感冒。因此，冬季要避寒就温，春季要积极参加锻炼，以提高机体对气候变化的适应能力。药物补养偏脾气虚者宜选四君子汤或参苓白术散；偏肾气虚者可服用肾气丸；属肺气虚者，可常服补肺散。张琪教授认为，夏季是"无病三分虚"。经过炎热的夏季机体往往疲惫虚，气虚尤其明显，"壮火食气"，"壮火"就是机体过于亢盛的阳气、大辛大热的药食、酷暑炎热的天气；"食气"是消耗、耗损，"气"就是正常的气，正常的脏腑机能，好不容易"天凉好个秋"，秋老虎，令气虚者没有喘息的机会。白天可以喝些酸梅汤、西洋参茶，以消暑气，晚上尤其要注意防寒避风。"冬季送补，秋先垫底"，不要一入秋，胃口稍微好一些，就大鱼大肉、加重脾胃负担。到了秋天，不要着急滋补，先吃一些清淡的东西，喝一些粥，让脾胃好好地休息一段时间。夏天吃冷东西太多，脾胃功能降低，冬至过后就可以慢慢滋补了。因人而异气虚者冬天饮食不要太滋腻，否则肚子就会胀。经常周身乏力、腰酸，是肾气虚的表现，应常食山药、海参、栗子、大枣、蜂蜜。

（五）经络益气：中脘、神阙、气海

气血养生所用主要经络和穴位有任脉的中脘、神阙、气海；督脉的百会、大椎；足太阳膀胱经的风门、肺俞、膈俞、脾俞，以及足阳明胃经的天枢、足三里。每次选2~4个穴位，点按、艾灸、神灯照射均可，最好是灸。或者也可以根据具体情况，穴位搭配：经常腹胀、消化不良、便稀——中脘、天枢、足三里；经常感冒、打喷嚏、鼻子发痒——风门、肺俞、膈俞、足三里；经常疲劳倦怠，舌头齿痕明显——神阙、气海、膈俞、脾俞。

二、气 郁

气郁的常见表现：先天禀赋，气质忧郁；幼年坎坷，个性受挫；生活不顺，所愿不遂等都可

以出现气郁质，尤其女性产后或更年期阶段，情绪不稳定、忧郁脆弱、敏感多疑，对精神刺激适应能力较差，平素忧郁面貌，神情多烦闷乐；胸胁胀满，或走窜疼痛，多伴善太息，或嗳气呃逆，或咽间有异物感，或乳房胀痛，睡眠较差，食欲减退，惊悸，健忘，痰多，大便多干，小便不正常。气郁质易患的疾病有失眠、抑郁症、焦虑症、抑郁性神经症、甲亢、胃肠神经官能症、偏头痛、胸痛、肋痛、癔症、精神分裂症等病，妇女易患子宫肌瘤、乳腺增生、卵巢囊肿、经前期紧张综合征、月经不调、痛经等妇科常见疾病。因此，从改善气郁体质角度出发，以"疏肝解郁，畅通气机"为气郁质的调养原则，应通过从心理、饮食、运动、药物，以及传统疗法等全方位、多角度来改善气郁体质，从而达到有效地控制疾病的发生、发展。另外，疾病的调养也要重视个体气郁体质，各种不同的体质，临床应辨体质而治。治病必求于本，其本在于病理"体质"。女性由于其特殊的生理病理特点尤其易为气郁所扰。古籍有云："百病皆生于气，而于妇女尤为甚……"又云："妇人以血为本，妇人从于人凡事不得行，每致忧思忿怒，郁气思多……"。所以，张琪教授指出，临床调养妇科疾病时，也要整体考虑，从体质上找原因，切忌只见病、不见人。

（一）饮食理气：慎冷凉，少饮酒

气郁质者具有气机郁结而不舒畅的潜在倾向，甚者影响肝、心、肺、脾等脏器的生理功能，应选用具有理气解郁、调理脾胃功能的食物，可以适当多摄入柠檬、橙子等柑橘类水果；洋葱、刀豆、蘑菇、苦瓜、丝瓜、茼蒿、香菜、萝卜等蔬菜，多吃小麦、荞麦、高粱等行气的食物。应少食收敛酸涩之物，如乌梅、青梅、杨梅、酸枣等，以免阻滞气机，加重气郁。张琪教授指出，因气郁的人易上火，不可过用冷凉，也可以少量地饮酒。

（二）精神理气：要乐观，会发泄

气郁者性格多内向，神情常处于抑郁状态，要学会发泄，塑造开朗乐观的性格和生活态度，要多跟朋友、家人交流，寻求快乐，多参加社会活动、文娱活动，常看喜剧、滑稽剧、听相声，以及富有鼓励、激励意义的电影、电视，勿看悲剧、苦剧。多听轻快、开朗、激动的音乐，以提高情志。多读积极的、鼓励的、富有乐趣的、展现美好生活前景的书籍，以培养开朗、豁达的意识，树立正确的名利观，知足常乐；热爱生活，积极向上。张琪教授告诉我们，看轻得失，知足常乐。拥有乐观、豁达、愉快的心情很重要，真正的调养应该从内到外，这样才能达到全面的效果。

（三）运动起居理气：不熬夜，爱运动

起居有常，生活规律，尽量增加户外活动为调理气血的良方。要早睡早起，不熬夜，早晨是人体阳气升越，生机活力四射之时，温度、湿度适宜，舒畅情志，宽松衣着，增加户外活动，有助于气血的运行。推荐各种舒展运动为主，如瑜伽、太极拳、各种舞蹈等；也可多旅游、寄情山水；大强度大负荷练习法，转向兴趣爱好锻炼法，文体娱乐游戏法，如跑步、登山、游泳、武术、下棋、气功、瑜伽等适当运动。脾生气血，主肌肉、主四肢，长期不运动，四肢肌肉无力松软，使能量消耗明显减少。张琪教授认为，只要加强运动，就会想吃，肚子也不胀、大便通畅、四肢有力、精力充沛。

（四）方药理气：郁越鞠，更逍遥

气为血帅，血为气母，气赖血载，在生理上相互依存，在病理上互为因果，互相影响，决定了理气和活血的重要性和普遍性。气滞者疏理肝气的陈皮、川芎、枳壳、白芍、薄荷、香附子、佛手、香橼、柴胡等，中成药如逍遥丸、柴胡疏肝散、越鞠丸等都可用来调理气郁体质等。

（五）穴位理气：中脘、气海、内关、膻中

常用来理气的穴位：中脘、气海、内关、膻中。张琪教授建议，可于睡前以热手搓擦胁肋部，也要注意保暖，气机遇温则畅，遇寒则缓。

三、血　虚

血虚的主要表现：脸色发黄，缺少血色或脸色苍白，形体消瘦，衰惫姿态，性格内向、软弱，毛发干枯脱落，头晕眼花，心悸，健忘，失眠，倦怠乏力，短气或少气，汗出，肢体麻木、震颤，食欲减退，便秘或排便不爽等。小儿、老年、妇女多有血虚的倾向。"女子以血为用"，女性会月经量少，头发干枯，年纪轻轻就有了鱼尾纹，唇色淡淡，手足冰凉，畏寒怕冷，尤其是在月经期后，面色更差，头晕乏力明显，月经量少、色淡或闭经；如《灵枢·决气》说："血脱者，色白，夭然不泽"。《灵枢·寒热病》曰："身有所伤，血出过多……四肢懈惰不收"。《素问》云："年少时有所大脱血，若醉入房中，气竭肝伤，故月事衰少不来也"。

血虚的理论始于《素问·调经论》云"气之所并为血虚，血之所并为气虚"。叶天士对中医体质理论在临床中应用的贡献最大，他在《临证指南医案》中首先提出"体质血虚，风温上受"。

血虚的先天因素，《灵枢·天年》中论述人之始生，"以母为基，以父为楯"。父母形质精血的盛衰，以及在胚胎时期母体调养是否得当，都会造成子代的禀赋差异，从而出现不同的体质类型。若父母本为虚弱之体，或胚胎时期母体营养不足、调护不当均易致子代血虚体质的形成。血虚为患，先天多由母体虚弱，肾精亏损，精血不足，精髓空虚所致。后天饮食因素、生活起居、精神情志和疾病影响等方面对体质的形成均有影响。此外，张琪教授指出，疾病因素对血虚体质也有影响，血虚则大病久病，耗气伤血，或疾病之后失于调理均可导致血虚。

（一）饮食养血：慎辛辣，宜少脂

食物是气血生化的来源，《医门法律》说："饮食多自能生血，饮食少则血不能生"。饮食结构不合理、饮食过少或长期饮食物的偏嗜都可导致血虚。饮食结构不合理，追求瘦身而盲目节食或长期使用抑制食欲的药物，或滥用泻药，都可形成血虚体质。而生活起居的规律与否，亦对脏腑气血阴阳造成不同的影响。张琪教授指出，药补不如食补，饮食疗法的优势在于病症还没有出现时就介入，通过调、补、养达到人体的平衡，巩固肌体，抵御外邪。饮食疗法既避免了药物对人体的损害，又可以使食品发挥最大的效能，药借食力，食助药威，寓药于食，这就是中国养生的妙处。通过饮食来补血是最安全有效的方法。平时可常吃补血食物，如黑米、松籽、菠菜、花生、芝麻、莲藕、黑木耳、金针菜、鸡肉、猪肉、羊肉、芦笋、番茄、牛奶、乌骨鸡、羊肉、猪蹄、猪血、驴肉、鹌鹑蛋、甲鱼、海参等；水果可选用桑椹、葡萄、红枣、莲子、龙眼肉、荔枝、桂圆等。张琪教授指出，补血期间要注意控制脂肪摄入，因为补血的营养成分在油脂成分少的情况下好吸收，少吃辛辣刺激、过冷和过热。而补血之品中膏剂是最容易被人吸收的载体，如龟苓膏、鹿胎膏、益母膏等。

（二）精神养血：听音乐，调情志

情志舒畅与否对体质的影响也很重要，尤其女性。《类证治裁》记载："七情内起之郁，始而伤气，继必及血，终乃成劳"。《医宗金鉴》说："女子有隐曲不得之情，则心、脾气郁不舒，以致二阳胃病，饮食日少，血无以生，故不月也"。女子多心思细腻，易于情志不畅，损伤心脾，致使血液暗耗而形成血虚。血虚之人，时常精神不振，失眠健忘，注意力不集中。张琪教授建议，当烦闷不安、情绪不佳时，可以多听音乐、看戏剧、欣赏幽默的相声等，能使精神振奋，怡养情志。

（三）运动起居养血：不过劳，勿过逸

张琪教授指出，长期的劳作过度，易消耗气血阴阳，从而形成虚性体质，如《素问·宣明五气》说："久视伤血"；长期的生活过度安逸，则会致人体气血不畅，脾胃功能减退，影响血液化生而致血虚。平常生活要规律，适当参加运动锻炼。中医认为"久视伤血"。张琪教授认为，养成良好的看书学习和工作的习惯，不可劳心过度。要做到劳逸结合，俗话说："三分医，七分养，十分防"。

（四）药物养血：健脾胃，勿忘气

张琪教授认为，中医治疗血虚的原则及方法主要有健脾和胃、益气生血、补肾生血、祛瘀生血、解毒生血等。有补血作用的中药很多，常用的补血中药可选用当归、阿胶、何首乌、枸杞子、白芍、熟地黄等。血虚时常伴有气虚存在，因此，在选用补药时还应适当加些补气药物，如黄芪、党参、甘草等，可增强补血药的效果。可常服当归补血汤、四物汤或归脾汤。若气血两虚，则应气血双补，选八珍汤、十全大补汤或人参养荣汤，亦可改汤为丸，当归羊肉汤、四物鸡汤等，均有很好的养血效果。

（五）穴位养血：关元、气海、足三里、三阴交

经络是气血运行的途径，经络通，气血才能健康运行。补血四大穴位关元、气海、足三里、三阴交，经常按摩血行通畅。每天花 15 分钟按摩，日久效佳。

四、血　瘀

气虚、气郁、寒凝等均可导致血瘀。气虚运血无力，血行瘀滞而表现为面色淡白或晦滞，身倦乏力，气少懒言，刺痛，常见于胸胁，痛处不移，拒按等。气滞血瘀证，是气机郁滞而致血行瘀阻所出现的征候，多由情志不舒，或外邪侵袭引起肝气久郁不解所致。表现为胸胁胀闷，走窜疼痛，急躁易怒，胁下痞块，刺痛拒按，女性月经闭止，或痛经，经色紫暗有块。血瘀易使人罹患各种慢性病。血瘀者具有面色偏暗、嘴唇颜色偏暗、眼睛浑浊、眼睛里经常有细小的红血丝、头发易脱落、舌下静脉肿胀瘀紫、皮肤粗糙、易长黯紫色的小丘疹、结节性痤疮及很难消散的色素沉着、刷牙时牙龈易出血、健忘、性情急躁等特点。

（一）饮食理血：少肥甘，慎冷凉

属于血瘀体质者平时常吃具有活血化瘀、散结行气、疏肝解郁功效的食物，如海藻、海带、紫菜等海产品；蔬菜类如红萝卜、白萝卜、油菜、韭菜、香菇、洋葱等；适宜菌类如慈菇、香菇、黑木耳等；水果类如柑橘、柠檬、柚子、金橘、橙子、山楂、李子、桃子、芒果、番木瓜等；适量的饮酒饮茶，如葡萄酒、黄酒、玫瑰花茶、茉莉花茶等；大蒜、生姜、茴香、桂皮、丁香等调料；少吃肥肉、甜食、油炸食品、盐和味精，以避免血黏度增高，加重血瘀的程度。不适食的食品：甘薯、芋芳、蚕豆、栗子等容易胀气的食物；肥肉、奶油、鳗鱼、蟹黄、蛋黄、鱼、巧克力、油炸食品、甜食等会增高血脂，影响气血运行。张琪教授建议，苦瓜、荸荠、菱肉、百合、藕、竹笋、空心菜、蒲公英等寒凉的食物，以及各种冷饮、西瓜及刚从冰箱里取出的食物会影响气血运行。

（二）运动起居理血：多锻炼，慎过逸

运动可改善血液的高凝状态，益于心脏血脉的运动，促进气血运行，如太极拳、太极剑、舞蹈、散步、八段锦、内养操等，正如《黄帝内经·素问·六微旨大论》所载："成败倚伏生乎动，动而不已，则变作矣"。生命在于运动，运动能大大改善"血瘀"状态。不宜久坐，否则血行不畅，对女性尤为不利，经期久坐易致经痛，甚至形成子宫内膜异位，散步、跳舞，甚至逛街也是避免血瘀的好形式。张琪教授认为，生活起居不可过于安逸，血瘀体质者应保持有规律的作息时间，并要早睡早起、多进行身体锻炼，不可过于安逸，以免加重体内气血运行不畅的情况。此类人可多做一些能促进气血运行的运动，如跳舞、做徒手健身操等。

（三）精神理血：广结友，宜静心

张琪教授指出，遇事不要太激动，多和朋友聊天、出游，避免过度紧张，情志舒畅，有助于改善气血运行。

（四）中药理血：宜疏散，忌收涩

常用的活血化瘀药物有柴胡、香附、郁金、当归、元胡、丹参、川芎、桃仁、红花、茺蔚子、益母草、三七等，中成药逍遥丸、越鞠丸、桂枝茯苓丸、下瘀血汤、柴胡疏肝散、血府逐瘀汤、失笑散等。但经期、妊娠期和有出血倾向的人禁用。忌不适合的中药山茱萸、五味子、乌梅、莲子、芡实、肉豆蔻、诃子、桑螵蛸等具固涩收敛功效的药物。可吃具有行气活血功效的药膳进行调治：①山楂红糖汤。取山楂10枚，红糖适量。将山楂洗净、去核，切成碎块，入锅，适量的清水煎20分钟，调入红糖即成，可随意服用。此方具有活血散瘀的功效。②黑豆川芎粥。取川芎10克，黑豆25克，粳米50克，红糖适量。将川芎用纱布包起来，与黑豆、粳米一起入锅加适量的清水煎煮至粳米烂熟，调入红糖即成，可随意服用。此方具有活血祛瘀、行气止痛的功效。

（五）穴位理血：三阴交、中极、归来、秩边

经络按摩能起到"活血化瘀"、"祛瘀生新"的作用，可取三阴交、中极、归来、秩边等穴，于中极、归来针上加灸，每穴灸3壮，三阴交、秩边施以按摩。每天按摩三阴交三五分钟，每次经前五天治疗，共10次可愈。中极、归来两穴可调理冲任，温运下焦，活血化瘀；三阴交乃足三阴经之交会穴，可调脾、益肝肾；秩边可调经止痛。以上诸穴合用，可使寒湿得散，血瘀得化，胞宫得复，其痛得止。

其实，经常按摩或是艾灸足三里、关元、三阴交穴可活血化瘀，妇科疾病如痛经、月经不调、崩漏、带下等，都可以按摩三阴交穴，来进行辅助治疗。张琪教授认为，经常按摩三穴，可改善血瘀体质，使精力充沛。

第三节 常见调理气血之食药

家庭补血良方——药膳。药膳可用来调补气血，增进体质，有养生防病之佳效。张琪教授多年经验发现许多食物、药物及药膳对调理气血效果喜人。根据效果明显、味道可口、简便易行这三个方面，精选以下食品、药品及药膳供选用。

一、枸 杞 子

枸杞子功效是养血、美容、明目、抗衰老，是老百姓非常熟悉的补益中药。枸杞嫩芽用沸水稍煮后，加入适量调料拌匀，作为凉拌菜食用，有补虚明目的功效。枸杞的根皮就是地骨皮，能清虚热，退骨蒸，养肝，明目，坚筋骨，去疲劳，明目安神，令人长寿。可以治疗肝肾亏虚，腰膝酸软，头晕，目眩，目昏多泪，虚劳咳嗽，消渴，遗精，疲乏无力，耳鸣，遗精不孕，视力减退，面色萎黄等症。

常有儿童手脚心发热，心烦，夜间睡眠不实，常有盗汗，对这样的孩子，建议用地骨皮30克，煎成药汁，然后放入一个搅拌好的鸡蛋，煮熟后加红糖适量，让孩子吃蛋喝汤，一周就可以见效，是药膳食疗的常用中药。如酸菜鱼、肚四宝、毛血旺等，汤汁中都有红色椭圆形的枸杞子。通常，人们喜欢用枸杞子泡水、泡酒或煲汤服用，而实际上，枸杞子直接嚼着吃效果更好。最适合吃枸杞子的是体质虚弱、抵抗力差的人。近视、远视、弱视等视力不佳的青少年，以及气色不佳的女性，也适合吃枸杞子来明目美容。枸杞子一年四季均可服用，但每次服用量不宜过大。一般来说，健康成年人每天20克比较合适。若用于治疗，每天可用30克左右。

二、红 枣

红枣被誉为"百果之王"。性质偏温，味道香甜，有温中健脾、养血安神的效果。特别是它的补血功效，稳定而突出，是一种营养佳品，研究证实，红枣能促进白细胞的生成，降低胆固醇，保护肝脏；能抑制癌细胞、具有促使癌细胞向正常细胞转化的物质；富含的钙和铁，对于防治骨质疏松和贫血有重要作用，尤其适应于中老年人、更年期妇女和正在成长的青少年食用；枣所含的芦丁，能够使血管软化，从而使血压降低，对高血压病有防治功效；枣还可以抗过敏、除腥臭怪味，有宁心安神、益智健脑、增强食欲的作用。大枣对贫血患者朋友有十分理想的效果，对病后体虚的人也有良好的滋补作用。妇女产后体质是偏于虚寒的，用小米红枣粥就能起到补养身体的效果；剖宫产的妇女，喝温热的红枣汤有助于排解麻药的毒性，保护肝脏，减轻手术后的疼痛；女性朋友常喝红枣汤，对于经血过多引起的贫血有效，并能改善面色苍白和手脚冰冷的症状。

不是所有人都适合进补。例如，红枣味甘，多吃易生痰生湿，月经期间眼肿脚肿者服用能加重水肿。体质燥热的女性在经期服食，可能引起经血过多而伤害身体。还有外感风热而引起的感冒发烧者、容易腹胀气滞者、糖尿病患者均不宜食用。红枣、桂圆、花生、红豆、红糖、白果、枸杞子都是人们常吃的补血、补肾的食品，将它们互相搭配，就成了很好的补血食疗方。

红枣是补血最常用的食物，生吃和泡酒喝的效果最好。红枣还可以在铁锅里炒黑后泡水喝，可以治疗胃寒、胃痛，再放入桂圆，就是补血、补气的茶了，特别适合教师、营业员等使用嗓子频率较高的人。红枣、花生、桂圆，再加上红糖，加水在锅里慢慢地炖，炖得烂烂的，经常吃，补血的效果很好。

红枣红豆糯米粥，也是一道补血的佳肴；红枣白果水煮可以补血固肾、止咳喘、治尿频、治夜尿多，效果很好，是给老人和孩子补肾、止咳喘的特效方；红枣枸杞子煮水补血补肾，专治腰膝酸软，长年吃，有养颜祛斑的作用；红枣生姜煮水是开胃的良方。

三、花 生

民间称之为"长生果"。它含有大量的植物蛋白，因而被誉为"植物肉"，并有"素中之荤"

之美誉。花生中钙含量很高，可以促进少年儿童的生长发育。花生蛋白中含有多种人体必需氨基酸，其中赖氨酸能提高智力，谷氨酸和天冬氨酸能促进细胞发育，增强大脑记忆能力。花生中含有的儿茶素具有很强的抗老化的作用，赖氨酸也能防止早衰。其中含有的维生素 E 和锌，有增强记忆、延缓脑功能衰退和滋润皮肤的作用。花生滋味香甜，性质平和，不温不凉，功善养血补虚，健脾理气，对于营养不良、体质虚弱、贫血出血、产妇乳少等病症，都有很好的效果，是大病重病之后、手术患者恢复期、妇女孕期产后进行食补调理的上好食物，是人们熟知的补血滋养佳品，有延年益寿的作用。

花生因其含有大量脂肪油和蛋白质，营养丰富，有补血通乳的作用，对产后乳汁短少有良好效果。一般可与大枣、猪手一起炖煮食用。气色不佳、体型肥胖的人，花生补血，养颜美容，滋润肌肤；花生属于高热量、高蛋白、高纤维食物，吃花生后能引起明显的饱腹感，达到减肥的效果。花生衣中含有多种维生素，其中维生素 K 有止血作用，还含有增强骨髓制造血小板功能的物质，对多种出血性疾病都有良好的治疗作用。花生中含有的丰富脂肪油可以起到润肺止咳的作用，适用于久咳气喘、咯痰带血的肺病患者。花生中含有大量亚油酸，而亚油酸能使体内的胆固醇分解成胆汁酸排出体外，从而避免胆固醇的沉积，可防止冠心病和动脉硬化的发生。富含的叶酸、膳食纤维、精氨酸等，也都能对心脏起到保护作用。其通过肠道与许多有害物质接触时，能够吸附某些毒素，随粪便排出体外，减少了有害物质在体内的积存，从而减少肠癌的发生概率。此外，花生中的微量元素硒和生物活性物质白藜芦醇也可以防治肿瘤类疾病。

花生的用量，每天 80～100 克即可，生吃熟吃都可以，但以炖吃最佳。这样既能避免营养素破坏，同时又易于消化。而花生炒熟或油炸后，性质偏热，多食容易上火。如果将花生连花生衣一起，与红枣配合，加米煮粥，既可补虚，又能止血，对于血虚体虚者，效果更佳。痰湿较重容易腹泻者、有胆囊疾病的人、有血栓和血黏度高的人不适宜多吃花生，因花生有滑肠作用，能增进血凝，促进血栓的形成。

需要注意，花生受潮发霉，产生致癌性很强的黄曲霉菌毒素，千万不要吃。

四、羊　肉

羊肉为热性的食物，冬天吃热腾腾的羊肉，能够驱寒散邪，是再好不过的美食。羊肉温补气血的功效十分显著。《本草纲目》记载，羊肉有益精气、疗虚劳、补肺肾气、养心肺、解热毒、润皮肤等多种作用，是营养价值很高的食物。对于肺结核、气管炎、哮喘和贫血，表现为虚寒的患者具有益处。黄芪建中羊肉汤的药膳：羊肉 250 克，洗净切成块。桂枝 10 克，白芍 15 克，炙甘草 6 克，纱布包好。生姜 5 片，大枣 10 枚。将其共同放入煲中炖煮，将熟时加入适量食盐、调料。吃肉喝汤，每周 1～2 次。本方健脾益肾，主治虚寒胃痛、慢性腰腿痛，以及前列腺增生、夜尿频多。

禁忌：风热感冒、急性上呼吸道感染、扁桃体发炎，以及有痔疮、便秘、小便不畅、容易上火的人，应当注意少吃。

五、猪　肝

猪肝能补肝、养血、化淤、明目，猪肝性质平和，用于治疗气血亏虚引起的面色萎黄、浮肿、夜盲、脚气等症效果显著。猪肝铁质丰富，是补血食品中最常用的食物，能改善贫血患者造血系统的功能。猪肝中的维生素 A 超过奶、蛋、肉、鱼等食品，因而有助于维持正常的生长和生殖机能，保护眼睛，防止眼睛干涩疲劳，还能改善肤色，有利于美容。一般人都可食用，特别适应于贫血患者、经常需要熬夜动脑的知识分子，以及肤色不佳、有黑眼圈的中青年女性。

冠心病、高胆固醇血症和痛风的患者不宜食用。肝是动物的解毒器官，里面可能遗有毒素，因此，买回的新鲜猪肝应先放在自来水龙头下冲洗 10 分钟，然后放在水中浸泡 30 分钟。烹调时间不能太短，至少应该用急火中炒两三分钟，使肝完全变成灰褐色，看不到血丝为宜。当然，也不能烧得过老，以免破坏营养。在治疗贫血时，常将猪肝与菠菜、黑木耳、红枣相配，以增强疗效。

鸡肝、鸭肝、羊肝、牛肝等，与猪肝有同样的功效，可以根据自己的喜好选择食用。此外，用猪蹄加黄豆炖烂了吃；用甲鱼加上枸杞子、红枣、生姜炖烂了吃；牛肝、羊肝、猪肝做菜、炖汤，或与大米一同煮成粥；牛骨髓、猪骨髓加红枣炖汤喝；牛蹄筋、猪蹄筋加花生、生姜炖烂了吃，这些都是补血的好食物。

做这些食物时要注意，选料要新鲜，而且要炖烂了吃，这样才能有利于消化、吸收，这就需要家中掌勺的人要有耐心，并能长年坚持。只有在一日三餐上肯下工夫，才能真正确保一家人身体的健康。

六、杞 圆 膏

原料：枸杞子 500 克，桂圆 400 克。

制法：去蒂枸杞子与桂圆肉加约 5 倍量水，分次煎取浓汁，直至枸杞子和桂圆无味后去渣，将药汁用文火慢慢熬煮成膏，用瓷罐收贮。不拘时限频服，每次 2～3 匙。

功效：安神养血，滋阴壮阳，益智，强筋骨，泽肌肤，驻颜色。

适用：心悸，失眠，健忘，腰膝酸软，面色不佳者食用。

七、姜糖苏叶饮

原料：生姜 3 克，红糖 15 克，紫苏叶 3 克。

制法：将生姜洗净，切成细丝，与苏叶一起放入瓷杯内，再加红糖，用开水冲泡，盖上盖温浸 10 分钟后，趁热服用。

功效：温经解表散寒，养血和胃。

适用：受凉受风之后周身怕冷明显的风寒感冒者、咳嗽气喘伴有怕冷者、怀孕期间恶心呕吐者、吃了鱼蟹之后腹痛恶心者、偏正头痛怕风怕凉者、小儿肚子受凉呕吐腹泻者。

八、固 元 膏

原料：阿胶半斤（冬天可用 1 斤），黑芝麻 1 斤，核桃仁 1 斤，红枣 1 斤半，冰糖半斤。

制法：将大块的阿胶连着包装用榔头敲成小块，然后再倒进食品加工机里打成粉状；把黑芝麻洗干净，在锅里炒干，这样利于在加工机里粉碎；核桃仁在加工机里不容易打碎，最好是在家用的小型绞肉机里绞碎；红枣洗干净，去核，再在绞肉机里绞碎；冰糖放入加工机里粉碎。

将这 5 种食品依法处理完后，放入一个大盆子里搅拌均匀，再倒入黄酒 2 斤（给小孩吃时可改加酒味较淡的料酒），搅拌均匀后，放入盆子里，盖好盖子，然后再放入大锅内，隔水蒸。先用大火蒸 15 分钟，然后再用小火蒸 1 个半小时，完全蒸透就可以了。等放凉后，放入洁净、干燥的大瓶子。

功效：养血安神，养颜益肾。

适用：妇女可长年服用，老年人服用补血、补肾，其治疗咳喘效果也很好。

九、枸杞叶粥

原料：新鲜的枸杞叶 100 克，粳米 200 克，豆豉汁、小葱、五香调料各少许。

制法：枸杞叶洗净切碎，粳米淘洗干净，小葱切细。将枸杞叶和粳米一起放入沙锅，加水用武火烧至沸腾后，改用文火熬煮至粥稠时，加入豆豉汁、葱花、五香调料等即成。早晚趁热食用，可长期服用。

功效：补虚清热。

适应：经常发低烧、手脚发热、体虚盗汗的人。

十、花生小豆蒸鲫鱼

原料：花生米 200 克，赤小豆 120 克，鲫鱼 1 条，料酒、食盐各适量。

制法：将花生米、赤小豆分别洗净，沥去水分。鲫鱼剖腹去鳞及肚肠洗净后，三者一起放入大碗中，加料酒、食盐各适量。用大火蒸 20 分钟后，改用小火蒸至花生、赤小豆烂熟即可。

功效：健脾和胃，利水消肿。

适用：营养不良所致的浮肿，以及慢性肾炎、小便不利等病症。

十一、木耳红枣汤

原料：红枣 10 枚，黑木耳 15 克，冰糖适量。

制法：红枣洗净，清水浸泡约 2 小时后捞出，剔去枣核。黑木耳清水泡发，择洗干净。把红枣、黑木耳放入汤盆内，加适量清水、冰糖，上笼蒸约 1 小时即成。每日早、晚餐后各服一次。

功效：补虚养血。

适用：血虚体质及贫血者食用。无病者食之，可起到养血强壮的保健作用；女士常食，可以驻颜祛斑、健美丰肌。有湿痰积滞者不宜多食。

十二、红枣花生衣汤

原料：红枣 50 克，花生米 100 克，红糖适量。

制法：红枣洗净，用温水浸泡，去核。花生米煮 15 分钟，冷后剥去花生衣。将红枣和花生衣放在锅内，加入煮过花生米的水，再加适量的清水，用旺火煮沸后，改为小火焖煮半小时左右，捞出花生衣，加红糖溶化即可。

功效：健脾益气，补血止血。

适用：气血两虚所致的胃呆食少、短气乏力及各种出血病症。

十三、黄芪鳝鱼汤

原料：黄芪 20 克，鳝鱼 1 条，红枣 10 个，食盐、生姜、大蒜、植物油各适量。

制法：黄芪、红枣洗净，蒜切片，姜洗净切丝，鳝鱼宰杀后去肠杂，洗净切块备用。锅内放油烧热，放入鳝鱼块、姜丝，炒至鳝鱼半熟，将红枣、黄芪放入锅内，加清水，大火煮沸后，用小火炖 1 小时，加盐、蒜调味即可。

功效：补益气血，养血安神。

适用：所有气血亏虚的人士。

十四、韭菜炒核桃仁

原料：韭菜 200 克，核桃仁 50 克，食用油、生粉、麻油、食盐各适量。

制法：核桃仁用开水浸泡，剥去皮备用。韭菜择洗干净，切成段。将油烧热，放入去过皮的核桃仁，不断翻炸，待核桃仁炸至焦黄时，捞出沥干油。锅中再放少许油，烧热，再将韭菜放入，翻炒。到七八成熟时，放入刚才炸好的核桃仁，再加一些生粉、麻油，大火翻炒均匀即可。佐餐，随量食用。

功效：补肾助阳。

适用：中老年人，平常腰膝冷痛、阳痿、性功能不佳者，以及经常感到手脚冰凉、浑身怕冷、小肚子凉痛的女士。

十五、泥鳅炖豆腐

原料：泥鳅 500 克，豆腐 250 克，鸡汤 1000 克，葱、姜、蒜、胡椒粉、盐各适量。

制法：将泥鳅剖洗干净，豆腐切成小方块，葱切段，姜切片，蒜剁成碎末。锅里放入少量油，待油温热后放入蒜末，煸炒出香味后，将鸡汤倒入锅里，放进葱段、姜片和泥鳅。待煮开后，放入豆腐，加适量的盐。约 30 分钟后，加入适量的胡椒粉，这道泥鳅炖豆腐就做好了。佐餐食用，吃泥鳅、豆腐，喝汤。每日 1 次。

功效：健脾益气，延年益寿。

适用：脾胃气虚、妇女产后阴亏乳少者，特别是中老年人。

十六、归地烧羊肉

原料：鲜羊肉 500 克，当归 15 克，生地 15 克，大枣 10 克，生姜、熟猪油、白糖、酱油、盐、味精、料酒、清汤、水淀粉各适量。

制法：将羊肉洗净，切成细长条，入沸水中烫一下，捞出用温水洗净。当归、生地洗净，大枣用水浸泡后，用温水洗净。姜洗净，切丝。锅内加入少许猪油，用中火烧至五六成热时，用姜丝爆锅后，放白糖炒化，加羊肉煸炒一会儿，加入料酒，注入清汤，放入酱油、盐、当归、生地、大枣等。用旺火烧沸后，再改用小火烧约 1 小时，拣去当归、生地，淋入水淀粉勾芡，加味精，翻匀即成。

功效：温经散寒，增重丰体。

适用：体质消瘦的女士。

十七、良姜炖鸡块

原料：公鸡 1 只，良姜 6 克，草果 6 克，陈皮 3 克，胡椒 3 克，大葱、酱、食盐各适量，醋少许。

制法：将公鸡宰杀，去毛除内脏，洗净切块，大葱切段。将鸡肉块放入锅内，加入良姜、草果、陈皮、胡椒、葱、酱、盐、醋爆炒片刻后，加水适量。用大火烧沸后，再用小火炖至鸡肉熟烂即成。

功效：健脾益气，散寒温中。

适用：消化性溃疡之表现为胃部隐痛、有凉感，食后痛可略减，喜欢用手揩按，呕吐清水，大便溏薄，面色偏白，神疲乏力者。

十八、饴糖豆浆

原料：饴糖 20 克，生豆浆 500 克。

制法：将生豆浆用大火煮开，然后加入饴糖，改用小火熬 10 分钟，并不断搅拌，至饴糖完全溶化即可。

功效：滋阴养肺，温养脾胃。

适用：肺阴咳喘，以及胃和十二指肠溃疡的患者，空腹服用效果更佳。

十九、山药汤圆

原料：糯米 500 克，山药 50 克，白糖 90 克，胡椒粉 1 克。

制法：将山药捣碎成粉，蒸熟，加白糖、胡椒粉，调成馅备用。糯米泡后，磨成汤圆粉（也可直接从超市买回等量的糯米汤圆粉，加适量的清水调匀），分成若干小粉团。将山药馅与糯米粉团制成汤圆，放入沸水中煮熟即成。当做主食，早晚食用。

功效：补脾益肾。

适用：外科术后，以及慢性肾炎的调理。无病者常食，延缓衰老及减肥健美。

二十、丹 参 酒

原料：丹参 200 克，米酒 1000 克。

制法：将丹参粉碎，用米酒浸泡半个月，早晚服用，每次 15 毫升。

功效：活血化瘀。

适用：女士血瘀闭经、痛经，伴有腹部发凉者，也可以作为冠心病、心绞痛患者的保健药酒。

二十一、芝麻核桃阿胶膏

原料：阿胶 150 克，冰糖 250 克，黄酒 350 毫升，黑芝麻、核桃仁各 150 克。

制法：将阿胶砸碎，放入黄酒中浸泡一周，待阿胶呈海绵状时捞出，加适量清水炖化后盛出，加入黑芝麻、核桃仁、冰糖，上笼蒸 1 小时后，趁热拌匀，然后再蒸 10 来分钟即可取出，冷却即成冻膏。每天早晚各一至两匙，温开水冲服。

功效：益肾补血。

适用：病后初愈者、产后妇女、老人、孩子、身体虚弱的人。

二十二、当归生姜羊肉汤

原料：当归 60～80 克（不切），生姜 15 克，羊肉 1000 克，植物油、细盐、黄酒、干橘皮适量。

制法：当归洗净，滤干；生姜洗净、切成厚片；羊肉洗净、滤干、切中块。起油锅，放植物油 3 匙，用旺火烧热油后，先入生姜片，随即倒入羊肉翻炒 5 分钟，加黄酒 3 匙，再焖烧 5 分钟后盛入沙锅内；当归放入沙锅，加冷水将羊肉、当归浸泡半小时，再用旺火烧开，加细盐 1 匙，黄酒 1 匙，干橘皮 1 只，改用小火慢炖 2 小时，直至羊肉酥烂，离火。食时弃当归，吃肉喝汤。饭前饮羊肉汤，每日 2 次，每次 1 碗。羊肉佐餐膳食。

功效：补血温中，调经止痛。

适用：血虚身寒，腹痛连胁，月经后期。

二十三、芍 药 花 粥

原料：芍药花（色白阴干者）6 克，粳米 50 克，白糖少许。

制法：以米煮粥，待 1～2 沸，入芍药花再煮，粥熟，调入白糖食之。

功效：养血调经。

适用：血虚之月经后期。

二十四、当 归 炖 鸡

原料：母鸡 1 只，当归 30 克，醪糟汁 60 克，姜、葱、盐适量。

制法：将鸡去毛并内脏，洗净；当归洗去浮灰。鸡放入沙锅内，加水、醪糟汁、当归、姜、葱、盐，盖严锅口，先在旺火上烧开，再用小火炖 3 小时，出锅时撒胡椒面，佐餐食。

功效：补气养血。

适用：气血不足之头晕眼花，身倦乏力，心悸，失眠，健忘，面色不健诸证。

第四节 常用调理气血药对及方剂

充足的气血是人体维持生命的源泉，气血好，不易老；气血乱，病不断。张琪教授非常重视气血的调理，纵观其多年的从医实践，总结其常用调理气血的主要药对及方剂如下。

一、常 用 药 对

（一）人参、黄芪

人参性平、味甘、微苦，微温。归经脾、肺、心。功效为大补元气，复脉固脱，补脾益肺，生津止渴，安神益智。《药性论》言："主五脏气不足，五劳七伤，虚损瘦弱，吐逆不下食，止霍乱烦闷呕哕，补五脏六腑，保中守神"。明代《滇南本草》论："治阴阳不足，肺气虚弱"。明代《本草蒙筌》曰："定喘嗽，通畅血脉，泻阴火，滋补元阳"。黄芪性温味甘，经归脾肺，历代本草专著对其认识广泛而深入，唐代《新修本草》谓黄芪："主痈疽，久败疮，排脓止痛，大风癞疾，五痔鼠瘘，补虚，小儿百病。妇人子藏风邪气，逐五脏间恶血，补丈夫虚损，五劳羸瘦，止渴，腹痛泄利，益气，利阴气"。认识到其补虚排脓之效，清代张路《本草逢源》"黄芪能补五脏之虚，治脉弦自汗，泻阴火，去肺热。无汗则发，有汗则止，入肺而固表虚自汗"，指出黄芪能固表止汗，张山雷《本草正义》"黄芪，补益中土，温养脾胃，凡中气不振，脾土虚弱，清气下陷者最宜"。强调其升阳举陷之能，综上可见黄芪功擅补气健脾、升阳举陷、益卫固表、利尿消肿、托毒。其甘温入脾经，助人参补益中焦脾胃之气。脾得健则能运化水谷，气血生化有源，同为补气之要药，两者为补益配对，人参和黄芪功效又有差异，东汉《神农本草经》谓人参"主补五脏"外，尚能养阴，补气守而不走。黄芪补气兼能升发阳气，善于走肺卫肌表，可谓走而不守。二者相须为伍，补气之力增强，一走一守，阴阳兼顾，通补无泄，大凡一切气虚之证均可用之。现代药理发现，二者皆能增强机体免疫功能，加强机体对有害因素的抵抗力，调节心脏机能扩张或收缩血管，强心，调整血压，其提取物对骨髓的造血功能有保护和刺激作用，能使正常和贫血动物红细胞数、白细胞数和血红蛋白量增加。

（二）人参、白术

两药相须配伍，人参治虚劳首选，味甘而微苦，性平，归经肺脾心，功擅大补元气，能补肺健脾，生津止渴、益智安神。唐代《药性论》云"消胸中痰，主肺痿吐脓及痫疾，冷气逆上，伤寒不下食，患人虚而多梦纷纭，加而用之"。《珍珠囊》谓"养血，补胃气，泻心火"。《本草纲目》"治男妇一切虚证，发热自汗，眩晕头痛，反胃吐食，疟疾，滑泻久痢，小便频数，淋沥，劳倦内伤，中风，中暑，痿痹，吐血，嗽血，下血，血淋，血崩，胎前产后诸病"，东汉《神农本草经》记载"人参，味甘，微寒。主补五脏，安精神，定魂魄，止惊悸，除邪气，明目、开心、益智。久服，轻身、延年"。白术性温，味甘苦，入脾、胃经，有燥湿健脾益气，利水止汗，安胎之功效。白术偏于补脾胃中气，白术在东汉《神农本草经》中记载"术，味苦，温。主风寒湿痹、死肌、痉、疸。止汗，除热，消食，作煎饵。久服，轻身、延年、不饥"。《医学启源》记载"除湿益燥，和中益气，温中，去脾胃中湿，除胃热，强脾胃，进饮食，和胃，生津液，主肌热，四肢困倦，目不欲开，怠惰嗜卧，不思饮食"，还可"止渴，安胎"。元代《汤液本草》谓其"气温，味甘。苦而甘、温，味厚气薄，阴中阳也。无毒。……除湿益燥，和中益气"。《本草汇编》云"脾恶湿，湿胜则气不得湿化，津何由生？……用白术以除其湿，则气得周流而津液生矣"。明代《本草汇言》"白术，乃扶植脾胃，散湿除痹，消食除痞之要药也。脾虚不健，术能补之，胃虚不纳，术能助之"。又指出"中气不足"证、"脾阳乘陷"证、"脾虚下脱"证、"脾虚蕴湿"证"用白术总能治之"。"又如血虚而漏下不止，白术可以统血而收阴；阳虚而汗液不收，白术可以回阳而敛汗。大抵此剂能健脾和胃，运气利血"。二者配伍，同入脾胃，重在补气健脾，人参重在补虚益气，白术重在健脾燥湿，补气以助健脾，健脾以助补气，脾喜燥恶湿，湿去脾气自健，湿去脾阳自升。故凡涉脾虚停湿者，此为必用之配伍。

（三）人参、当归

二者属气血配伍，《药性论》谓人参"主五脏气不足，五劳七伤，虚损瘦弱，吐逆不下食，止霍乱烦闷呕哕，补五脏六腑，保中守神"。当归补血调经、活血止痛、润肠通便。《汤液本草》谓其各部功效稍有差异，"和血补血，尾破血，身和血"。性味影响功效特点，当归性温，味甘辛，归肝、心、脾经，故《滇南本草》有载"其性走而不守，引血归经"。甘温补气温阳的人参，为补气要药。而入血分的当归，善于补血活血，祛瘀生新。配伍两药，当归可引人参入血分，补心气之功大增，更有补气摄血之能，人参补气却易壅遏气机，然得性走而不守的当归之助则可消除此患。人参补脾益气，气为血之帅，气行则血行，气能生血，故可助当归补血。配伍使用则益气补血，气血互补互生，共旺并补气血，活血化瘀之功立增。如《景岳全书》人参归脾丸主治思虑过度，劳伤心脾诸证。方中以人参等补气健脾药为主；辅以当归养血和营，协同以益气养血；再配以理气安神药，共奏益气补血，健脾养心之效。此乃心脾同治，为益气养血之成方。气为血之帅，人参健脾益气助当归补血养血，有气旺而阴血自生之义。动物试验证明，人参对动物具有性激素和促性腺激素样作用，具有抗休克作用，从而增强机体对各种化学物质的耐受力。

（四）黄芪、白术

二者相须配伍，均为补气之要药。脾肺兼顾，主要治疗脾肺气虚证。既增加其健脾燥湿利水之功，又有补肺益卫固表之力。黄芪性微温，味甘，入脾、肺经，能补气健脾、升阳举陷、益卫固表、利水消肿、托毒生肌。东汉称黄芪"主痈疽久败疮，排脓止痛，大风癞疾，五痔鼠瘘，补虚，小儿百病"。白术甘苦温，健脾益气燥湿。黄芪长于补脾肺之气而能固表、利水，白术善健脾燥湿补中而止汗。肺主通调水道，脾主运化水湿。两者相伍，若脾虚时则偏重白术用量，如《医学衷中参西录》固冲汤，主治冲脉不固，症见血崩或月经过多、色淡质稀、心悸气短、舌质淡、脉细弱或虚大者。白术一两，黄芪六钱，配伍止血之品如煅龙骨、煅牡蛎、海螵蛸、五倍子、棕榈炭等，行益气健脾，调冲摄血之功，方中以黄芪既补气健脾，又能升阳举陷而达到止血之用；白术为臣，益气健脾，助黄芪补气固表。两者相伍，乃培固根本之法。二甘相伍，甘多入脾。若肺气虚卫气不固时，则以黄芪为主，如《金匮要略心典》所载防己黄芪汤，主治卫表不固，风水或风湿证。防己、黄芪、白术、甘草、生姜、大枣。有益气祛风，健脾利水的功效。此方方中黄芪一两一分为君，甘温益气，健补脾胃，更有实卫之功；白术七钱半，补气助黄芪健运脾胃。使益气健脾利水之效。二者相配伍"能使卫阳复振，而驱湿下行"。

（五）当归、川芎

当归性温，味甘、辛，甘能补辛能散，温能通，其质润而腻，养血兼具活血之能。张山雷《本草正义》言当归"其味甘而重，故专能补血，其气轻而辛，故又能行血，补中有动，行中有补，诚血中之气药，亦血中之圣药也"。川芎辛温而燥，具纯阳温窜之性，善于行走，能活血化瘀、行气祛风可，调营中之气，养血又调血；当归为血中之血药，川芎乃血中之气药，归芎配伍，当归为冲任血海之主药，得川芎可上升到头目，而上下兼顾。当归偏养血活血，川芎偏行血散血，二者为理血配对，补血活血用于血虚兼瘀证。当归、川芎主血之动，调营中之气，活血行气而和血。二药配对，可增强活血祛瘀、养血活血之力。此外，二者润燥相宜，当归之润可制川芎之辛燥，川芎辛燥又可防当归之腻。配伍为"芎归汤"，主治失血诸证。

《医宗金鉴》对归芎配伍的有论述"当归、川芎为血分之主药，性温而味甘辛，以温能和血，甘能补血，辛能散血，古人俱必以当归君川芎，或一倍或再倍者，盖以川芎辛窜，捷于升散，过则伤气……故用以佐当归而收血病之功，使瘀去新生，血各有所归也"。《普济本事方》中佛手散，又名芎归散，为二药配伍而成。佛手散主治妊娠伤胎、难产、胞衣不下等病。其病机为血虚而有瘀滞方中当归补血养血和血，川芎活血行气助当归养血不留瘀。

（六）当归、白芍

当归配芍药是临床上常用的养血药对，相须为用。当归甘温而润，补血养血；白芍性凉而滋，补血敛阴。当归辛香，走而不守；白芍酸收，守而不走。二药配伍辛而不过散，酸而不过收，一开一合，一动一静，一阴一阳，为阴阳相配。养血补血之功更佳。当归辛温而行能补血和血，白芍酸敛为阴柔之品，能补血敛阴，归得芍则补血而不致过行，芍得归则不至于过敛；当归活血行血主动属阳，白芍酸收养血，主静属阴，阴阳合用，具有养血补血之功。寒苦之白芍，酸以入肝脾，养血、敛阴、柔肝、止痛、抑肝阳，明代《滇南本草》中记载"主泻脾热，止腹痛，止水泄，收肝气逆痛，调养心肝脾经血，舒肝降气，止肝气痛"。当归辛香性开，走而不守，白芍酸收性合，守而不走，相伍后，辛不过散，酸不过敛，守走与开阖动静间协调相宜，补血不滞血，行血不耗血，养血补血功效增强，滞血耗血之弊减弱。白芍柔肝能和营止痛，当归能和肝血活血止痛。两药合用，还可养肝和血止痛。

当归和白芍经典配伍最早见于《金匮要略》当归芍药散，主治"妇人腹中诸疾痛"、"妇人怀妊，腹中绞痛"。因肝虚血滞，经脉挛急而痛，不荣则痛，故补血之虚，柔肝解痉。重用白芍三倍余当归，养血柔肝缓急止痛，当归一则和血行血止痛，二则缓解大量白芍之酸涩，成补血而不留瘀之效。合而共奏养血行血缓急止痛之功。四物汤功滋阴养血，则当归与白芍剂量相当，滋补之效更卓。

（七）白芍、熟地

白芍微寒，味苦而酸，熟地性微温，味甘。白芍擅于入肝经收敛肝阴养血。熟地入肾经补阴益精以生血，为养血补虚之要药。明代《本草纲目》称其"填骨髓，长肌肉，生精血，补五脏内伤不足，通血脉，利耳目，黑须发，男子五劳七伤，女子伤中胞漏，经候不调，胎产百病"。白芍入肝养血补血，熟地入肾补肾填精而养血，"精血同源"即精血能相互化生；"乙癸同源"，即肝为藏血之脏，肾为藏精之脏，肝藏血赖肾水之涵，滋水涵木，育肾柔肝，使肝肾精血充旺，则母子并补，而有相生之义；所以补阴血多从补肝肾求，使冲任得充。配伍静守纯养，滋肾补肝，性柔而属阴，养五脏之阴，养血补血功效倍增；二者虽纯阴补血，却滞行相配，一则补血不腻滞碍胃，二则不致散行过甚；相配则温而不燥，滋而不腻，刚柔相济，而阴阳调和。二者相须为伍，静守纯养，肝肾并补。凡肝肾阴虚所致的经行后期、月经量少、闭经、不孕症等皆为必用之品。二者配伍《金匮要略》记载云，胶艾汤主治妇人崩漏下血，月经过多，淋漓不止，产后或流产下血不止。方中用熟地黄为君，补肾养血，填精固冲任。为臣白芍，敛肝阴养肝血，且味酸有收敛之性，可止妇人漏下之血。六两熟地与四两白芍配伍为补血良剂。奏补肝肾、填精血、固冲任，养血止血，调经安胎之效。如果仅是阴血不足，则地、芍多等量为伍。

（八）黄芪、当归

黄芪味甘而性微温，经归脾、肺，功效有补气健脾、升阳举陷、益卫固表、利尿消肿、托毒。当归性温味甘辛而苦，经归肝、心、脾，具有补血、活血、调经止痛、润燥滑肠之功效。《注解伤寒论》谓"脉者血之府，诸血皆属心，凡通脉者必先补心益血，故张仲景治手足厥寒，脉细欲绝者，用当归之苦温以助心血"。元王好古撰《汤液本草》指出了其归经与功效"当归，入手少阴，以其心主血也；入足太阴，以其脾裹血也；入足厥阴，以其肝藏血也"。对其不同部位功效进行归纳，"头能破血，身能养血，尾能行血，用者不分，不如不使。若全用，在参、芪皆能补血"；明李时珍指出当归在妇科的重要地位，《本草纲目》又云："当归调血，为女人要药"。明张介宾撰《本草正》指出当归之于气血的重要意义："故专能补血，其气轻而辛，故又能行血，补中有动，行中有补，诚血中之气药，亦血中之圣药也"。《本草新编》指出其于经产及产后病的重要作用："其性甚动，入之补气药中则补气，入之补血药中则补血，无定功，若妇人经期血滞，临产催生，及产后儿枕作痛，具宜以此为君"。药理研究显示，当归水浸液对血虚病理模型有明显生血作用。《内外伤辨惑论》当归补血汤黄芪一两，当归二钱主治劳倦内伤，气弱血虚，阳浮外越，肌热面赤，烦渴欲饮，脉洪大而虚，以及妇人经行、产后血虚发热头痛，或疮疡溃后，久不愈合者。吴鹤皋云"有形之血不能自生，生于无形之气故也"，故重用黄芪补脾肺之气，以壮生血之源，更用当归益血和血，使阳生阴长，气旺血生。现代药理研究显示，中药黄芪与当归具有对全身多个器官、系统的药理作用，主要有调节免疫、改善心功能、抑制血小板聚集并改善凝血状态、纠正蛋白及脂质代谢异常；此外还可在组织局部发挥抗氧化和清除自由基、抗组织纤维化的作用。

（九）桃仁、红花

桃仁苦、甘，平。归经心、肝、大肠经，止咳、平喘之功效，主要用于经闭、痛经、癥瘕痞块、跌扑损伤、肠燥便秘。具有活血、祛瘀之效，《伤寒论》中"桃核承气、抵当汤，皆取破血之用"。历代本草著作多有记载，《用药心法》论"桃仁，苦以泄滞血，甘以生新血，故凝血须用。又去血中之热"。《本草经疏》云"桃核仁苦能泄滞，辛能散结，甘温通行而缓肝"，故可治"足厥阴受病，症瘕，瘀血血闭，或妇人月水不通，或击扑损伤积血，及心下宿血坚痛"，《药品化义》指出"走肝经，主破蓄血，逐月水，及遍身疼痛，四肢木痹，左半身不遂，左足痛甚者，以其舒经活血行血，有去瘀生新之功"，桃仁能润肠、通便，"走大肠经，治血枯便闭，血燥便难，以其濡润凉血和血，有开结通滞之力"。《本经逢原》："桃仁，为血瘀血闭之专药。苦以泄滞血，甘以生新血"。现代药理研究表明，桃仁有舒张血管作用，对肝表面微循环有一定的改善作用。红花性温，味辛，活血通经、散瘀止痛。用于经闭、痛经、恶露不行、症瘕痞块、跌打损伤。《本草衍义补遗》有云"红花，破留血，养血。多用则破血，少用则养血"。《本草经疏》认为其为"行血之要药"。《药品化义药品化义》指出而这配伍之妙，红花，善通利经脉，为血中气药，能泻而又能补，各有妙义。桃仁与红花皆为活血祛瘀之药，配合应用，唯桃仁善治肺痈肠痈，且有润肠通便之效；红花则善于活血调经。治经闭痛经，可配红花、当归等同用。桃仁入血分，破血行瘀，红花活血通经，祛瘀止痛，桃仁破瘀力强，红花行血力胜，二药伍用活血通经，去瘀生新，消肿止痛力强。

（十）牡丹皮、赤芍

赤芍苦、寒，经归于肝，功清热凉血，散瘀止痛，为肝家血分要药。《药品化义》中"赤芍，味苦能泻，带酸入肝，专泻肝火。盖肝藏血，用此清热凉血"。缪希雍："主破散，主通利，专入肝家血分，故主邪气腹痛"。又言"妇人经行属足厥阴肝经，入肝行血，故主经闭"。《本草经疏》现代研究证实赤芍能抗凝，有抗血栓作用、抗血小板聚集作用、显著的退黄作用。牡丹皮性寒、味苦，归心、肝、肾、肺经。清心、养肾，和肝，利包络，并治四经血分伏火，血中气药也。善治女人经脉不通，及产后恶血不止。又治衄血吐血、崩漏淋血、跌扑瘀血，凡一切血气为病，统能治之。牡丹皮善清血，而又活血，因而有凉血散瘀的功效，使血流畅而不留瘀，血热清而不妄行。故对血热炽盛、肝肾火旺及瘀血阻滞等症，都恃为要药。《药性论》指出主治特长："治冷气，散诸痛，治女子经脉不通，血沥腰疼"。《本草纲目》认为其功效为"和血，生血，凉血。治血中伏火，除烦热"。现代研究显示，其能增加冠脉血流量，减少心输出量，降低左室做功的作用。对心肌缺血有明显保护作用，并且持降低心肌耗氧量、解热、抗感染、抑菌、抗凝及免疫增强作用。二者相须配对，凉血活血之力倍增，使血热得清而不忘行，血液畅顺而不瘀。具有凉血不妨留瘀，活血不碍止血的特点。

（十一）熟地、当归

熟地甘温，味厚，气薄，质润，滋阴养血见长，能补血，滋阴，养肝肾；牟允方指出，张景岳推崇熟地，认为"至若熟地性平、禀至阴之德，气味纯净，故能补五脏之诸经之阴血虚者，非熟地黄不可"；当归辛甘、微苦，性温，入心、肝、脾经。善补血，养肝，和血调经，明李士材谓其"能引诸血各归其所当归之经，故名当归"。"妇人以血为本"，当归号为血中气药，乃血家要药，有补血活血，止痛调经，润肠通便作用。是调理冲任必用之品。当归在妇科中应用广泛，对妇人月经不调、经闭、腹痛、癥瘕、崩漏、带下病胎前产后诸症。《本草正义》记载其有补血行血之效，"味甘而重，故专能补血，其气轻而辛，故又能行血，补中有动，行中有补"，称其乃

"血中气药，血中之圣药也"。二者的功效相同，而性质相异，配伍应用，补血和血之功显著。

二、常用方剂

（一）疏肝饮子

疏肝饮子主要用于气郁的调理，张琪教授以此方调治胸胁胀满或胀痛，属肝气横逆犯胃，兼见胃脘胀闷不舒、舌尖赤、苔白少津、脉弦等一系列肝气郁结且初露化燥伤阴征兆者，常随手取效。如口干口苦，有化燥伤阴之象者，可加焦山栀，此药苦寒，用量不宜过大，防止伤脾胃。于肝气郁结之胁肋胀满疼痛、妇女经前乳房胀痛等症缓解右季肋痛、五心烦热等症状。

肝司疏泄，喜调达，恶抑郁，疏泄条达正常，则气机调畅，气血冲和，使人情志舒畅，促进消化功能，还可以调理冲任等；反之，若恼怒抑郁，肝失疏泄，气机不畅，临床多表现为胸胁胀痛或窜痛，嗳气不舒；肝气犯胃则胃脘胀满、饮食不下、心烦易怒等。另外，足厥阴肝经的一支下抵少腹、环阴器，若肝气郁滞，也可见有少腹胀满或疼痛，以及妇女月经不调、经前腹痛或乳房胀痛，脉弦、面色青黄不荣等一系列症状，皆属于肝气郁结，气血失于调畅，可用疏肝理气法治疗。

古方疏肝解郁之药甚多，如逍遥散、柴胡疏肝散、四逆散等，用之得当皆效，张琪教授常用此自拟方疏肝饮子，此方为四逆散加味化裁而成，方中柴胡为疏肝之圣药，芍药敛阴养血柔肝，前人谓泻肝，实际上是通过敛阴柔肝以平抑肝气之横逆，柴胡与白芍合用，一疏一柔，疏而不燥，柔而不滞；枳实助柴胡疏肝行气之功，当归、丹皮以养血凉血润燥，因肝主藏血，体阴而用阳，疏肝药物应防止刚燥及伐肝劫阴之品，此方疏肝、敛阴、养血，配伍精当，当无此弊。

（二）血府逐瘀汤

血府逐瘀汤主要用于血瘀的调理，张琪教授常用血府逐瘀汤化裁治疗，获效甚捷。足厥阴肝经络于胸胁，凡胸胁满痛、郁闷不疏、短气心悸、怔忡不宁等一系列肝经血脉郁滞，气机不通者，此方皆有效，如冠心病、风心病、肺心病、心脏官能症、顺应失调等皆可用之，适用范围相当广泛。

肝郁日久则血瘀络阻，此时纯用疏肝药不效，需考虑用活血通络法治疗，前贤王旭高氏谓"如疏肝不应，络脉瘀阻，宜兼通络，如旋覆花、新绛、归须、桃仁、泽兰叶等"。因肝主藏血，气血相附而行，气为血之帅，气郁日久，血因之而滞，叶天士谓"久痛入络"，除前述症状外，常见舌紫暗，有瘀点、瘀斑，痛处不移等，但也有隐匿无明显症状者，只是病程日久，用疏肝理气药无效者，所谓久病多瘀、久病入络等，是肝郁证的规律。

（三）养血止眩汤

养血止眩汤主要用于血虚的调理，有两目干涩，视物昏花不清，头晕耳鸣，少寐多梦，胁下隐痛，口干舌淡，脉弦细。治头痛眩晕。肝藏血，补肝也即养肝，用以治疗阴血不足，阴液亏耗之证，见因"足厥阴经属肝络胆，上贯膈，布胁，连目系，与督脉会于巅"，血虚不荣故可见上述症状；又"人卧则血归于肝"，肝虚则血不得藏故不寐，《金匮》酸枣仁汤为此病之效方；《医宗金鉴》有补肝汤，方用当归、地黄、川芎、白芍、枣仁、木瓜、甘草，治疗肝血不足，筋缓不能自收持（肝主筋），目暗视物不清等。《金匮翼》谓"肝虚者，肝阴虚也，阴虚则脉细急，肝之脉贯膈布胸胁，阴虚血燥，则筋脉失养而痛，其症胁下筋急，不得太息，目暗不明，爪枯色青，遇劳即甚，或忍饥即发是也"，主以补肝散，方用酸枣仁、熟地、当归、山茱肉、山药、川芎、木瓜、五味子、白术、独活，张琪教授临床治疗头痛眩晕，目暗不清，胁下隐痛，妇女经行量少或经闭，面色不荣，舌淡红等，尤其是头眩晕不清，终年不愈。

此方用四物汤补肝养血，枸杞、女贞滋补肝肾之阴，诸风药上达巅顶，引血上荣，临床用之常获良效，此类患者终年头昏眩不清，目干涩，体质消瘦者居多，遇风即重。《素问·阴阳应象大论》中谓"东方生风，风生木，木生酸，酸生肝"，说明自然界之"风"与人体之肝经密切相关，本例患者病机为肝经血虚，头眩痛，逢风天则剧，说明中医学天人相应学说在说明人体与自然界的关系、指导临床实践是很有意义的。

心在生理上为君主之官，主血脉而藏神，为五脏六腑之主，开窍于舌，其华在面。血液的运行有赖于心气的推动，神气的旺盛又以心血为物质基础。属心的病证主要表现为血行及神志的异常，涉及范围较广。本文主要介绍张琪教授对冠状动脉粥样硬化性心脏病、病毒性心肌炎、心律失常等，临床以胸痹、心痛、心悸、怔忡为主要表现的心系疾病的辨证治疗经验。

张琪教授认为，胸痹、心痛、心悸、怔忡等病证的辨证，大体可分为虚实两类。虚指心之气血阴阳不足，实则多指气滞、血瘀、痰浊等为患，然虚实之间亦常兼夹互见，病机复杂，其治法亦随机应变。

（四）益气活血汤

益气活血汤主要用于气虚的调理，气为一身之主，《灵枢·邪客》篇谓"宗气积于胸中，出于喉咙，以贯心脉而行呼吸焉"。说明宗气积于胸中，有走息道、司呼吸、贯心脉、行血气的功能。心肺居于胸中，宗气为心气、肺气之源泉，由于宗气贯心脉，心血才能运行不息，所谓气为血帅，气行则血行。反之如气虚无力推动血液运行，则可形成胸痹心痛。张琪教授经验：气虚为主的胸痹心痛在临证中颇不罕见，其主要证候为气短乏力、怔忡自汗、胸闷或疼痛，此痛多为隐痛，活动后则加重，舌淡，脉象虚或沉弱等体征。补中有通，补而勿壅之功效。此方治冠心病、心绞痛以气虚为主者具良效，张琪教授屡用以收功。气短乏力，胸憋闷痛，活动则心绞痛发作频繁，此属宗气虚无力推动心血运行，而胸痹心痛。

（五）益气滋阴饮

益气滋阴饮主要用于气阴两虚，心气虚，心阴不足，气阴两虚，一方无力推动营血之运行，一方又不能达到营养濡润功能，因而产生胸痹心痛、心悸、心烦肢麻等症。叶天士谓"营血不足，症见胸隐时痛时止，不饥，脉弦，治宜养营和胃"，又谓"风火内燃，营阴受劫，症见心痛彻背，胸胁皆胀，牙宣，遗精色苍，脉小数，治宜柔解熄风缓急，用生地阿胶方（生地、阿胶、牡蛎、玄参、丹参、白芍、小麦）"。叶氏所谓之热炽伤阴之胸痛，临床所见甚多，除冠心病外，尤多见于心肌炎一类病。辨证特点：胸闷痛，气憋，心烦，手足心热，心悸烦热，口干，舌红少苔或暗红有薄苔，脉象细数或弦数，行气活血通络，使其补中有通，以补为主，以通为辅，以达相辅相成之效。

（六）炙甘草汤

炙甘草汤用于气虚为主，心阳不振，鼓动无力，心阴亏虚，濡润营养失职，形成阴阳两虚证，表现为气短心悸，自汗，精神委靡，口干不欲饮，脉弱或结代等症。治疗当振奋心阳，滋养心阴，阴阳互助为治则。方以炙甘草为主，调中益气，人参、桂枝、生姜、清酒益气助心阳以通脉络；生地黄、麦冬、阿胶滋养心之阴液，阴阳互根，"阳无阴则无以生，阴无阳则无以化"，故温助心阳与滋养心阴相伍，且桂枝、姜、枣调和营卫，清酒通利脉道，配伍精当，用方得法，多奏佳效。张琪教授用此方治疗心肌炎、冠心病、心律失常，或加玉竹、丹参助滋阴活血通络之力，审其气虚者加黄芪，如其阴虚较明显者，重用生地、麦冬、阿胶，加玄参、玉竹等，如阳虚较著者，重用桂枝、生姜,有时也稍加黑附子,温肾助心阳,多能取得良好疗效。心阴虚证,手足厥冷,畏寒,属心阴阳两虚,心阴虚较甚,阳虚较轻,故而加重滋补心阴和肾阴,如玉竹、龟板、五味子等,方中之人参补心气,炙甘草与桂枝合伍为桂枝甘草汤扶心阳,方用补气扶阳与滋阴相伍,阴阳互补,又加丹参以行血,以期达到补而勿壅之效果,原方用清酒,张琪教授用此方未用酒,因心动过速,酒尤能助心阳加速心律,故未用之。

(七) 益气养心汤

益气养心汤适用于以气虚为主,无明显血瘀证者,如辨证气虚血瘀明显则前方不尽适宜。由于气血相互倚依,气旺则血行,气虚则血滞,《灵枢·刺节真邪》篇谓:"宗气不下,脉中之血,凝而留止"。喻昌谓:"人身五脏六腑,大经小络,昼夜循环不息,必赖胸中大气,斡旋其间"。故凡气虚日久,必影响血之运行,致气血不畅,酿成气虚血瘀。张琪教授诊治有关心脏病,认为多属气虚血运阻滞所致,因而治疗此类心脏病及心律不齐等,用补气活血法治疗有较好疗效,黄芪、人参、麦冬与五味子为益心气、滋阴首选药,血府逐瘀汤加丹参为用于血脉痹阻有效之方剂。心主血脉,赖大气斡旋,气虚而无力统帅血之运行,因而形成气虚血瘀同病,治疗一面补气之虚,一面又需活血化瘀,故两者合用以达气旺血通、气行血活之效。

张琪教授经验:有关气虚血瘀之冠心病治疗较多,用此方大多有效,纯用活血药初服有效,久则不仅无效,反而气短乏力加剧,所见甚多,极应注意。

(八) 益气活血滋阴合剂

益气活血滋阴合剂用于气虚、阴虚、血瘀涉及心、肺、肾三脏者,肺主气,肾纳气,心与肾相互制约,气阴亏耗日久,穷必及肾,阴亏阳浮,坎离失调,则心悸怔忡,心动过速兼夹血行瘀阻,经脉不得流畅,于是心房颤动、心律失常等症不断出现,但属于阴虚阳气浮越者,则心动过速;属于阳虚阴盛者,则心动过缓,治疗当别阴阳,庶可无误。气阴虚血瘀,临床表现:胸痛气短乏力,腰痛,头晕耳鸣,五心烦热,心悸怔忡,舌红少津,脉虚数,治疗以益气活血,滋补肾阴。患者面容憔悴,精神不振,疲惫不堪,入夜则心悸动不宁,夜难入睡,此属心气虚阴虚夹有血瘀之候,以益心气养阴活血法。心悸,夜不能寐,面容憔悴,表情淡漠,呈现气短不能续,心肾阴虚或加入枸杞、女贞、玉竹、龟板以补肾阴摄纳。组方以益气阴、补肾摄纳、活血化瘀三方面治疗取得良好疗效。重用黄芪治疗甲亢之属于气虚者甚效。

(九) 益气温阳活血合剂

益气温阳活血合剂主要用于气虚血瘀,肺为气之主,肾为气之根,心主血脉,心与肺气血相互依存,心病一方面与气虚血瘀有关,又与肾阳衰微,元气不能上达有关,临床表现心悸,胸憋闷或胸痛,气短不能续,动则气乏声嘶,懒言神倦,口唇发绀,腰背酸痛,耳鸣,头昏眩,小便频,尿有余沥,舌淡,质紫暗,脉沉迟微弱,治疗以补气活血,又须温补肾阳以纳气归元,辨证为心气虚,肾阳虚不能上达,血运受阻,治疗以补益心气,温肾阳活血法。心气虚、肾阳式微、血运阻滞,以补益心肺气之人参、黄芪,温肾阳之附子、肉桂,活血之川芎、丹参、当归、红花等,以柴胡、枳壳疏郁行气,使气行血行,佐以五味子、麦门冬以滋敛阴液,防助阳伤阴,经治疗有明显疗效,获得缓解。对心律不齐,频发早搏(期前收缩),属肾阴亏耗,阳气浮越,故以益气滋补肾阴,辅以活血;属肾阳虚不能上达,故用益气温肾阳,辅以活血,益气活血相同,滋阴温阳为主,异各有之特色。

(十) 加味瓜蒌薤白汤

加味瓜蒌薤白汤主要用于心气不足,胸中为阳气所司,心居胸中,胸阳即心阳,若阳气充沛,喻昌所谓"离照当空",阴邪得阳气之施化,则水津四布,灌溉于周身,气血运行调达无阻,若阳气不振,则痰湿留滞,影响气血之运行,心之脉络瘀阻,因而产生冠心病一系列症状。主证为胸前痛,或连后背,短气,舌体胖嫩,苔白腻,脉象沉滑或短促,宜益气通阳宣痹法。心气不足,故加人参以补气,通补兼施,使痹开阳气通,心气振则诸病自除。可使胸痹心痛症状缓解,部分病例心电图亦随之明显改善。人参,《本草纲目》谓有补气宁神,养心益智等作用。据张琪教授经验,此证型有时用瓜蒌薤白汤疼痛不能控制,加用人参后,疼痛即缓解。以心虚为本者,人参补气养心,为治本之药,尤以与黄芪合用其效更佳。

(十一) 滋阴潜阳汤

滋阴潜阳汤主要用于阴虚阳亢,多见于心肝同病,肝郁化热,心阴亏耗,阴虚阳亢化热生风,除心痛胸憋闷之外,同时伴有烦躁易怒,头昏眩或痛胀,目干涩耳鸣,肢麻或手足震颤,舌红绛,苔薄燥,脉弦数或弦滑等,宜滋阴潜阳平肝清热法治疗阴虚阳亢证。方用生地黄、玄参、玉竹滋阴养阴,代赭石、珍珠母、生牡蛎以潜阳,白芍、黄芩、决明子平肝泄热,钩藤、菊花清头目熄风,怀牛膝引热下行,为治疗阴虚阳亢之有效方剂。对去除头昏胀轻减而心悸不宁,五心烦热,胸痛不减,用此方热除,胸痛减,诸症消除,血压亦随之下降,但辨证必须阴虚阳亢者方效。

(十二) 加味血府逐瘀汤

加味血府逐瘀汤治心血瘀阻证,心主血脉,血行不畅,日久则酿成心血瘀阻,主要症状有心悸胸闷,心前区憋闷或刺痛,痛引肩背,重则痛不可忍,唇甲青紫,舌暗红或有瘀斑,脉淇宙涩等。此因瘀血内阻,心脉气机不畅所致,宜用活血化瘀,通络宣痹法。从脏腑探索,当属心肝二脏,以心生血,肝藏血,尤以足厥阴肝之经脉络于胸胁,喜条达恶抑郁,条达则气血通畅,抑郁则气血郁滞。本方为治肝血瘀滞之良方,加入丹皮、丹参其效尤佳。肺源性心脏病多合并感染,痰热蕴蓄气逆,导致血行瘀滞,酿成痰瘀阻塞为患,临床表现胸闷气喘,咳嗽痰稠黏不易咳出,常出现心衰症状,口唇青紫,舌紫暗,肝大等。此时单用清热化痰,效多不显,应用本方,活血疏郁,合清肺化痰,疗效较佳。活血化瘀可调整心血运行功能及降低血液黏度,改善和促进血液循环,增加肺血流量和心肌供血,故用于肺心病心衰有良好疗效。本方亦可用于治疗脑动脉硬化、腔隙性脑梗死、高脂血症,临床见头昏健忘、心烦易怒等属气滞血瘀者。

(十三) 加味温胆汤

加味温胆汤主要用于气滞痰阻,以和胃化痰,通络法治疗气滞痰湿阻络而胸闷短气,发作时则心窝部气憋,攻冲作痛,呕恶食纳极差,食量稍多则心窝部胀痛,呕恶,舌苔白腻,脉象沉缓。心与脾为母子关系,心气虚则影响脾之运化,脾与胃相表里,脾胃功能失调则痰湿内生,胃气不和而上逆,痰湿与气逆交织,影响络脉之通畅。《金匮要略》"胸痹胸中气塞短气,茯苓杏仁甘草汤主之,橘枳姜汤亦主之"。橘皮、枳实、生姜、茯苓、杏仁皆为和胃化痰下气之药,以之治疗此类冠心病当为适宜。本证与胸阳痹阻病机同中有异,胸阳痹阻在心肺,如"胸痹之病喘息咳唾,胸背痛,短气,寸口脉沉而迟,关上小紧数……"。喘息咳唾,胸背痛乃肺痹、心痹之证,本证则由心涉及脾胃,其临床表现特征多伴有消化道症状,如恶心吐逆,心绞痛发作时气憋欲吐,伴有气上逆攻冲,舌体胖大,苔白腻,体质多肥胖,多痰,头晕,心悸等,宜法治疗,拟用加味温胆汤。本方特点是心胃同治,温胆汤具有和胃化痰,降逆气和中之作用,郁金、菖蒲开郁通络,杏仁利肺降气,生姜温中。如见舌质红、手足心热等阴虚证,可加入石斛、五味子、麦冬等滋养胃阴之品,如见畏寒、手足冷、便溏,脾阳虚证。

第三章 饮食有节 平衡膳食

食物与营养是人类生存的基本条件，也是反映一个国家经济发展水平和人民生活质量的重要指标。改革开放以来，随着国民经济的迅速发展，人们的生活水平有了很大提高，改变了以前食不能充饥的贫困局面，逐渐从温饱迈向了小康，但随之而来的营养过剩及营养不均衡则导致了诸多营养相关疾病，现代富贵病逐渐普及和流行起来，如肥胖、糖尿病、高血压病、高脂血症（即所谓的代谢综合征）、冠心病、动脉硬化症、中风、脂肪肝、胆囊炎、痛风、肿瘤等成了当今社会的常见病、多发病，给人类自身的健康带来了很大威胁，给社会带来了沉重的负担。

张琪教授认为，"生、长、壮、老、已"是生命发展的自然规律，无人可以抗拒，要想摆脱物质生活水平提高引发的负面影响，达到健康长寿，科学的营养饮食很重要，日常生活必须遵循饮食有节、平衡膳食的原则。

第一节　饮　食　有　节

饮食物是人体从自然界摄取的营养物质，它是维持生命活动所必需的营养来源。适度摄入、定时定量是饮食养生的基本原则之一，张琪教授主张日常饮食要有节制，要养成良好的饮食习惯，提倡定时定量，防止饥饱失常。他常说，"人一定要懂得饮食之道，不能随心所欲，想吃什么就吃什么，什么好吃就吃什么，愿吃多少就吃多少，想什么时候吃就什么时候吃。否则饮食失宜，损伤脾胃，疾病即来"。

我国古代相关论述颇多：

《素问·上古天真论》提出"上古之人，其知道者，……食饮有节，……故能形与神俱，而尽终其天年，度百岁乃去。今时之人不然也，以酒为浆，以妄为常，……故半百而衰也"。可见食饮有节乃长寿之道。

《素问·痹论》曰："饮食自倍，肠胃乃伤"。《素问·生气通天论》曰："因而饱食，筋脉横解，肠澼为痔"。强调饮食过饱所造成的危害，长期饱食增加了胃肠负担，而食物的消化吸收全赖脾的运化及胃的腐熟功能，胃伤不能腐熟水谷，脾伤不能运化精微，而致脘腹胀满疼痛拒按，吞酸嗳腐，或为便下脓血，或为痔疮。

《素问·生气通天论》曰："膏粱之变，足生大疔"，意思是肥甘厚味的食物吃多了，能生疔疮。说明偏食、暴食能影响人体健康。

《东谷赘言》曰："多食之人有五患，一者大便数，二者小便数，三者扰睡眠，四者身重不堪修养，五者多患食不消化"。皆说明饮食不节可损脏腑，诸病丛生。

《寿世保元》曰："食唯半饱无兼味，酒至三分莫过频"。强调饮食有节的重要意义。

节食可以减轻肠胃负担，可以益寿延年，但不可过度。过度节食，营养物质得不到及时补充，新陈代谢活动不能正常进行，日久则机体营养不良而出现相关疾病。张琪教授认为，节食要合理、有道，这方面不可走入误区。节食要有尺度，要因人而异，有的人饭量大，有的人饭量小。总以七八分饱为宜，不可过分限食，饥饿太甚，损伤脾胃，易生他种疾病。现今不少青年女性，因减肥而采用饥饿疗法，出现脾胃病者不少，甚而导致贫血和营养不良，实不足取。

古代也有相关论述。《灵枢·五味》曰："故谷不入，半日则气衰，一日则气少矣"。《灵枢·平人绝谷》曰："故平人不食饮七日而死"。此论饮食不可过饥。过饥，饮食物得不到及时补充，水谷不能正常在胃腐熟、不能在脾运化成水谷精微，而水谷精微是气血生成的主要物质基础，故而气血生成乏源，短期则表现为正气不足，日久则气衰而死。

现代医学认为，人体的基本生命活动——新陈代谢，每时每刻都在不停地进行着，它所需的营养物质——能量也必然不断地消耗着，所以要想保证新陈代谢正常地进行，就需要不断地补充养料——水和食物。如果人体不进任何饮食，也就意味着断绝营养的来源。机体的新陈代谢告于终止，人的生命活动便完结了。

综上所述，要想健康长寿，日常饮食必须要有节制，但不可过度，引用张琪教授的话："食饮有节，食量八分……不能想吃多少就吃多少"。张琪教授如今已93岁高龄，仍耳聪目明，精神矍铄，出诊、教书、科研样样领先，问及养生之道，首曰"饮食有节"，他的饮食很有节制，一日三餐，七八分饱，好的不多吃，差的也不少吃，值得我们借鉴。

第二节 平衡膳食

机体对营养物质的需求是多方面的，含有多种丰富营养素的饮食物可以促进机体的生长发育，可以推迟衰老的发生，可以减少因衰老而招致的疾病，因而张琪教授认为膳食的调配要全面、合理、互补。

《素问·脏气法时论》中曰："五谷为养，五果为助，五畜为益，五菜为充、气味合而服之，以补精益气"。张琪教授传承了《内经》的思想，他主张五谷（粳米、小豆、麦、大豆、黄黍）养五脏，五果（桃、李、杏、栗、枣）为辅助，五畜（牛、羊、豕、犬、鸡）补气血、滋阴温阳，五菜（葵、藿、薤、葱、韭）充养人体，谷肉果菜皆有五气五味，宜合而食之，无使偏盛，以补益精气。

现代营养学认为机体所需七大营养素，即碳水化合物、蛋白质、脂肪、维生素、矿物质、纤维素和水，前三者主要提供人体活动所需的热量，维生素、矿物质、纤维素和水是维持人体生命活动不可缺少的营养物质。在饮食上，要求营养素之间有平衡关系。如蛋白质、脂肪、碳水化合物三大营养素所提供的热能，一般认为以分别占总热能的10%～15%、20%～25%和60%～70%为合理。谷类食物是中国传统膳食的主体，主要含有碳水化合物、纤维素、部分蛋白质和维生素。肉类主要含有蛋白质和脂肪，是为人体供能的主要物质。蔬菜、水果主要含有维生素和无机盐，是维持人体生命活动不可缺少的营养物质。还含有较多的纤维素、半纤维素、木质素和果胶等，可促进肠道蠕动，有利于粪便排泄，并且可以减少胆固醇的吸收。张琪教授认为，普通的轻体力劳动者，每日进食谷类食物500克、蔬菜500克、肉类100克、水果适量，基本能满足人体的正常生理需要。随着居民生活水平的提高，现代人的饮食结构逐渐"西方化"，动物性食物的摄入量已超过了谷类和蔬菜的摄入量。张琪教授认为，这种膳食提供的热量过高，而膳食纤维过低，长期食用会引发肥胖、动脉粥样硬化等慢性疾病，他提倡日常饮食以谷类为主，注意粗细搭配，常吃粗粮、杂粮，而且一日三餐，必须注意营养的均衡，做到谷肉果菜合理搭配，食物多样，主副不偏。

另外，张琪教授对"饮食有节、平衡膳食"还有更独到的见解，他认为食物分阴阳，又有四气、五味之性，食用时应讲究阴阳平衡、寒热温凉及酸苦甘辛咸的调和。

寒性、凉性的食物皆属于阴，如鸭肉、菠菜、黄瓜、西瓜、梨、绿豆等，阳性体质或患了热证的人可以适当多食用，如患了暑热证的人，可以多食西瓜、绿豆。但寒凉之物不可多食，过食生冷寒凉，易伤脾胃阳气，表现为腹胀、腹痛、纳呆、便溏等。相反，热性食物、温性食物皆属于阳，如羊肉、狗肉、萝卜、茴香、生姜等，阴性体质或患了寒证的人可以适当多食用，如胃寒怕冷、手脚冰凉的人可以适当多食羊肉。但温性食物亦不可过食，过食辛温燥热之品易致胃肠积热，表现为便秘或者泄泻、皮肤斑疹、口舌生疮等。黄豆、小麦、玉米、西红柿、苹果等属于性平之品，寒热性质不明显，无论寒证还是热证皆可选用。所以，张琪教授主张饮食物要求寒温适中，少食辛热、寒凉之品。

同时食物具有酸苦甘辛咸五味，酸味入肝、苦味入心、甘味入脾、辛味入肺、咸味入肾，适当食用，五味能养五脏，但长期偏嗜某种饮食，易致脏器偏胜而致功能失调，如《内经》中所述"味过于酸，肝气以津，脾气乃绝。味过于咸，大骨气劳，短肌，心气抑。味过于甘，心气喘满，色黑，肾气不衡。味过于苦，脾气不濡，胃气乃厚。味过于辛，筋脉沮弛，精神乃央"。所以张琪教授主张五味入口贵在调和，如此方能气血畅通、阴阳平和。

第三节 季节养生

（一）春季

春季是万物生发的季节，阳气升发，利于人体化生精气、血、津液，所以张琪教授主张春季应注意养阳，饮食上应选用性温味辛之品，适当食用葱、生姜、大蒜、香菜、韭菜、卷心菜等，助阳气升发。肝主升、动、散，春季以肝当令，张琪教授主张适当食用酸味之品，入肝以养肝。但不可过量食用，过食酸，则肝气过旺，肝旺克脾，致脾虚失运。甘味入脾，最宜补益脾气。故张琪教授主张春季宜少食酸、多食甘，以养肝健脾。如大枣、桂圆、黑米、燕麦、南瓜、牛肉、鲫鱼等即属甘味之品。

（二）夏季

夏季是万物繁茂的季节，阳旺之时，人体的阳气最易发泄，因而张琪教授主张夏季应注意养阳，同时，暑热易伤气、伤阴，故夏季饮食宜清补，即清热祛暑、补气养阴，忌过食寒凉。如西瓜、甘蔗、莲子、猪肉、冬瓜、绿豆等均可适当食用。夏季心气火旺，宜适当食用苦味之品，以泻心火。但不可过量食用，过食苦，则火克金，致肺气虚，同时苦寒伤脾胃，故张琪教授主张夏季宜减苦增辛，一方面辛味入肺以养肺，另一方面辛味性温养脾胃，辛温之品还有利于散热。

夏季阴雨连绵，湿气较重，湿为阴邪，易伤阳气，脾喜燥恶湿，所以湿邪侵犯人体，常先困脾，表现为脾虚湿盛，张琪教授主张此时宜多食健脾化湿之品，如白术、薏苡仁、白扁豆、陈皮等，可煮水、可熬粥。

"冬吃萝卜夏吃姜，不劳医生开药方"，张琪教授认为，夏季人们常食性偏凉，贪食则易致脾胃虚寒，而生姜具有温中散寒的作用，饮食中加些姜，则可疏风散寒，预防腹中寒疾。

另外张琪教授还主张夏季适当饮用薄荷茶、菊花茶、金银花茶、决明子茶、绿豆水、西瓜汁、番茄汁等，清暑同时补水。

（三）秋季

秋季是万物成熟的季节，阳气始敛，阴气渐长，气候干燥，燥邪伤津、伤肺，所以养生活动应注意收敛精气、保津养阴、滋肾润肺。饮食上应注意少辛增酸，以养肝气。故张琪教授主张秋季少食葱姜蒜辣椒等辛辣之品，适当增加山楂、葡萄、柚子等酸味食物，梨、甘蔗、蜂蜜、银耳等清润之物的摄入，酸甘化阴。

另外张琪教授主张秋季应禁食苦味食品，因苦能燥湿，易伤津耗气；宜多食新鲜蔬菜水果，以补充夏季高温对身体的消耗；常食粳米梨子粥、粳米胡萝卜粥、粳米芝麻粥等以和胃、润肺、养阴。

（四）冬季

冬季是万物收藏的季节，阴寒盛极，阳气闭藏。养生活动应注意敛阳护阴，以养藏为本。饮食以护阴潜阳为原则，提倡热食、忌生冷。注意温补阳气，适宜多食羊肉、狗肉、韭菜等温性食物。

另外，冬季饮食应少咸增苦，因咸属肾、苦属心，过食咸则助水克火，致心气虚。所以张琪教授主张适当摄入苦味之品，以养心气。

第四节　特殊人群的饮食养生

（一）老人

人步入老年后，人体各器官组织细胞的活跃程度降低，人体基础代谢率随之降低，加上老年人活动减少，消耗的能量减少，所以老年人对能量的需求相对减少，但对多数营养素的需要量并不降低。因此，老年人在饮食上一定要注重质与量的结合，合理控制食物数量、提高质量，以满足机体对营养的需求，提高身体素质，为健康长寿奠定基础。张琪教授认为老年人饮食应注意以下几点。

1. 糖、蛋白质、脂肪合理搭配

随着年龄的增长，老年人对糖的耐受力减弱，所以应减少对糖、饮料等甜食的摄入，其摄入的碳水化合物应以谷物为主，占全天总热量的50%～55%，各种谷薯类食物适宜搭配食用，促进营养元素的吸收。

蛋白质是构成机体各种组织的基本成分，是供给热量、维持机体生长发育不可缺少的基本物质。在人体衰老过程中，蛋白质以分解为主、合成减少。所以老年人宜补充足够的蛋白质，以每日每公斤体重1～1.5克蛋白质为宜，且以优质蛋白质为主。张琪教授提倡老年人每天喝250克牛奶，并摄入适量豆制品、瘦肉、鱼类等。

脂肪是为机体提供热能、维持机体生命活动的基本物质。老年人摄入脂肪的量应占全天总热量的20%～25%，并提倡以植物性油脂为主，有利于降低血清胆固醇，预防老年动脉硬化及心脑血管疾病的发生。

2. 荤素合理搭配

荤素搭配是副食调配的重要原则，老年人因消化功能减弱，机体消耗的热量减少，适宜素食为主，以提供人体所必需的维生素、矿物质和纤维素。同时适当进食鱼、禽、畜类，保证足量蛋白质及适量脂肪的供应，满足机体日常活动所需。

3. 粗粮细粮合理搭配

老年人的主食应以细粮为主，粗细搭配，提倡粗粮细做。老年人胃肠蠕动功能减弱，适当摄入粗粮，增加了食物中纤维素的含量，有利于促进胃肠道蠕动，为预防老年性便秘起到一定的作用。另外，粗粮中还含有蛋白质、维生素等其他营养元素，合理搭配食用，能充分发挥蛋白质的互补作用。

4. 干稀搭配

老年人牙齿失于强健，胃肠功能减弱，更适宜进食稀软的食物，既利于咀嚼，又利于消化。所以张琪教授提倡老年人的饮食宜干稀搭配、忌食生硬，多食粥、汤及发酵制品。

（二）儿童

儿童正处于生长发育期，人体各组织器官的功能比较活跃，基础代谢率较高，加上儿童的日常活动较多，消耗的热量相对增加，所以儿童的饮食必须能够为身体提供足够的能量，以满足机体的生长发育，保证儿童健康成长。张琪教授认为儿童的饮食应注意以下几点。

1. 热量充足

儿童时期身体的生长发育迅速，身高体重迅猛增长，机体代谢比较旺盛，加之儿童活动量大，消耗的热量多，所以儿童饮食应注意补充足够的能量。根据个体差异，儿童的热量供给应在每天 600 ~ 2200 千卡。

2. 营养均衡

碳水化合物、蛋白质、脂肪是为人体供能的基本营养素，三者的比例应接近 6：1：0.7。根据中国人的饮食习惯，粮食应保证每日 280 ~ 350 克，主要为人体提供碳水化合物；肉、蛋、奶、鱼虾、豆类及其制品应保证每日 100 ~ 150 克，主要为人体提供蛋白质；植物油 15 ~ 20 毫升，主要为人体提供脂肪。另外，维生素和微量元素也是保证人体生长发育必不可少的基本物质，根据儿童生长发育的需要，必须保证儿童的饮食中含有足够的维生素，以及丰富的钙、磷、铁、镁、钾、碘、锌等无机盐，以防止疾病，保证儿童身体健康。蔬菜水果中含有丰富的维生素和微量元素，每日应保证食用 350 ~ 400 克。

总之，儿童饮食应做到主食有粗有细、副食有荤有素，保证蔬菜水果，忌单纯素食。

3. 保持良好的饮食习惯

细嚼慢咽。儿童天生活泼好动，这一天性决定了儿童贪玩的本能，即使吃饭时也不能保持安静。因为贪玩，到嘴的饭菜往往囫囵吞枣，一方面粗糙的食物加重了胃肠道的负担，另一方面短时间咀嚼食物势必影响消化液的分泌，并且食物不能与消化液充分混匀，大大影响了胃肠的消化功能。由于儿童的胃肠发育不完善，消化功能较成人差，所以张琪教授主张，儿童吃饭时一定要细嚼慢咽，速度不能过快，不能比赛吃饭。

定时定量，不暴饮暴食。儿童常常会因一时贪玩而忘了进食，甚至家长因工作繁忙不能及时为孩子准备饭菜，等到进餐时已饥肠辘辘，势必会导致狼吞虎咽。另外儿童没有营养平衡的概念，常常会根据自己的口味选择食物，喜欢的食物可能会海量食用。张琪教授提醒，长期暴饮暴食会加重胃肠负担，影响消化、吸收等正常生理功能，从而产生胃肠炎、胰腺炎等疾病。所以儿童进食要注意定时定量，忌暴饮暴食。

不偏食不挑食。儿童时期是生长发育最旺盛的时期，这个时期需要充足的营养素来满足身体需要，这就要求儿童的饮食要丰盛，既要满足量的需要，又要注意营养的搭配。孩子往往会根据口味选择食物，不喜欢的食物或味道特殊的食物往往会遭到排斥，长期则会导致营养失衡，影响正常生长发育。所以张琪教授主张儿童的饮食品种要多样化，鼓励儿童不偏食不挑食。

正确对待零食。儿童正处于生长发育高峰期，加之活动量较大，所以消耗的热量相对成人要多，而孩子的胃容量较小，一次摄入的食物较少，因而应及时给孩子加餐，加餐时要注意以下几点。

（1）时间：零食应放在两餐之间，餐前、餐后不可给零食吃。餐前食用会大大影响食欲，导致正餐摄入不足，长期则营养缺乏，影响儿童正常生长发育；餐后食用零食往往会导致热量过剩，长期则热量堆积，形成肥胖、高脂血症、糖尿病等营养相关性疾病。张琪教授提醒，处于生长发育期的儿童一定要及时加餐，但不能随时加餐。

（2）零食的种类：随着社会的进步，各种小食品不断涌现，无论其健康还是不健康，其共同特点均为美味可口，对于辨识能力较差的孩子来说，加了各种添加剂的小食品便成了他们的加餐首选。张琪教授提醒，食品添加剂严重危害人体健康，尤其对处于生长发育期的儿童影响颇大。建议家长为孩子多提供水果、酸奶、自制点心等作为零食，忌食膨化食品、果冻、甜饮料、巧克力等。

（3）零食适量：零食种类繁多，但进食一定要适量。摄入过多则影响正餐的食欲，正餐摄入少了，其提供的热量不足，又为下餐前的零食提供了机会，如此则形成恶性循环，导致孩子饮食没有规律。零食比正餐营养单一，长期的无规律饮食势必影响营养的均衡摄入，致身体发育不良。所以张琪教授提醒，零食有利但要掌握好量。

4. 防止营养过剩

随着经济的发展，人们的物质生活水平逐年提高，各种各样的食品也相继出现，越来越多的家庭对儿童的营养更加重视，一味地给孩子摄入高营养的物质，结果导致热量堆积，引发营养过剩性疾病诸如肥胖、高脂血症、糖尿病、高血压等疾病在少年儿童中的发病率逐年升高，并且为将来心脑血管病的发生奠定基础。另外，高营养的物质摄入过多，势必加重胃肠负担，影响消化功能，出现腹胀、腹痛、腹泻、便秘等消化不良症状。某些营养元素摄入过多，会造成中毒，还可能影响其他元素的吸收，引起营养不均衡性疾病，如儿童常吃的鱼肝油，如过量服用，则会导致维生素 A 和维生素 D 中毒，出现纳呆、皮肤瘙痒、脱发，以及乏力、呕吐、腹泻等症状。过多摄入高糖饮食，体内丙酮酸等营养代谢物明显升高，需要消耗大量的维生素 B_1 来排除这些代谢物，导致维生素 B_1 缺乏，引发情绪不稳、烦躁、时而嗜睡、精力不集中等神经系统症状。

张琪教授认为，长期过食肥甘厚腻易损伤脾胃，脾虚运化水谷精微的能力减退，气血生化乏源，日久形成气血亏虚体质，出现乏力、头晕等症状；脾虚运化水湿的能力减弱，日久生痰、生湿，形成痰湿体质，出现肥胖、高脂血症、脂肪肝等疾病。

所以张琪教授提醒家长，儿童饮食要保证充足的热量，但应注意量要适度，预防营养过剩。

5. 科学烹调

烹调的方法多种多样，常见的有蒸、炖、煮、煎、炒、炸、烙、烤等，每种方法都有自己的特点，那么哪些方法更适合用于儿童的餐饮呢？张琪教授认为，蒸、炖、煮这三种方法烹制的食物质软、营养流失少，比较适合各年龄段儿童食用；煎、炒、炸这三种方法烹制的食物比较油腻，而且高温破坏了食物中大量营养成分，油脂在反复高温加热中亦会产生很多有害物质，故不宜经常食用；烙、烤这两种烹调方法烹制的食物质地较硬，而且食物经高温炭化会产生致癌物质，所以也不宜经常食用。

总之，家长在烹制食物的过程中，既要讲究食物色香味俱全，又要掌握科学的烹调方法，首选蒸、炖、煮，尽量做到低盐、低糖、少调料，以清淡、不刺激为原则。

第五节　饮食方式与习惯

一、确保一日三餐

社会发展了，夜生活也越来越丰富，晚睡晚起已成了年轻人的睡眠特点，而早晨往往是匆匆起床，又匆匆上学上班，早餐就被忽视了，一日两餐成了很多年轻人的饮食模式。还有很多老年人，退休了，没有工作的压力了，早晨往往出门晨练几个小时后才回家进食早餐，到中午却没有食欲了，下午三四点钟安排一顿晚餐，这就是老年人一日两餐的饮食模式。张琪教授认为，每餐各有作用，"一日两餐"实不可取，他建议早中晚三餐必备，而且早餐宜好、午餐宜饱、晚餐宜少。

营养学家认为，早餐应提供全天总热量的30%，以满足上午能量的大量消耗。那么早餐应该吃什么好呢？张琪教授认为，早餐应干稀搭配、营养丰盛，他主张，牛奶、豆浆、粥、鸡蛋、面包、馒头、面条、包子、饺子、水果、蔬菜等可合理选用，要求每餐都有淀粉类、蛋白质类、维生素和矿物质类物质。

午餐具有承上启下的作用，只有午餐提供的热量足够，才能满足上午能量的损耗和下午活动的需要，所以午餐一定要吃饱，并且质量也要好。张琪教授主张，主食可选用米饭、馒头、包子、饺子、面条等，菜可选用鱼、肉、蛋、豆制品、蔬菜等，热量要达到全天总量的40%。

晚餐后活动减少，消耗的热量相对较少，所以晚餐不宜多食，宜清淡易消化。长期饱食或过于油腻往往会成为致病之因，唐代孙思邈在《千金要方》中指出："饱食而卧，乃生百病"。现代研究认为，晚餐摄入的热量过多，剩余的热量转变为脂肪积存在体内引起肥胖，成为心脑血管病及糖尿病的隐患。因此，张琪教授主张晚餐宜七八分饱，忌肥甘厚味。

二、少食多餐为原则

现代营养学家认为，科学的饮食应以少食多餐为原则，即每餐七八分饱，两餐之间适当加餐，这样既能减轻胃肠负担，又能及时为机体提供能量，保证日常活动所需。古人亦强调少食多餐的重要性，晋代葛洪《抱朴子》有言："食欲数而少，不欲顿而多……凡食过则结积聚，饮过则成痰癖"。

现代医学认为，在饮食时胃、小肠、胆囊、胰腺分别分泌各种消化液，以促进消化，如食之过多，消化液的分泌相对不足，影响正常的消化机能，则出现消化不良，甚则引起胃肠炎、急性胰腺炎等疾病。

现在的年轻人自主性比较强，饥饿时或遇到自己喜欢吃的食物可能会狼吞虎咽、猛吃一顿，而不饿时又滴水不进，如此日久则引起消化功能障碍，引发消化系统疾病。所以张琪教授建议每餐七八分饱，两餐之间适当加餐。

三、食速不宜过快

随着现代生活节奏的加快，人们吃饭的速度也变快了，尤其是年轻人吃饭时更是狼吞虎咽，殊不知食速过快，食物在口腔内不能充分地与唾液混合，唾液淀粉酶则不能很好地将食物中的淀粉分解成麦芽糖，食物得不到充分的初步消化，从而加重胃肠道负担，引起消化不良，出现腹胀、腹痛、腹泻、完谷不化等症状。

中医讲"胃主受纳、腐熟水谷，脾主运化水谷精微"，食物入口，经牙齿咀嚼后容纳于胃，经过胃腐熟以后下传小肠，其精微经脾之运化而营养全身。吃饭时狼吞虎咽，食物得不到细细咀嚼，日久则影响胃的腐熟功能，食物腐而不熟，致脾运而不化，气血生成乏源，全身失养，形成虚证。另"脾主运化水湿"，脾虚水湿不化，积于体内则形成痰湿体质。

所以张琪教授主张饮食要细嚼慢咽，建议每口饭咀嚼25次以上。

四、讲究科学烹饪

所谓烹饪，就是通过烹调加工的方式，使食物变得更加美味可口。烹饪不仅可以消灭食物中的寄生虫和细菌，而且可以促进食物中营养成分的分解，使其更容易消化吸收。此外，通过各种烹饪方法的运用，可以提高食物色、香、味、形的感官性状，可以去除牛羊肉膻味及鱼虾蟹腥味，促进人的食欲。

烹饪的方法多种多样，常见的有蒸、炖、煮、煎、炒、炸、烙、烤等，每种方法各有特点，那么哪些方法更科学呢？张琪教授认为，科学的烹饪方式应以不破坏食物的营养成分，并且不会产生对人体有害的物质为原则。煎、炒、炸的方法由于温度过高，极易破坏食物中的营养元素，并且油脂在高温加热中容易产生致癌物质，所以日常生活中不太提倡；烙烤的方法在烹制的过程中也容易产生致癌物质，所以也不提倡。蒸、炖、煮的方法烹制的食物营养流失少，而且在烹制的过程中也不产生有害物质，是大家公认的绿色烹饪方法。

第六节 饮 食 宜 忌

食物多种多样，吃法也各式各样，那么饮食过程中应该注意哪些事项呢？张琪教授根据多年的生活经验总结了九条法则：①宜清淡、忌油腻、忌过甜过咸。②宜广泛、忌偏食。③宜温和、忌过凉过热、忌长期辛辣。④宜新鲜清洁、忌腐败不洁。⑤宜少食多餐、忌过饥过饱。⑥宜细嚼慢咽、忌狼吞虎咽。⑦宜食不语、忌席间谈笑。⑧宜餐中适量饮水、忌大量汤水。⑨宜进餐前后心平气和、忌大怒大喜。

第七节 养 生 食 物

糙米：止痢、补中益气、坚筋骨、通血脉、兴男子阳道。

小麦：性平味甘，有养心安神、益脾厚肠、补气养血之功。可煮粥服，以清热止渴，敛汗除烦；也可做面食，补心气、养肝血、益脾胃、增气力、强筋骨、和五脏，常用于养生食疗。

大麦：性凉味甘，有健脾益气、止渴除烦利尿之功。可煎汤、煮粥或研末服，可益气宽肠，化谷食，壮气血。

玉米：性平味甘，有补中健胃、除湿利尿之功，可蒸煮或做面食。玉米煎汤可清热除湿利尿，玉米碾面煮粥可健脾养胃，作为病后调养品。

黄豆：性平味甘，有健脾益气、清热解毒、利湿消肿之功。煮食或磨成豆浆煮沸饮用，可健脾益气，养血宁心，促进生长发育，增气力，清湿热，消痈肿，滋润肌肤。

黑豆：性平味甘，有滋阴补肾、养血明目、乌发、利水消肿、清热解毒之功。煮食可滋阴补肾，养血柔肝，明目乌发而美容，还可除胃热、散郁结、通利二便、调中下气、防治湿毒水肿。经常食用可增强体质，延缓衰老。

赤小豆：性平味甘，有健脾利湿、活血解毒之功。煮粥食用可以健脾和胃、利湿消肿，防治水肿、脚气、腹泻、黄疸等。

绿豆：性寒味甘，有清热除烦、消暑生津、利水消肿、补中益气、解毒之功。可作粥饭或炒食、煮食，能补中益气、和调五脏。绿豆熬汤可祛暑生津、清热除烦、利尿消肿，尤宜夏季食用。

冬瓜：性微寒味甘淡，有益气生津、清热利水解毒之功，是夏秋季节的上佳蔬菜，宜熟食。能益气生津、解暑除烦。可防治中暑、消渴；能清热利水，防治湿热肿满、泻痢、小便不利等。冬瓜还能润泽肌肤，轻身减肥。

南瓜：性温味甘，有补中益气、解毒杀虫、利水之功，是夏、秋、冬季的常用蔬菜，宜熟食，能补中益气、利水。防治倦怠乏力、纳呆腹胀、水肿尿少、消渴。南瓜子生食可杀绦虫、蛲虫、蛔虫和血吸虫幼虫。

黄瓜：性寒味甘，有清热生津、利水解毒之功。生食可清热生津止渴，防治热病口渴、心烦胸闷等；熟食可利水消肿，防治水肿腹胀、小便不利。捣汁外涂可治外伤燋肿及烫火伤。

苦瓜：性寒味苦，有消热祛暑、明目解毒之功。是夏秋季节的常用佳蔬，宜熟食，能清热祛暑、泻火解毒，又可明目，防治中暑发热、烦渴、尿赤、目赤肿痛，生用捣烂外敷，可防治疮痈肿毒。

白菜：性微寒味甘，有养胃和中、清热利水、解毒除烦之功。熟食可养胃和中，清热除烦，利水消食通便，可防治内热心烦、口干食少、尿赤便干等。

芹菜：性微寒味甘，有消热利湿、平肝凉血之功，可防治高血压、冠心病、黄疸及带下。

菠菜：性凉味甘，有滋阴润燥、养血止血、明目润肠之功，宜熟食，可防治贫血、便血、目疾及便秘。

韭菜：性温味辛，有温阳行气、理血补虚之功。宜熟食，可温阳补虚，益肾散寒，防治老年肾虚、遗精阳痿、腰膝酸痛、小腹冷痛，以及吐血、衄血、便血等。

胡萝卜：性平味甘，有益气生血、健胃消食、养肝明目之功，生食熟食均可，可防治劳损虚弱、目疾、食积，经常食用能防病健身而益寿，还有抗癌防癌作用，还能降血糖、降血脂。

萝卜：性凉味辛甘，有宽中消积、下气化痰、清热解毒、凉血生津之功。生熟均可食，可防治食积吐泻、痰喘咳嗽、腹胀痢疾、便血尿血、咯血失音等。

藕：性寒味甘，有消热润肺、凉血化瘀、健脾开胃、止泻固精之功。生食可清热润肺、凉血止血化瘀、生津止渴，防治肺热咳嗽、痰多咯血、暑热烦闷、身热口渴等；熟食能健脾开胃、止泻固精、调和五脏，防治纳呆腹胀、遗精带下、呕吐泄泻、倦怠乏力等。生饮藕汁，止血而不留瘀，防治衄血、吐血、尿血等。

木耳：性平味甘，有补气益脑、凉血止血、润肺生津、养胃滋阴之功。黑木耳善补气益脑、凉血止血，可防治气虚乏力、健忘心悸、肢体麻木、便秘便血及血淋、崩漏等，白木耳善滋阴润肺，益胃生津，防治肺燥咳嗽、痰中带血、咯血鼻衄，以及虚热口渴、纳呆乏力，还可防癌抗癌。

海带：性寒味咸，有清热利水、化痰软坚之功，可散结消瘿，防治水肿、淋证、痰喘，降血脂、降血压、通血脉。

生姜：具有祛痰下气、发散风寒、止呕、解鱼蟹毒的功效。

西瓜：性寒味甘，有清热解暑、生津利尿之功，还能健脾开胃，是夏季最佳果品，可防治烦闷身热、口渴纳呆、口疮牙痛、水肿尿赤，甚至还有养阴复脉之奇功。但多食伤阳。

苹果：性凉味甘，有健脾益气、开胃生津、润肺顺气之功。可生食，亦可熬膏作成果酱食用，可防治气弱神疲、乏力纳呆、腹胀便秘及咳嗽盗汗等。

梨：性寒味甘，微酸，有养阴生津、润肺止咳、清热化痰之功。可生食，亦可制成果酱，可防治秋燥咳嗽、烦热口渴、痰喘胸闷、咽干音哑等。但多食伤阳。

香蕉：性寒味甘，有益气生津、清热利尿、润肠通便之功，又能健胃消食。可防治倦怠乏力、口渴尿赤、便秘肠燥、脘闷纳少等。

杨梅：具有生津止渴、解毒祛寒的功效，民间有"杨梅解百毒"之说。

葡萄：性平味甘酸，有滋阴生津、补气利尿、健脾开胃之功，可防治气短乏力、心悸盗汗、咳嗽咯血、小便不利、烦渴口苦等。鲜果生食健脾开胃力强，善于生津止渴。葡萄干则益气力强，善于扶正固本。葡萄酿酒则舒筋活血力强，善防治风湿痹痛。

龙眼：性平味甘，有补气养血、生津润燥、益智安神之功，可鲜食，亦可干食，可防治心悸怔忡、健忘失眠、口燥咽干及产后血虚体弱。花生：性平味甘，有健脾补肾、润肺通肠、益气养血之功，可防治纳呆消瘦、乏力腰酸、干咳少痰、大便燥结，能促进生长、强筋壮骨、益脑增智。

甘蔗：性寒味甘，有生津润燥、益气和中、清热解毒之功。可防治口渴虚烦、身热尿赤、干呕纳呆、燥咳衄血、便秘或泻痢。

猪肉：性平味甘咸，有益气养血、滋阴润燥之功，能益肝补肾、润肌肤，利二便，防治疲倦乏力、瘦弱干咳、口渴咽痛、便秘等。

牛肉：性平味甘，有补脾益气、养精血、强筋骨之功，能安中养胃、强体补虚、消水肿除湿气，防治虚劳瘦弱、纳少气怯、腰膝酸软等。

羊肉：性温味甘，有益气补血、温肾祛寒之功，可防治腰膝酸软、遗精滑泄、形寒肢冷、神疲力亏、病后虚寒等病症。

鸡肉：性温味甘，有补中益气、补血填精之功，可增气力，防治虚劳瘦弱、气血亏虚、消渴尿频、崩漏带下、遗精滑泄、产后乳少。

鸭肉：性平偏凉味甘咸，有益气养阴、利水和胃之功，可防治纳呆食少、瘦弱乏力、虚热多痰、小便不利、水肿消渴、骨蒸咳血等，能补虚除热，和脏腑利水道。

鹅肉：性平味甘，有益气补虚、养阴生津之功，可防治气怯乏力、自汗盗汗、口渴反胃等。

鲤鱼：性平味甘，有利水消肿、益气通乳之功，可防治水肿、黄疸、疳积、脚气及产后乳汁不下等。

武昌鱼：具有调胃气、利五脏的功效，与芥子酱一起食用，可以利肺，还可以助脾气，增进食欲。

鲫鱼：性平味甘，有益气补虚、健脾利水之功，可防治虚劳瘦弱、纳呆反胃、呕吐呃逆、水肿尿少及妇人产后乳少等。

带鱼：性温味甘，有补虚损、益气血、养五脏、泽肌肤之功，防治纳少瘦弱、气短乏力、皮肤干燥、毛发枯黄等。

鳖：性平味甘，有益气填精、滋阴养血之功，可防治体虚乏力、自汗盗汗、骨蒸潮热、疳积劳嗽、脱肛、痰喘、崩漏带下等。

虾：性温味甘，有补肾壮阳、通脉下乳、益气开胃之功，可防治腰酸肢冷、阳痿早泄、乏力纳呆、产后乳少、疳积瘦弱等。虾皮还有强筋壮骨之功。

海参：性温味甘咸，有补肾益精、养血润燥之功，防治虚劳衰弱、乏力气短、眩晕耳鸣、腰膝酸软、遗精滑泄、小便频数、带下经闭、便秘纳呆、咳嗽咯血、潮热盗汗等。

鸡蛋：性平味甘，有补气养血、滋阴润燥之功，还能熄风宁神、调和五脏，防治体虚瘦弱、乏力倦怠、眩晕健忘、烦热眠差、干咳音哑、呃逆纳呆，并能促进生长发育，延缓衰老。

鹌鹑蛋：性平味甘，有补气养血、强筋壮骨、益脑增智之功，可以促进生长发育，延缓衰老，防治血亏体弱、乏力气短、心悸头晕、失眠健忘、纳呆脘闷、腰酸膝软、胆怯易惊等。

牛奶：性平味甘，有补虚益胃、生津润肤、益气养血之功，宜熟食，可防治虚劳瘦弱、纳少脘闷、乏力眩晕、口渴便秘、干咳呃逆、肌肤干燥等。

蜂蜜：性平味甘，有补中益气、润燥通便、强体益智之功，能防治体虚瘦弱、乏力眩晕、心悸纳呆、失眠健忘、便秘干咳等，能迅速消除疲劳，促进新陈代谢，延缓衰老，和营卫、润脏腑、通三焦、养脾胃。

第八节　疾病的饮食调理

药膳，是在中医学理论指导下，将食物与药物（及食物的辅料、调料等）相配合，通过药物的炮制加工与食品的烹调加工而制作的具有防治疾病和保健强身作用的美味食品。

张琪教授经过多年的学习及临床经验积累了许多食疗妙方，现总结如下。

1. 高血压病

高血压病以肝肾阴阳平衡失调、阴虚阳亢为主要病机，所以饮食疗法以滋阴潜阳、平衡肝肾阴阳为目的。

芹菜醋泡花生米：每早吃10粒，长期服用，可软化血管，降低胆固醇含量。醋有散瘀解毒、下气消食、开胃气、散水气等功效。能治口舌生疮、损伤积血、黄疸、痈肿、食物中毒等症。

冰糖醋：冰糖500克，食醋100毫升，放入溶化，每餐饭后饮一汤匙。冰糖味甘，有补脾胃、润燥之功；食醋性温味酸，有祛瘀生新，消食健胃的作用。两味配合，一甘一酸，酸甘化阴，可以抑制肝阳上亢。但对胃酸过多者不宜用。

菊花绿茶：杭菊花10克，绿茶适量，泡茶饮用。菊花能平肝明目，茶叶能生津止渴利尿，又可清头明目，有增强血管弹性作用。两者合用，平肝降压，但不宜饮浓茶。

山楂荷叶茶：山楂15克，荷叶12克，煎水代茶。山楂味酸甘，有消食化滞、活血化瘀的作用，能够舒张血管、降脂降压；荷叶甘平微苦，有清热解暑作用，能直接扩张血管。对高血压兼高脂血症患者较适宜。

2. 糖尿病

猪胰末：猪胰2条，蒸熟焙干，研末，贮于瓶中，每日服3次，每次服6~9克。猪胰性平味甘，有益肺、补脾、润燥功效，名医张锡纯曾专门介绍用猪胰治疗糖尿病的经验，称为"以脏治脏疗法"。还可将猪胰配薏苡仁，或黄芪，或山药，煮汤服以降糖，效果更佳。

3. 水肿

大蒜焗鲫鱼：鲫鱼1条，独头蒜1个。将鲫鱼剖腹去肠，然后装入独头蒜，烧熟，吃鱼肉，每次1条，可连用数次。鲫鱼性味甘温无毒，功能温胃补虚，除湿利水，为扶正消肿之佳品，适宜各种水肿；大蒜功能温胃健脾，化湿消肿，常用来治水肿。两味合用，温胃扶正，化气行水，对脾肾虚寒所致的水肿适宜。

冬瓜赤小豆汤：冬瓜500克（连皮洗净），赤小豆50克，共煮汤，不放盐或低盐，饮汤食冬瓜。冬瓜性味甘淡微寒，功能利小便、消水肿、散热毒、止消渴；赤小豆有消肿满、利小便作用，与冬瓜同煮汤，具有清热消肿、健脾利尿作用，适用于一切水肿患者。

玉米须煎剂：玉米须30~60克，水煎代茶饮。玉米须性味甘淡平和，有利水通淋作用，能改善肾功能，减少尿蛋白，对水肿尿少兼有高血压者较合适。

鲜西瓜：选新鲜成熟西瓜一个，绞汁，每次随意饮之。西瓜性味甘淡微寒，有清热解暑、生津利尿止渴的功效，能治疗水肿，但水肿属脾胃虚寒者不宜。

张琪教授的经验是饮食要合理搭配，譬如新鲜蔬菜虽然对人体有益，但主食相对太少，也会导致脾胃病。有的人脾胃素有虚寒症，一进水果蔬菜就感到胃痛，消化不良腹泻。张琪教授的经验是：食饮有节，食量八分，食物多样，主副不偏。除饮食外，还习惯在饭后一小时左右喝点茶水，这一习惯张琪教授保持有数十年之久。茶叶可助消化、降血脂，又可清头明目，平日多饮一点水可降血脂，通利小便，预防尿路感染。近些年，张琪教授还经常在上班之前喝点咖啡，可消除疲劳，保持精力充沛。

第四章　适度运动　健体强身

中医学养生方法不依赖于现代科学仪器之精良、设备之精密、体系之宏大，用法自然平凡却妇孺老幼壮皆有所适。这种法于自然，与自然相适应的养生之术绝非现代养生技术所能替代，其绵延数千年繁育了一代又一代中华儿女，可谓中华民族的瑰宝。其中运动养生占有十分重要的位置。早在《吕氏春秋》时代便有如下论述："流水不腐，户枢不蠹，以其常动也"，"形不动则精不流，经不流则气郁"；说的就是人长期不运动就会因为气（血）郁滞而得病。张琪教授认为强调运动是养生方法中重要组成部分，是《吕氏春秋》一书最为可贵的养生思想，其从一般人的生活起居出发，用浅显易懂的道理，论证了运动对人体机能的影响，从而达到延年益寿的目的。这与多年后法国著名启蒙思想家伏尔泰提出的著名论述"生命在于运动"的观点是极其类似的。而西方提出此观点较中国晚了三千多年。

第一节　运动养生　中外有别

张琪教授认为，中医学强调运动养生的观点与西方近现代提出生命在于运动的论述看似相似又是有区别的。西方所提出的运动重点在运动本身，在于通过运动对肌肉训练，肌肉变得更强壮以使身体强壮。如今我们在街头随机采访会发现，超过90%的受访者对运动养生的理解就是通过跑步、骑自行车、打球、登山、游泳等具体方式进行体育锻炼，这也是现代人生活中常常采用的运动健身方式；而能提及祖国医学流传千古的健身宝典如气功、五禽戏、八段锦、易筋经等的受访者寥寥无几。中医养生学所强调的运动养生讲究《黄帝内经》中"动以养形，静以养神，形与神俱，形劳不倦，不妄作劳"的思想，以人体作为一个有机整体为基本观点，重点在于对人体整体机能进行训练，其核心强调对心肺功能的锻炼，印证了中医基础理论"心为君主之官"的基本学术思想，以提高人的生存期和生活质量为主要目标。中医基础理论强调，心与肺的关系主要是心主血和肺主气、心主行血和肺主呼吸之间的关系。"诸血者，皆属于心"、"诸气者，皆属于肺"，心与肺的关系实际是气和血相互依存、相互为用的关系。《黄帝内经》认为，人以气血为本，气血以流通为贵，气血瘀滞是疾病的标志，气血衰竭是死亡的标志。血气不和，百病乃变化而生。气血正平，长有天命。气血未生，病不得生。气血通活，何患不除。"生命在于气血流动"这是国医大师张琪教授从中医气血理论和生命科学角度提出的养生理论和核心指导思想。人们生活中经常而且适当的运动，是保持精气畅通的重要方法。

国医大师张琪教授如今年逾九十，但依然眼不花、耳不聋、思路清晰敏捷，每周坚持出诊、查房，可以说把自己的一生都奉献给了中医事业。张琪教授能够健康工作数十载，和其熟读中医经典，分析各家观点，结合自身临床经验，自创了一套适合自己的养生方法是分不开的，使其能够在如此高龄仍能够活跃在临床一线，把自己的经验造福患者、传授学生。

张琪教授经常对学生们说，虽然都是通过运动的方式来增强体质，祖国医学与现代医学同样强调的运动对于生命的重要性，但其侧重点却有所不同。现代医学对运动的观点重点针对局部肌肉的锻炼，目标在使肌肉更强壮。中医学根据其整体观念，认为生命在于运动是人的生命整个过程每一步都离不开运动。因为运动所以有了更为强壮的生命。人类自远古时代不断进化至今，每一次重大的改变都和运动息息相关。现代社会发展科学技术日新月异，但这些进步和成果却造就了人们远离运动的生活方式。例如，飞机、火车、汽车让我们的生活半径扩大了，但是也失去了自身参与运动的机会。大多数人都生活在一种固定的缺乏运动的模式中。就比如最简单的吃饭，过去每天需要自己动手做饭吃，后来可以去去饭馆，再后来可以打电话订餐，现在可以网上预订送餐，从最初需要自己亲力亲为到现在连说话的力气都可以省了，只要用鼠标就能够实现了。因为有先进技术的帮助，人们可以即使足不出户就可以完成生活的所有需要，这种生活方式也创造了新名词——宅男宅女。所以，伴随着社会的不断发展，科学技术的进步，经济的腾飞，糖尿病、高脂血症等代谢性疾病发病率越来越高，发病年龄逐年下降，成为威胁生存寿命和生活质量的"杀手"。而五十年前，临床医生需要面对的更多的是营养不良患者。张琪教授说，中医学对运动养生的核心要求可以归纳为适量和持久四个字。这种运动方式放在几千年前有效，在几千年后依然有效。运动不仅仅是一种养生手段，更应该是一种生活方式。每天保持适度体力活动，常年坚持，必将获益。

唐代医家孙思邈提出"养生之道常欲小劳，但莫大疲，及强所不能堪耳"，张琪教授认为，这是运动养生需要贯彻的重要原则。《素问宣明五气论》提出"久视伤血，久卧伤气，久坐伤肉，久立伤骨，久行伤筋"，只有根据自身情况，选择最适合的运动量才能达到运动养生的目的。运动量太小达不到目的，太大又会对身体造成损伤。

中医运动养生方法都源于生活，是最容易实现的方式，因为只有这样的运动方式才最容易坚持日久。早在《黄帝内经》时代，《素问·四气调神大论》中就有"夜卧早起，广步于庭"的论述，就是指用长时间坚持用适量的散步和跑步来锻炼身体的方法。孙思邈在《千金翼方》中提出"四时气候和畅之日，量其时间寒温，出门行三里二里，及三百二百步为佳"。并视其老少壮弱，规定其运动量以小劳为宜，但莫大疲。张琪教授强调，就是这最不起眼的散步，恰恰是最好的健身方式之一。唐代医家孙思邈最重要的养生思想就是重视散步，尤其推崇缓步而行，以达到舒适愉快，不感疲劳为宜。若离开了主动运动，则人之气机不得安于其处，以致壅滞，日久必为疾病。如今老年人常见的心脑血管疾患、骨骼退行性改变等问题都与中老年人运动量减少、饮食不合理有着密切关系。

国医大师张琪教授有着自己独特的养生方法，其自中年以后，每日晨起梳头半小时。头为诸阳之会，通过梳头，一则可使气血流通、调养精神，二则活动肩、肘、腕等关节，避免五十肩等退行性骨关节病的出现。在六七十岁时，张琪教授每天仍会坚持练习五禽戏、八段锦，以达到疏通经络，调畅气血之意。张琪教授强调，五禽戏、八段锦等传统功法旨在调心、调息、调肾，使身心融为一体，营卫气血周流有律，百脉通畅，这是祖国医学留给我们的瑰宝。《十叟长寿歌》云："劳动自动手"、"每步当车走"、"脚是心脏的泵"，劳其筋骨，坚持走路，可促进新陈代谢，提高机体抵抗力。年逾八旬后，为避免孩子们的担心，张琪教授把每天的健身方式改为早晚散步。早上稍快，晚上以缓步为主。现在，除去门诊、会诊、查房，张琪教授在九十高龄仍然坚持闲暇时做些简单家务劳动，不让孩子们代劳。张琪教授说，这也算对四肢和肌肉的锻炼，人到晚年，体力日衰，但生活安逸不等于饱食终日。老年人随着年龄增长，四肢肌肉力量逐渐减弱，而经常运动，可使肌肉纤维变粗而坚韧有力，血管变丰富，血液循环及新陈代谢得到改善，增强动作的耐力、速度、灵活性、准确性。经常运动可使骨质更加坚固，延缓骨质疏松脱钙及老化过程，从而提高骨骼系统抗折断、弯曲等能力。张琪教授今已逾九十高龄，骨骼系统无恙，行走有力，这与经常保持运动有关。但老年人锻炼，不可过度，更不宜剧烈。要有一定尺度，循序渐进，尤其是有心血管和脑血管病的人，更要注意不可过度活动。在坚持体力活动的同时也要坚持脑力锻炼，采用积极的养生方式是享受美好晚年的根本保证。

第二节 流传千古的五禽戏

汉代医家华佗，字元化，今安徽亳州人，据史料记载，约生于汉永嘉元年（公元145年），卒于建安十三年（公元208年）。其在前人的基础上创编了五禽戏，故又称华佗五禽戏。五禽戏是通过模仿虎、熊、鹿、猿、鸟五种动物的动作，以达到强身健体目的的一种气功功法。张琪教授认为五禽戏是一种外动内静、动中求静的功法，锻炼时需全身放松、意守丹田、呼吸均匀，做到外形和神气都要像五禽，达到有刚有柔、刚柔并济、内外兼修的效果。

一、五禽戏的练习要求

（1）形：指练功时姿势的要求。开始头身正直，含胸垂肩，身体、精神放松，呼吸调匀，逐渐进入练功状态，把握好动作的起落、高低、轻重、缓急、虚实。

（2）神：指神韵或神态。五禽戏喻"游戏、玩耍"之意，练习时需进入动物那种戏耍的意境，如练虎戏时要效仿老虎的威风凛凛、虎视眈眈，练鹿戏要仿照鹿的轻灵舒展，练熊戏则要模仿熊的憨厚耿直，练鸟戏要如仙鹤样昂然挺拔和轻翔舒展，练猿戏则要如猿般灵活机警，力求动作逼真、到位。

（3）意：指意念、意境。练功时通过意守丹田、摒除杂念，使精神集中，做到心静神凝，逐渐进入"五禽"的意境，如同化身这五种动物一般。练鹿戏时要想象自己是一头鹿，轻灵舒展地奔跑于山野之间；练习鸟戏时要想象自己变成仙鹤，舒展翅膀，振翅高飞；练猿戏时要觉得自己似一只猿猴，活泼灵巧，奔窜于树枝上，摘桃戏耍。

（4）气：指练功时对呼吸的训练，亦称调息。呼吸形式包括自然呼吸、腹式呼吸和提肛呼吸。对初学者来说，自然呼吸即可，注意要轻松自然，不可憋着一口气练，要不急不缓，逐渐达到缓慢、细匀、深长的境界。

二、五禽戏练习步骤

预备式"起势调息"犹如一年之春，春主生发，蕴藏升级，通过"起势调息"的锻炼，使呼吸绵长，意念集中，抛弃杂念，进入到凝心安神、天人合一的境界。

动作说明：两脚并拢，两腿自然伸直；两手自然垂于体侧；胸腹放松，头顶正直，下颏微收。舌抵上腭；目视前方。左脚向左平开一步，稍宽于肩，两膝微屈，松静站立；调息数次，意守丹田。主要在于两臂上提下按，引气注体这个动作。动作伊始，两臂由自然下垂缓缓上提，手心渐渐翻转向上，四指并拢，拇指分开，五指自然放松，掌心内涵，两臂与肩同宽，自然前伸，肘关节微屈，抬至胸口高度时，两掌内合，掌心向内，四指相对，徐徐向擅中穴靠拢，约离胸口10厘米时，掌心翻转向下，沉肩坠肘下按至腹部下丹田位置，继而两手还原置于体侧。

动作要点："起势调息"动作的习练目的是调整呼吸。动作与呼吸配合：两臂上提时吸气，下按时呼气，使身体放松，为练功做好准备。两臂上提下按，意在两掌劳宫穴，动作柔和、均匀、连贯。其动作要点一是松沉。在两脚分开站立后两手上举前，身体有个向下松沉的动作，松沉的实质就是脊柱的微屈与骨盆微前倾，同时两膝关节微屈。做到松沉的要领是注意肩关节的放松，即"沉肩坠肘"。二是圆活。"起势调息"的两手上提下按，切忌直上直下，要做到圆活自然。上提时，在松沉的基础上，微伸膝，微伸髓使骨盆微后倾；当两手上提接近与胸高时，伸腰，伸胸，胸廓微开展，同时两手边上提边内合，从而使两手在上提与内合的"转弯处"自然划出圆弧形。

（一）第一戏"虎戏"

"虎戏"包括"虎举"和"虎扑"两个动作。在神韵的体现上要表现出作为百兽之王，虎的威猛：神发于目、虎视眈眈，威生于爪、伸缩有力，神威并重、气势凌人。酣睡中醒来的猛虎，虎目圆睁，伸展肢体，长长地伸个懒腰，活动利爪，振作精神。动作变化要做到刚中有柔、柔中有刚、外刚内柔、刚柔相济。练习得法，可疏导督脉、使真精化气。在运行中要快慢结合、急缓相兼，既要如行云流水、轻盈缓慢，又似有疾风闪电、猛勇刚强。同时还要调和气息，就是在自然呼吸的前提下，逐步达到呼吸柔和、细缓均匀深长，以便以意领气下行、意守命门。命门穴在腰部第二、第三腰椎中间，是督脉的主穴之一，也是全身重要的腧穴之一。历代医家非常重视命门穴的作用，认为它是肾中"真阳"之处，是精血之海、元气之根、水中之火、生化之源等。中医学认为肾主骨，又是元气之根，因此意守命门，有强力壮骨益髓和发动肾间动气（先天气）的作用。

1. 第一式"虎举"动作说明和动作要点

两手掌心向下，十指撑开，再弯曲成"虎爪"状（五指张开，虎口撑圆，第一、二指关节弯曲内扣）；目视两掌。随后，两手外旋，由小指先弯曲，其余四指依次弯曲握拳，两拳沿体前缓慢上提。至肩前时，十指撑开，举至头上方再弯曲成"虎爪"状。两掌外旋握拳，拳心相对。两拳下拉至肩前时，变掌下按。沿体前下落至腹前，十指撑开，掌心向下；目视两掌。重复一至四动三遍后，两手自然垂于体侧；目视前方。

"虎举"运动是脊柱由屈到伸，再由伸到屈的过程。"一张一弛文武之道"，"欲扬先抑"，这些都是中国传统的矛盾哲理。要做到两手上举时"提胸收腹"的伸脊柱动作，必须先有脊柱"含胸松腰"的屈脊柱动作。两拳上提，至胸前由拳变掌，两掌向上托举，整个动作过程就是脊柱渐渐伸直的由屈到伸的过程。

2. 第二式"虎扑"动作说明和动作要点

两手握空拳，沿身体两侧上提至肩前上方。两手向上，向前划弧，十指弯曲成"虎爪"，掌心向下；同时上体前俯，挺胸塌腰；目视前方。两腿屈膝下蹲，收腹含胸；同时，两手向下划弧至两膝侧，掌心向下。随后，两腿伸膝，送髋，挺腹，后仰；同时，两掌握空拳，沿体侧向上提至胸侧；目视前上方。左腿屈膝提起，两手上举。左腿向前迈出一步，脚跟着地，右腿屈膝下蹲，成左虚步；同时上体前倾，两拳变"虎爪"向前，向下扑至膝前两侧，掌心向下；目视前下方。随后上体抬起，左脚收回，开步站位；两手自然下落于体侧；目视前方。同动作一至动作四，唯左右相反。重复一至最后一动一遍后，两掌向身体侧前方举起，与胸同高，掌心向上；目视前方。两臂屈肘，两掌内合下按，自然垂于体侧。

"虎扑"中的前扑动作是在体前屈时最大能力的伸脊柱动作。动作要抬头、塌腰、尾闾上翘、两手尽量前扑。假想身体直立时做"虎扑"的躯干动作，那么伸脊柱的动作就容易理解了——抬头挺胸、伸腰翘臀（骨盆后倾）、两手上举。本动作在躯干前屈时再伸，加大了腰背肌肉的负荷，使腰背部的肌群得到了锻炼。

（二）第二戏"鹿戏"

"鹿戏"包括"鹿抵"和"鹿奔"两个动作。鹿喜挺身眺望、好角抵、运转尾闾、善奔走，通任、督两脉。习练"鹿戏"时，动作要轻盈舒展，神态要安闲雅静，意想自己置身于群鹿中，在山坡、草原上自由快乐地活动。仿效鹿的形态，可活动全身筋络骨骼关节，故有舒筋活络强筋壮骨之效。前人认为鹿性温驯，善运尾间，所以练"鹿戏"要善运尾间。尾闾穴在尾骶椎下端，医家认为此穴为"尾间关"，为督脉三关之一（督脉三关是尾间、夹脊、玉枕）。此穴接近督脉之始，是诸阳经的总纲，故意守此穴有补肾益髓之功，易筋易力之效，可除腰腿疾患，对下肢稳健尤为重要。

1. 第三式"鹿抵"动作说明和动作要点

两腿微屈，身体重心移至右腿，左脚经右脚内侧向左前方迈步，脚跟着地；同时，身体稍右转；两掌握空拳，向右侧摆起，拳心向下，高与肩平；目随手动，视右拳。身体重心前移；左腿屈膝，脚尖外展踏实；右腿伸直蹬实；同时，身体左转，两掌成"鹿角"（拇指伸直外张，食指、小指伸直，中指、无名指弯曲内扣），向上、向左、向后划弧，掌心向外，指尖朝后，左臂弯曲外展平伸，肘抵靠左腰侧；右臂举至头前，向左后方伸抵，掌心向外，指尖朝后；目视右脚跟。随后，身体右转，左脚收回，开步站位；同时两手向上、向右、向下划弧，两掌握空拳下落于体前；目视前下方。同动作一和动作二，唯左右相反。同动作一至动作四。重复一至八动一遍。

"鹿抵"模仿鹿运用"鹿角"相互磨抵嬉戏的动作，其动作实质是脊柱的侧屈加回旋，同时异侧骨盆前倾内收。在重心前移成弓步时，膝关节前顶使得骨盆成前倾内收姿势固定，然后转腰，转头，同时脊柱侧屈，形成对一侧脏腑的按摩和一侧脊柱的牵拉拔长。

2. 第四式"鹿奔"动作说明和动作要点

左脚向前跨一步，屈膝，右腿伸直成左弓步；同时，两手握空拳，向上、向前划弧至体前，屈腕，高与肩平，与肩同宽，拳心向下；目视前方。身体重心后移；左膝伸直，全脚掌着地；右腿屈膝；低头，弓背，收腹；同时，两臂内旋，两掌前伸，掌背相对，拳变"鹿角"。身体重心前移，上体抬起；右腿伸直，左腿屈膝，成左弓步；松肩沉肘，两臂外旋，"鹿角"变空拳，高与肩平，拳心向下；目视前方。左脚收回，开步直立；两拳变掌，回落于体侧；目视前方。同动作一至动作四，唯左右相反。重复一至八动一遍后，两掌向身体侧前方举起，与胸同高，掌心向上；目视前方。屈肘，两掌内合下按，自然垂于体侧；目视前方。

"鹿奔"的整个运动是脊柱由伸到屈，再由屈到伸的过程。弓步屈手腕时，脊柱处于自然放松状态；重心后移，脊柱后弓时，整个身体由伸膝，扣髋（骨盆尽力前倾），弓腰（腰椎屈），含胸（胸椎屈），扣肩，再两臂内旋把腰背的力量传至手指尖，使脊柱得到充分的伸展和拔长。

（三）第三戏"熊戏"

"熊戏"由"熊运"和"熊晃"组成，主要运动腰腹中焦。"熊戏"要表现出熊憨厚沉稳、松静自然的神态。运势外阴内阳，外动内静，外刚内柔，以意领气，气沉丹田，意守"中宫"；行步外观笨重拖沓，其实笨中生灵，蕴含内劲，沉稳之中显灵敏。这样，既能消除杂念，又可静下心来，达到形神合一。练"熊戏"主要是内练精神上的宁静（心静），以培育真气，通调经络，使经络运行畅通；外练肢体的灵活运动，熊虽肢体笨拙，但取其轻灵的特点，做到笨中生灵，灵中有拙，以起到强筋健骨，增长力气，灵活关节，强身壮体的作用。久练之，能强体魄，壮胆气，补脾气，化肝风，虚火不生，真精化气而补还于脑，以取得延年长寿的成效。

1. 第五式"熊运"动作说明和动作要点

两掌握拳成"熊掌"（拇指压在食指指端上，其余四指并拢弯曲，虎口撑圆），拳眼相对，垂于下腹部；目视两拳。以腰、腹为轴，上体做顺时针摇晃；同时，两拳随之沿右肋部、上腹部、左肋部、下腹部划圆；目视上体摇晃环视。同动作一、二。同动作一至动作四，唯左右相反，上体做逆时针摇晃，两拳随之划圆。做完最后一动，两拳变掌下落，自然垂于体侧；目视前方。

"熊运"的整个动作是脊柱的组合运动过程，其要领是依靠脊柱的运动带动两手围绕肚脐划立圆。具体的动作要点是：由两脚左右开立的预备姿势开始，两手握空拳成"熊掌"放在下腹部，微屈膝，敛臀（骨盆前倾），松腰（腰椎微屈），含胸（胸椎屈），低头（颈椎屈）看手，身体重心放在预备姿势的重心垂直线上（身体中正，重心点微下移，身体不能前后倾斜）。然后，脊柱屈时加侧屈，即前屈加侧屈的组合动作。上动不停，再做脊柱伸的动作，这时骨盆后倾，变成脊柱侧屈动作。上动不停，骨盆后倾，同时配合伸脊柱动作。尔后，侧屈脊柱，做侧屈加前屈动作，骨盆配合脊柱运动由后倾至前倾（即尾闾前上卷）。上动不停，脊柱恢复至屈脊柱状态。整个运转过程中，两手在脊柱运动的带动下，从肚脐下的起点到一侧髂骨上角，到肚脐上，再到另一侧髂骨上角，最后回到肚脐下的起点。

2. 第六式"熊晃"动作说明和动作要点

身体重心右移；左髋上提，牵动左脚离地，再微屈左膝；两掌握空拳成"熊掌"；目视左前方。身体重心前移；左脚向左前方落地，全脚掌踏实，脚尖朝前，右腿伸直；身体右转，左臂内旋前靠，左拳摆至左膝前上方，拳心朝左；右拳摆至体后，拳心朝后；目视左前方。身体左转，重心后坐；右腿屈膝，左腿伸直；拧腰晃肩，带动两臂前后弧形摆动；右拳摆至左膝前上方，拳心朝右；左拳摆至体后，拳心朝后；目视左前方。身体右转，重心前移；左腿屈膝，右腿伸直；同时左臂内旋前靠，左拳摆至左膝前上方，拳心朝左；右拳摆至体后，拳心朝后；目视左前方。同动作一至动作四，唯左右相反。重复一至八动一遍后，左脚上步，开步站位；同时两手自然垂于体侧。两掌向身体侧前方举起，与胸同高，掌心向上；目视前方。屈肘，两掌内合下按，自然垂于体侧；目视前方。

"熊晃"的动作不仅有脊柱的屈伸回旋，还有重心的前后移动，上下肢与躯干运动的整体协调。"熊晃"中的提髋动作是单腿站立的脊柱侧屈动作，要注意骨盆侧倾与脊柱侧屈的相互配合。然后膝关节屈膝前领，骨盆前倾，脊柱回复到伸直状态。重心前移，落步踏实。上动不停，重心微前移，同时回转脊柱带动肩、手臂前靠。重心往后移，脊柱前屈加侧屈形成对一侧脏腑的按摩。重心继续后移，脊柱边回转，边伸直，依靠脊柱的回转带动两臂前后自然摆动。上动不停，重心再由后向前移动，脊柱前屈加侧屈形成对另一侧脏腑的按摩，尔后，脊柱边伸直，边回转，同样是依靠脊柱回转带动两臂前后摆动。

（四）第四戏"猿戏"

"猿戏"由"猿提"和"猿摘"两个动作组成。猿生性好动，机智灵敏，善于纵跳、折枝攀树、躲躲闪闪，永不疲倦。习练"猿戏"时，外练肢体的轻灵敏捷，欲动则如疾风闪电，迅敏机警；内练精神的宁静，欲静则似静月凌空、万籁无声，从而达到"外动内静"、"动静结合"的境界。"猿戏"练习，外练肢体灵活，内抑情志的动荡，久练之可收到思想宁静，气贯全身，体轻力壮，三元气（精、气、神）充盈丰满之效。练功时，在自然呼吸的前提下，以意领气，意守"中宫"穴。中医认为，"中宫"指脐内（脐中穴），位于中焦（人体之中部），为脾胃之所在。脾胃属土，主生养万物，为后天之本。意守此穴，不仅有助于增强脾胃功能，还易在不知不觉中自然形成腹式呼吸，增强了呼吸功能，并由于膈肌上下活动幅度加大，又可对内脏诸器官特别是腹腔脏器起着"按摩"推动作用，促进诸器官循环平衡，达到延年益寿的功效。

1. 第七式"猿提"动作说明和动作要点

两掌在体前，手指伸直分开，再屈腕撮拢捏紧成"猿钩"。两掌上提至胸，两肩上耸，收腹提肛；同时脚跟提起，头向左转；目随头动，视身体左侧。头转正，两肩下沉，松腹落肛，脚跟着地；"猿钩"变掌，掌心向下；目视前方。两掌沿体前下按落于体侧；目视前方。同动作一至动作四，唯头向右转。重复一至八动一遍。"猿提"动作较为简单，头顶百会上领，提踵，提肛，耸肩三个动作一气呵成，使得身体重心在直立姿势时的重心垂线上面向上移动，然后屈胸椎，两肩内扣。

2. 第八式"猿摘"动作说明和动作要点

左脚向左后方退步，脚尖点地，右腿屈膝，重心落于右腿；同时，左臂屈肘，左掌成"猿钩"收至左腰侧；右掌向右前方自然摆起，掌心向下。身体重心后移；右脚踏实，屈膝下蹲，右脚收至左脚内侧，脚尖点地，成右丁步；同时，右掌向下经腹前向左上方划弧至头左侧，掌心对太阳穴；目先随右掌动，再转头注视右前上方。右掌内旋，掌心向下，沿体侧下按至左髋侧；目视右掌。右脚向右前方迈出一大步，左腿蹬伸，身体重心前移；右腿伸直，左脚脚尖点地；同时，右掌经体前向右上方划弧，举至右上侧变"猿钩"，稍高于肩；左掌向前，向上伸举，屈腕撮钩，成采摘势；目视左掌。身体重心后移；左掌由"猿钩"变为"猿固"（拇指抵掐无名指根节内侧，其余四指屈拢收于掌心）；右手变掌，自然回落于体前，虎口朝前。随后，左腿屈膝下蹲，右脚收至左脚内侧，脚尖点地，成右丁步；同时，左臂屈肘收至左耳旁，掌指分开，掌心向上，成托桃状；右掌经体前向左划弧至左肘下捧托；目视左掌。同动作一至动作四，唯左右相反。重复一至八动一遍后，左脚向左横开一步，两腿直立；同时两手自然垂于体侧。两掌向身体侧前方举起，与胸同高，掌心向上；目视前方。屈肘，两掌内合下按，自然垂与体侧；目视前方。

"猿摘"要注意以脊柱的转动带动手臂，在成丁步转头看桃时，收手收脚在脊柱回转的带动下同时完成，达到整体的协调一致。

（五）第五戏"鸟戏"

"鸟戏"由"鸟伸"和"鸟飞"两个动作组成。"鸟戏"取形于鹤。鹤是轻盈安详的鸟类，人们对它进行描述时往往寓意它的健康长寿。习练时，要表现出鹤的昂然挺拔，悠然自得的神韵。仿效鹤翅飞翔，抑扬开合。两臂上提，伸颈运腰，真气上引，以活跃周身经络，灵活关节；两臂下合，含胸松腹、气沉丹田、意守气海穴，具有调达气脉、疏导经络的作用。气海穴位于脐下1.5寸[1]处，是任脉的一个重要穴道，为"生气之海"；主治脏气虚惫、真气不足、虚劳羸弱、妇科经脉不调等。练习鸟戏旨在运用丹田之气和体内行气，使神意上下运行而得安静，神静则气足，气足而生精，精溢而化气，达到三元和一（元精，元气，元神），促进体健身轻，延年益寿。

1. 第九式"鸟伸"动作说明和动作要点

两腿微屈下蹲，两掌在腹前相叠，向上举至头前上方，掌心向下，指尖向前；身体微前倾、提肩、缩项、挺胸、塌腰；目视前下方。两腿微屈下蹲；同时，两掌相叠下按至腹前；目视两掌。身体重心右移；右腿蹬直，左腿伸直向后抬起；同时，两掌左右分开，掌成"鸟翅"（五指伸直，拇指、食指、小指向上翘起，无名指、中指并拢向下），向体侧后方摆起，掌心向上；抬头、伸颈、挺胸、塌腰；目视前方。同动作一至动作四，唯左右相反。重复一至八动一遍后，左脚下落，两脚开步站立，两手自然垂于体侧；目视前方。

"鸟伸"是脊柱由屈到伸，再由伸到屈的过程。由两脚开立开始，微屈膝下蹲，两手在腹前

---

① 此处寸为同身寸。

相叠，这时屈脊柱，同时骨盆前倾；然后，伸膝、伸髋（骨盆后倾）、伸腰（腰椎伸）、挺胸（胸椎伸）、抬头（颈椎伸），同时两肩展开，两肩胛骨内靠，形成以头和后伸的脚为端点的整个身体向后的弓形。随后，屈膝、屈髋（骨盆前倾）、松腰（腰椎屈）、含胸（胸椎屈）、低头，回复到两手腹前相叠的屈膝微蹲动作。

2. 第十式"鸟飞"动作说明和动作要点

两腿微屈；两掌成"鸟翅"合于腹前，掌心相对；目视下方。右腿伸直独立，左腿屈膝提起，小腿自然下垂，脚尖朝下；同时，两掌成展翅状，在体侧平举向上，稍高于肩，掌心向下；目视前方。左脚下落在右脚旁，脚尖着地，两腿微屈；同时，两掌合于腹前，掌心相对；目视前下方。右腿伸直独立，左腿屈膝提起，小腿自然下垂，脚尖朝下；同时，两掌经体侧，向上举至头顶上方，掌背相对，指尖向上；目视前方。左脚下落在右脚旁，全脚掌着地，两腿微屈；同时，两掌合于腹前，掌心相对；目视前下方。同动作一至动作四，唯左右相反。重复一至八动一遍后，两掌向身体侧前方举起，与胸同高，掌心向下；目视前方。屈肘，两掌内合下按，自然垂于体侧；目视前方。

"鸟飞"动作以两臂的大开大合模仿鸟的翅膀飞翔的动作，两臂的开合要依靠脊柱的伸屈来带动。两臂上举时，伸膝，伸髋，伸脊柱；两臂下落时，屈膝，屈髋，屈脊柱。

从上述的简要分析可以看出，"五禽戏"是非常重视脊柱运动的。因此，在习练的过程中，高度重视脊柱运动，深刻认识功法内涵，将有助于提高练功效果。

收势"引气归元"

功法的最后还有"引气归元"的动作。"起势调息"和"引气归元"的动作暗含着中国传统哲学的"天人合一"观。两手上提，上接天之清气，两手内合，清气注于身，两手下按，气流于地，又从大地承接地之无穷淳厚之气。

动作说明：两臂侧起，与身体平行，手心向上，举至头顶上方，掌心相对，与肩同宽，两臂伸直，然后屈肘，手心向下，徐徐下按至腹前。两手在腹前合拢，虎口交叉，叠掌；眼微闭静养，调匀呼吸，意守丹田。数分钟后，两眼慢慢睁开，两手合掌，在胸前搓擦至热。掌贴面部，上下擦摩，浴面 3~5 遍。两掌向后沿头顶，耳后，胸前下落，自然垂于体侧。左脚提起向右脚并拢，前脚掌先着地，随之全脚踏实，恢复成预备势。整个过程目光平视，但意念两掌，身体保持正直，并且遵循"提吸落呼"的呼吸规律。

动作要点：在练习时，两臂缓缓侧起，意念集中在劳宫穴，如揽日月，天地清气，系于双掌，形成了一个硕大的气团，随着两手的上举合拢，气团逐步变小浓缩，最后合于两掌之间，位于头顶百会穴上方，随着两手下按，气团注入百会，流经上丹田，中丹田，直至下丹田，这时候的意念要跟着气团，运转于全身，身体各部位要随之放松，直达脚底涌泉穴。

"引气归元"的功理与作用

"引气归元"就是使气息逐渐平和，意将练功时所得体内、外之气，通过搓手、浴面，恢复常态，导引归入丹田，起到和气血、通经脉、理脏腑的功效；通过搓手、浴面，恢复常态，收功。

近年来，许多研究人员对健身气功的生理效应进行了大量的观察和实验，研究方法也从简单的生理指标扩展到综合的生理指标，并采用了一些生化、免疫等指标进行综合研究，使我们能够从生理的角度来了解健身气功对健康的影响。张琪教授结合自身体会，认为"五禽戏"主要是通过意、气、形的全面锻炼，来调节人体神经系统与其他系统的平衡，使各器官的功能得到正常发挥，从而对人体产生一系列的积极影响。因为其锻炼方便，对锻炼条件要求很低，所以能够流传数千年，为我国历代人民所喜爱和流传。

第三节 长盛不衰的八段锦

八段锦是中国传统的健身养生功法之一，有着悠久的历史和良好的群众基础，在我国健身术中具有重要的地位。它是一套由八节动作编成的功法。传统医学认为八段锦柔筋健骨、养气壮力，具有活血行气、协调五脏六腑之功。现代研究也证实，坚持练习八段锦能够改善神经—体液调节，对神经系统、消化系统、呼吸系统及运动器官均有良好的调节作用。由于站式八段锦比坐位八段锦流传更广，我们介绍一下站式八段锦的练习方法。

一、八段锦的练习要点

1. 缓慢柔和，行云流水

柔和即指动作舒展大方，轻松自如，无僵硬之感。缓慢指身体重心平稳。行云流水是说练习时注意动作虚实变化和姿势转换间的上下相随、节节贯穿，切忌直上直下、直来直去。初学者先力求动作方整，再求动作圆活，最后体会动静相宜之意。

2. 松紧相兼，动静相宜

松，指练习时全身包括神经系统、肌肉及关节均应处于放松状态；紧，指练习时根据动作应适当用力，急缓相配，尤其在动作转换衔接的地方。动，即通过意念引导身体动作贯穿有序、轻松自然；静指外在看动作稍有停顿，但实际肌肉仍保持牵引拉伸。

3. 形神合一，意气相合

练习八段锦过程中，不同阶段，意念有所不同。习练初期，意念重点在于提示动作规范上，要求动作正确，路线准确。提高阶段，意念主要在动作风格特点和呼吸配合上，加强联系质量的提高。功法熟练阶段，意念会随呼吸、动作的协调而越来越自然，从而达到形神合一、意气相合的境界。

二、八段锦的基本动作

（一）基本手型

拳：用拇指抵掐环指（无名指）根部指节内侧，其余四指弯曲收于掌心，即指握固。

掌：

掌一：五指稍分开，微屈，掌心微含。

掌二：拇指与食指分开成八字，食指竖起，其余三指第一、第二指节屈收，掌心微含。

爪：伸直手腕，五指并拢，将拇指第一指节及其余四指第一、第二指节屈收扣紧。

（二）基本步型

马步

双腿平行开立，双脚间的距离为本人脚长的 2～3 倍，然后下蹲，脚尖平行向前，勿撇。双膝向外撑，膝盖不能超过脚尖，大腿与地面平行，同时胯向前内收，臀部勿凸出。

预备势

（1）双脚并拢站立，双臂自然垂于体侧，身体直立；目视前方。

（2）松腰沉髋，身体重心随之移至右腿，左腿向左侧开步，脚尖朝前，双脚距离约与肩同宽。

（3）双臂内旋，双掌分别向两侧摆起，约与髋同高，掌心向后；目视前方。

（4）两臂继续上起，两膝稍屈，两臂随即外旋，向前合抱于腹前呈圆弧形，约与脐同高，掌心向内，指尖相对，两掌距离约10厘米；目视前方。

第一式 双手托天理三焦

（1）接预备势。双臂外旋微下落，双手五指分开、交叉于腹前，掌心向上；目视前方。

（2）两腿缓缓挺膝伸直，两掌随之上托至胸前，此时，双臂内旋向上托起，掌心向上；抬头，目视双掌。

（3）双臂继续上托，肘关节伸直，不耸肩，同时，头摆正，下颌内收，动作略停；目视前方。

（4）身体重心慢慢下降，两膝微屈，十指分开，两臂分别向体侧下落，两掌捧于腹前，掌心向上；目视前方。

练习注意：本式托举、下落为1遍，共做6遍。

第二式 左右开弓似射雕

（1）接上式。身体重心右移，左脚向左侧横开一步，两腿伸直，同时，两手向上交叉于胸前，手心向内，左手在外，右手在内；目视前方。

（2）缓缓屈膝，身体下蹲成骑马步，右手屈指成爪，拉至肩前，同时左手成八字掌，左臂内旋，向左推出，约与肩同高，立腕，手心向左，整个动作就像拉弓射箭一般，稍停；目视左掌上方。

（3）上体稍起，重心右移，同时右手五指展开成掌，向上、向右划弧至约与肩同高，指尖向上，掌心斜向前，左手指也展开成掌，掌心斜向后；目视右掌。

（4）身体重心继续右移，左脚随即收回右脚内侧，并步站立，同时双掌分别由两侧下落，掌心向上，指尖相对，捧于腹前；目视前方。

（5）身体重心左移，右脚向右侧横开一步，两腿伸直，同时，双手向上交叉于胸前，手心向内，右手在外，左手在内；目视前方。

（6）缓缓屈膝，身体下蹲成骑马步，左手屈指成爪，拉至肩前，同时右手成八字掌，右臂内旋，向右推出，约与肩同高，立腕，手心向右，整个动作就像拉弓射箭一般，稍停；目视右掌上方。

（7）上体稍起，重心左移，同时左手五指展开成掌，向上、向左划弧至约与肩同高，指尖向上，掌心斜向前，右手指也展开成掌，掌心斜向后；目视左掌。

（8）身体重心继续左移，右脚随即收回左脚内侧，并步站立，同时双掌分别由两侧下落，掌心向上，指尖相对，捧于腹前；目视前方。

练习注意：此动作一左一右为1遍，共做3遍。

第三式 调理脾胃须单举

（1）接上式。两腿慢慢挺膝伸直，左掌随之上托，左臂经面前外旋上穿，随之内旋上举至头上方，肘微屈，掌指向右，掌心向上，力达掌根，同时右手掌微微上托，右臂随之内旋下按至右髋旁，肘微屈，掌指向前，掌心向下，力达掌根，稍停；目视前方。

（2）松腰沉髋，重心缓缓下移，两腿微屈，同时左臂屈肘外旋，左掌随之经面前下落于腹前，掌心向上，右臂外旋，并向上捧于腹前，两掌掌心向上，指尖相对，距离约10厘米；目视前方。

（3）两腿慢慢挺膝伸直，右掌随之上托，右臂经面前外旋上穿，随之内旋上举过头上方，肘微屈，掌指向左，掌心向上，力达指根，同时左掌微微上托，左臂随之内旋下按至左髋旁，肘微屈，掌指向前，掌心向下，力达掌根，稍停；目视前方。

（4）松腰沉髋，重心缓缓下移，两腿微屈，同时右臂屈肘外旋，右掌随之经面前下落于腹前，掌心向上，左臂外旋，并向上捧于腹前，两掌掌心向上，指尖相对，距离约10厘米；目视前方。

练习注意：一左一右为1遍，共做3遍。

（5）以上三遍结束后，两腿微屈，同时右臂屈肘，右掌随之下按在右髋旁，掌指向前，掌心向下；目视前方。

第四式　五劳七伤往后瞧

（1）接上式。两腿缓缓挺膝伸直，同时双臂向两侧伸展，掌心向后，接着两臂充分外旋，掌心向外，头向左后转，稍停；目视左斜后方。

（2）松腰沉髋，重心缓慢下移，两腿微屈，同时两臂内旋两掌按于髋旁，掌心向下，指尖向前；目视前方。

（3）两腿缓缓挺膝伸直，同时两臂向两侧伸展，掌心向后，接着两臂充分外旋，掌心向外，头向右后转，稍停；目视右斜后方。

（4）松腰沉髋，重心缓慢下移，两腿微屈，同时两臂内旋两掌按于髋旁，掌心向下，指尖向前；目视前方。

练习注意：一左一右为1遍，共做3遍。

（5）练习3遍结束后，两腿微屈，两掌随之捧于腹前，掌心向上，指尖相对；目视前方。

第五式　摇头摆尾去心火

（1）接上式。身体重心左移，右脚随之向右迈一步，两腿膝关节自然伸直，两掌上托约与胸同高，目视前方。

（2）两臂内旋，两掌继续上托至头上方，肘微屈，掌心向上，指尖相对；目视前方。

（3）两腿慢慢屈膝蹲成马步，同时两臂向内侧下落，两掌扶于大腿上方，肘微屈，小指侧向前；目视前方。

（4）身体重心稍上提，再慢慢右移，上半身向右倾，随之俯身；目视右脚。

（5）身体重心从右移向左，同时，身体由右向前、向左旋转；目视右脚。

（6）重心右移，同时头向后摇摆，上提尽量保持直立，下颌微收；目视前方。

（7）身体重心稍上提，再慢慢左移，上半身先向左倾，随之俯身；目视左脚。

（8）身体重心从左移向右，同时身体由左向前、向右旋转；目视右脚。

（9）身体重心从右移向左，蹲成马步，同时，上体直立头向后摇，下颌微收；目视前方。

练习注意：动作4~6和动作7~9相同，仅方向相反；一左一右为1遍，共做3遍。

（10）做完3遍后，身体重心再向左移，右脚收回，双脚成开立步，距离约与肩同宽；同时，两掌向外经两侧上举，掌心相对；目视前方。

（11）松腰沉髋，重心缓缓下移，双腿微屈，双掌经面前下按至腹前，掌心向下，指尖相对；目视前方。

第六式　两手攀足固肾腰

（1）接上式。双腿挺膝站立，同时双臂向前上方举起，掌心向前，肘关节伸直；目视前方。

（2）两臂外旋至掌心相对，慢慢屈肘，双掌下按至胸前，掌心朝下；指尖相对。

（3）双臂外旋至两掌心朝上，然后两手顺腋下向后插，至背部停；目视前方。

（4）双掌由内沿脊柱两侧朝下摩运至臀部，上体随之前俯，双掌继续沿腿后向下摩运，过脚两侧置于脚面，抬头，稍停；目视前下方。

（5）双掌沿地面前伸，手臂随之带动上体起立，双臂自然伸直向上举，掌心向前；目视前方。

练习注意：本式一上一下为 1 遍，共做 6 遍。

（6）练习 6 遍后，松腰沉髋，重心缓缓下移，双膝微屈，同时两掌向前下按至腹前，掌心向下，指尖向前；目视前方。

第七式　攒拳怒目增力气

（1）接上式。身体重心右移，左脚向左开步（吸）。

（2）两脚徐缓屈膝半蹲成马步，两手抱拳于腰间（呼）。

（3）身体重心微微提起（吸）；屈膝成马步的同时，左拳徐缓用力向前冲出（呼）。

（4）左拳变掌外缠绕（吸）；左掌变拳屈肘回收至腰间（呼）。

练习注意：右攒拳的呼吸方法同左攒拳，每一次攒拳旋腕动作需要两个呼吸循环。

第八式　背后七颠百病消

（1）接上式。身体重心右移左脚并步（吸）。

（2）并步直立两拳变掌收于体侧（呼）。

（3）两脚跟提起，头上顶（吸）。

（4）两脚跟下落震动地面（呼）。

练习注意：每一次提踵与下震，需要一次呼吸循环。

收势

两臂内旋，向两侧摆起（吸）；两臂屈肘，两掌相叠置于丹田处（呼）。两臂自然下落还原时则体态安详，周身放松，呼吸自然。

练习注意：收势动作在时间上可以稍微延长，增加两次呼吸循环后采用自然呼吸。

三、八段锦的功效

第一式　双手托天理三焦

作用：通三焦经、心包经，促进全身气血循环，改善各种慢性病症状。

第二式　左右开弓似射雕

作用：疏通肺经，同时治疗腰腿、手臂、头眼部等疾病。

第三式　调理脾胃须单举

作用：调和脾胃两经的阴阳，增强人体正气，主治脾胃不和之证。

第四式　五劳七伤往后瞧

作用：疏通带冲二脉及胆经，治疗劳损引起的颈椎和腰椎疾病。

第五式　摇头摆尾去心火

作用：通心包经、心经、小肠经，治疗心火旺所致的气血两虚、头昏目眩和脚步不稳，增强腰力、腿力和眼力。

第六式　两手攀足固肾腰

作用：通肾经和膀胱经，强筋骨、固腰肾，治疗腰酸背痛、手脚麻木、腰膝酸软等症状。

第七式　攒拳怒目增力气

作用：疏通肝经、胆经，治疗气血两虚、头昏目眩、头重脚轻，增强臂力、腰力、腿力和眼力。

第八式　背后七颠百病消

作用：利用颤足使得脊柱得以轻微的伸展和抖动，祛邪扶正，接通任督二脉，贯通气血，强身健体。

第五章　疏通经络　百病无踪

经络客观存在于人体，却因为常人难以感知，所以常被忽视。古人认为，人体有经络，正如大地有江河湖泊一样。经络是以十四正经为主体，网络全身的一个综合系统，内联五脏六腑，通于五官七窍、四肢百骸，沟通表里、上下、内外，如果能使经络通调，则身安体泰百病难生。张琪教授深研经络奥秘，并以之指导养生保健，功效卓著。

第一节　调理经络　先知后用

要想很好地运用经络养生，首先要了解人体的经络系统，经络，顾名思义是由经脉和络脉构成的，是运行周身气血的大小通路。

一、经络的循行

经脉可以分为正经和奇经两大类。十二正经即手足三阴经和手足三阳经，是人体气血运行的主要通道。它在人的肢体上有一定的走向交接顺序，手三阴经从胸走手，手三阳经从手走头，足三阳经从头走足，足三阴经从足走胸腹。

奇经八脉是除十二正经以外的八条经脉，包括督脉、任脉、冲脉、带脉、阴跷脉、阳跷脉、阴维脉、阳维脉。奇经的分布、作用均异于十二正经，既不直属于脏腑，又无表里配属关系，而是别道奇行。其中任脉和督脉同十二经相似，各自有所属的腧穴，故与十二经合并称为"十四经脉"。

络脉即十五络脉，由十四经脉各别出一络，再加上脾之大络组成。十二经脉的别络均从本经四肢肘膝关节以下的络穴分出，走向其相表里的经脉，任督二脉及脾之大络则主要分布在头身部。

另外，与十二正经密切相关的还有十二经别、十二经筋和十二皮部。十二经别是正经别出的经脉，经筋是十二正经与筋肉、关节的附属部分，而皮部是十二脉在体表皮肤部位的具体分部。

二、经络的作用

经络系统是人体生命活动之本，而经脉又是其中最为重要的部分，它可以用来诊断、治疗疾病，更可以预防调摄养生。

1. 运行气血，协调阴阳

气与血对于维持人体生命活动来说具有重要的意义，而经脉就是气血运行的通道和载体。气血通过经脉有规律地将精微物质按时、有条不紊地疏送至全身四肢百骸、五脏六腑。因此，保证经脉的通畅便是保证气血运行无阻。经脉行气血又是按照天地四时阴阳来运行的，昼行于阳，夜行于阴，在内灌溉五脏六腑，在外濡养皮肤腠理，环周于阴阳内外，经络畅达则使阴平阳秘，精神乃治。

2. 防御病邪，阐释病理

经络外联皮肤腠理，是防御病邪入侵的重要屏障和防线。经络理论也可以很好地阐释病邪从外向内的发病途径。当虚邪贼风侵袭机体，首先伤于腠理肌表，正气通过经脉到达肌腠与邪交争，正胜邪退则病愈，若正不抗邪，则邪气随经络步步深入，各阶段出现正邪相争的相应证候。

3. 帮助诊断，指导治疗

各条经络都有一定的循行部位和络属脏腑，可以反映所属脏腑的病证，因而在临床上可以根据疾病症状出现的部位，结合经脉的循行络属作为疾病诊断的依据。同样，临床上采用针灸、按摩等手段，通过调整经络气血，从而达到有效的治疗目的；另外，引经药的应用也在临床治疗疾病中发挥了重要的作用。

4. 预防疾病，指导养生

预防养生自古以来得到了人们的高度重视，而和令四时，调养五脏这些皆是通过调畅经络气血来达到的。五脏为人体的核心，其与自然界的四时阴阳相通，为此，四时养生调养五脏必须通过疏通经络气血来达到养五脏之气、五脏之精、五脏之神的目的。

第二节　经络畅通　时蕴其中

人体是一小宇宙，人体气血与日的升降惜惜相因，十二经脉在一日十二时中分别旺相。"肺朝百脉"为气血运行之始，故寅时肺经旺，依次循行于十二经，周流不息。

（1）寅时（3~5点）肺经最旺，将血液输送到百脉。《素问·经脉别论》："脉气流经，经气归于肺，肺朝百脉，输精于皮毛"。血的运行要依赖气的推动，肺主呼吸调节着全身的气机，此时肺经旺盛，有助于肺气调节和输布血液运行全身。

（2）卯时（5~7点）大肠经旺，有利于排泄。"肺与大肠相表里"。寅时（上一个时辰）肺经最旺，肺将充足的新鲜血液布满全身，紧接着促进大肠经进入兴奋状态，吸收食物中水分与营养，排出渣滓。此时可多饮水使大肠充分吸收水分，促进排泄；排泄结束后，可做提肛运动，有利于治疗便秘、痔疮、脱肛等病。

（3）辰时（7~9点）胃经旺，有利于消化。此时胃部吸收营养的能力增强，需要进食吸收充足的营养，也正是人们进食早餐的时间。

（4）巳时（9~11点）脾经旺，有利于吸收营养、生血。"脾主运化，脾统血"。脾为气血生化之源，与胃统称为后天之本，是消化、吸收、排泄的总调度，又是人体血液的统领。脾经旺盛时可运化水谷，升清化浊，为身体提供气血营养。"脾开窍于口，其华在唇"。脾的功能好，消化吸收好，气血充盈，唇色红润。

（5）午时（11~13点）心经旺，有利于周身血液循环。《素问·痿论》曰："心主身之血脉"，"心主神明，开窍于舌，其华在面"。心经旺盛，推动血液运行，养神、养气、养筋。此时是气血运行的最佳时期，不宜剧烈运动，应在午时小憩片刻，宜于养心，可使下午乃至晚上精力充沛。

（6）未时（13~15点）小肠经旺，有利于吸收营养。《素问·灵兰秘典论》曰："小肠者，受盛之官，化物出焉"。是说小肠接收经胃初步消化的食物，并进一步泌别清浊，把水液归于膀胱，糟粕送入大肠，将水谷化为精微。

（7）申时（15～17点）膀胱经旺，有利于人体排泄水液，泻火排毒。

（8）酉时（17～19点）肾经旺，有利于贮藏一日的脏腑之精华。《素问·上古天真论》说："肾者主水，受五脏六腑之精而藏之"。肾所藏的精气包括"先天之精"和"后天之精"，前者是禀受于父母的生殖之精，与生俱来。后者为水谷之精气，是由脾胃运化而来。肾中精气是机体生命活动之本，肾经的旺盛，对机体各方面的生理功能均起着极其重要的作用。

（9）戌时（19～21点）心包经旺，增强心的力量。心包经是心之外围，有保护心脏的作用，此时最宜步行，可增强心功能。

（10）亥时（21～23点）三焦经旺，通行气血。《中藏经》认为三焦"总领五脏六腑、营卫经络、内外左右上下之气；三焦通，则内外左右上下皆通也，其于周身灌体，和内调外，荣左养右，导上宣下，莫大于此者也"。所以说，此时进入睡眠，百脉得以休养生息，对身体十分有益。

（11）子时（23～次日1点）胆经旺，胆汁需要新陈代谢。人在子时入眠，胆方能完成代谢。"胆有多清，脑有多清"。凡在子时前入睡者，晨醒后头脑清新、气色红润。反之，日久子时不入睡者面色青白，易生肝炎、胆囊炎、结石一类病症。

（12）丑时（1～3点）肝经旺，养血。"肝藏血"。人的思维和行动要靠气血的支持。废旧的血液需要淘汰，新鲜血液需要产生，这种代谢通常在肝经最旺的丑时完成。《素问·五脏生成篇》曰："故人卧血归于肝"。此时安静入眠，血液大量回肝，肝内血液充足，肝经旺盛，可维护肝的疏泄功能，使之冲和条达，充分发挥解毒滤过的作用。此时熟睡，胜过其他时间。如果丑时不入睡，肝还在输出能量支持人的思维和行动，就无法完成新陈代谢，所以丑时久不入睡者，面色青灰，情志倦怠而易躁怒，易生肝病。

第三节　经络养生　循法建功

经络在人体不但起着沟通内外，联系五脏六腑、四肢百骸，通行气血营卫，调整阴阳等作用，而且还与人体的生长发育、预防保健及疾病的进退有着十分密切的关系。经络养生是使经络之真气充足，从而起到行气血、通阴阳、滋筋骨的作用，经络之气充足又可以化精充神，因此，选择合适的经络养生方法便可以起到强健体魄、延年益寿的目的。

（一）腧穴养生

腧穴是人体脏腑经络输注气血于体表的具体部位。也是增强脏腑经络生理功能和改善病理状况的针灸等治疗方法的刺激点，其具有反映病症、协助诊断、通条经脉气血、防治疾病等作用，常用的养生保健穴位有以下几个。

1. 足三里穴

它位于胫骨前缘外侧一横指处。《四总穴歌》说"肚腹三里留"，是指此穴统治胃肠的病症，有补气的作用。醉酒按足三里配3粒藿香正气胶囊，可以保护胃气和解酒。针刺足三里能使胃肠功能增强。针灸或按摩该穴可以预防感冒、胃肠疾病和中风，还可以保健长寿。

2. 委中穴

"腰背委中求"，指凡腰背病症都可取委中治疗，此穴位于膝关节后腘窝中间。具有舒筋通络、散瘀活血、止痛作用。老人患有腰背疼痛膝关节活动障碍，此穴可取。

3. 列缺穴

在腕横纹上1.5寸，肱桡肌与拇长展肌腱之间。列缺穴为手太阴肺经的络穴，又是八脉交会穴，通于奇经八脉的任脉。《四总穴歌》说："头项取列缺"，说明针刺按摩列缺穴，不仅善疗偏头患，而且能疏通颈项部经络气血，可迅速解除颈项疼痛和感冒不适症状，每日早晚各一次，也是5~7分钟。

4. 合谷穴

拇指弯曲按下虎口，指尖所指处即合谷穴。《四总穴歌》中"面口合谷收"，说明了合谷穴具有统治面口五官一切疾患的功能。合谷穴是止痛的特效穴，尤其是治疗头痛、牙痛，只要揉此穴即可减轻疼痛。用右手使劲地揉左手的合谷穴，接着换手，使用左手使劲地揉右手的合谷穴5~7分钟。一日两次即可。合谷穴能提高机体免疫力，有清热、宣发阳气、扶助正气的作用。

5. 内关穴

位于腕横纹上两寸的两条筋之间。"胸胁内关谋"中的内关有宁心安神、理气止痛等作用，因此中医经常用来医治心脏系统疾病，它对调节心律失常和缓解胸闷有良好作用。还用于胃肠不适恶心打嗝，常配合足三里应用，甚至晕车也可点按此穴。要注意的是，按揉此穴，稍微有酸胀感，一般按3~5分钟即可。

6. 膻中穴

膻中穴为两乳头连线的中点，有宽胸理气的作用。平时经常感到胸闷气短、郁闷不舒，总是唉声叹气的朋友，可以不时按揉膻中穴以疏泄胸中郁滞之气。

7. 太冲穴

太冲穴是肝经原穴，主肝经之气血，而它在足部的反射区为胸部，按压该穴可疏解心胸的不适感。所以，情绪抑郁不舒展的时候可以按揉这里。另外，肝在志为怒，当人生气的时候也可以按揉太冲穴来平息肝火。一般每次按揉4~5分钟，按压后可以喝少量的水，以助代谢。

8. 百会穴

百会穴位于头顶，是人体督脉重要穴位，为手足三阳、督脉之会，具有清脑醒神的作用。经常按揉百会穴能解除头痛、头重脚轻症状，也能缓解焦躁情绪。

9. 风池穴

风池穴位于颈后，对于镇定安神、缓解紧张情绪有很好的作用，还能解头晕头痛。

10. 太阳穴

太阳穴是人头部的重要穴位。按揉太阳穴可以给大脑以良性刺激，有解除疲劳、止痛醒脑之功效，更能振奋精神。《达摩秘方》中将按揉此穴列为"回春法"。

（二）灸法养生

艾灸是以艾绒为主要材料制成艾炷或艾条，点燃后熏熨或温灼体表腧穴的方法。根据艾灸的操作方法不同，艾灸分为直接灸和间接灸，而间接灸又可分为隔物灸和悬灸。从效果来说，直接灸效果最好，较之扎针（针灸）效果更佳。但是有一个缺点，就是直接接触皮肤施行灸法，患者非常痛苦。为了减轻患者痛苦，在艾灸的操作方法上做了大量改进。首先就是隔上一层东西的艾灸，如隔上生姜片的隔姜灸。但由于这种灸法还是有痛苦，之后就干脆将艾条悬空，离开皮肤一定距离施灸，这就是现在的悬灸。根据操作方法不同，又分为回旋灸、温和灸、雀啄灸和往返灸。

1. 自我艾灸法

自我艾灸时多用艾条灸，因为艾条使用方便，也好控制。取坐位，全身自然放松，呼吸平稳，心无杂念，将所施灸的部位暴露出来。灸时要注意防止火星落在皮肤上，避免烫伤。悬灸上肢穴位：内关。悬灸下肢穴位：涌泉、足三里、三阴交。

2. 被动艾灸法

被动艾灸也就是请他人帮助施以灸疗，艾柱灸与艾条灸均可以，可根据情况选用。一般艾柱灸难度大一些，需要用心学习操作；艾条灸难度相对较小，容易操作控制，各人可根据自己的感觉进行选择。

被灸者一般取仰卧位或俯卧位，全身自然放松，不要紧张，心情愉悦。然后将要施灸的部位暴露出来。施灸者站于一旁，也可取坐位，手臂及身体自然放松，心无杂念，轻巧操作，从容缓和，不急不躁，全神贯注。

被动灸法多用于胸腹部或腰背部，养生的穴位有气海穴、关元穴、中脘穴、神阙穴、华佗挟脊穴、肾俞穴、命门穴。

（三）按摩养生

1. 双手拍头

取坐位，头身正直，然后用双手掌在头部施轻拍法，由前向后，均匀拍打，力量要轻柔有弹性，双手轻拍约 20 次。

2. 按摩后脑

两手指交叉，抱在后颈枕下部，左右来回横向搓摩约 20 次，力量要轻柔适中。

3. 梳头浴面

双手五指分开如爪，自前额向后梳头 10 次，继而用手掌自上而下摩擦面颊 10 次。

4. 旋摩耳轮

先用掌心旋摩耳郭前面 10 次，然后水平方向摩擦耳郭前面和后面 10 次。

5. 叩齿咬牙

双手掌轻按双颊，先叩齿有声 36 次，后咬牙无声 18 次。然后下颌放松，用两大指指腹向上托叩下颌 36 次。

6. 弹鸣天鼓

双掌掩耳，食指、中指、无名指在后枕轻轻摩擦，耳中闻擂鼓之声约 1 分钟，继用无名指弹滑 36 次。

7. 搅海咽津

舌尖先左后右在口腔内频慢慢搅动 10 次，古称"赤龙搅海"，至唾液满口嗽津 10 次，分 3 小口用力引颈咽下，意想直至小腹丹田。

8. 运目弹睛

头部不动，眼珠向四周环视 1 周，正反方向各 3 次。然后用力紧闭双眼，同时呼气，待气吐尽后，迅速睁大双眼，同时吸气，共 3 次。

9. 按摩颈项

手掌自后颈慢慢按摩至前颈，中指尖点天突穴。左右手交替各做 10 次。

10. 按摩腹肋

双掌根紧按双侧腋下胁肋，自后向前按摩 10 次。然后左掌叠右掌上，按揉上腹心窝部 10 次，继按顺时针方向向左上腹推进，而后依次达左下腹、小腹、右下腹，回到心窝部，如此 1 ~ 3 遍。

11. 搓腰揉肾

双手虎口放双侧腰眼穴，用力旋揉 36 次。然后双手上移至双侧肾俞穴，左右扭动腰部，自上而下按揉 10 次，共 1 ~ 3 遍。

12. 拍打经络

先用右掌拍打头顶 10 次，继用双掌随身体左右摆动左右交替依次拍打肩颈、上臂、前臂、胸背、腰腹、左右大腿、左右小腿，共 1 ~ 3 遍。

13. 全身拍打

用拳或掌在丹田、腹部、胸部、腰部、肩部、头部做轻松而富有弹性的拍打。

14. 敲打命门

双手握拳，通过自由转腰时，用双拳轮换敲打前后同侧命门。

15. 搓手浴面

双手合掌胸前，相互摩擦至热，然后快速分开，上下摩擦面部（包括眼、耳、口、鼻）。

16. 摩掌熨目

双手掌相互搓热后，覆盖双眼，闭目熨睛。

（四）药物养生

中药与经络的关系十分密切，某种药物往往主要针对某一经或某几条经脉产生明显作用，而对于其他经脉则作用较小甚至毫无作用，所以合理运用中药也可以达到疏通经络，通行气血的作用。

一般来说色青、味酸之品入肝胆经；色赤、味苦的药物归心、小肠经；色黄、味甘者入脾、胃经；色白、味辛者入肺、大肠经；色黑、味咸的药物入肾、膀胱经。此外，手厥阴心包经和手少阳三焦经与肝胆经相通，因厥阴主血，故诸药入厥阴血分者，并入心包络；而少阳主气，诸药入少阳气分者，并入三焦经。

某一味药物在治疗上对某一脏腑起着显著的疗效，同时又能引导其他药物对这一脏腑发生作用，即引经药。例如，心经的引经药为黄连、细辛；膀胱经为羌活；大肠经为白芷、升麻、石膏；胆经为柴胡、青皮等。

此外，经络在运行过程中，常因病邪的侵袭、痰湿瘀血的滞留而受阻甚至闭塞。故可用驱邪通络、活血化瘀及消痰化湿类药物进行干预。例如，祛风除湿的羌活、独活、威灵仙；活血化瘀的三七、丹参、乳香、没药、桃仁、红花；搜剔经络的穿山甲；破血除癥的水蛭、三棱、莪术等，都能起到疏通经络，驱邪治病的作用。

（五）运动养生

运动是健康之本，运动可以振奋人体阳气，调和脏腑，疏通经络，使气血流畅，体健身强，延年益寿。经络在人体内四通八达，内而脏腑，外而肌肉骨骼，维持人体各部位的联系，运行气血营卫，运动能使脏、腑、筋、骨、皮、肉、肌、脉都得到锻炼而变得更加强壮，机体活动力增强则生命力更加旺盛，精力更加充沛，从而防病治病、益寿延年便得到保证。

以下几种常用的经络保健运动法效果较好，如八段锦，将肢体运动与按摩、呼吸吐纳相结合，运动量不大、场地要求不限、时间随意，特别适合于中老年人或体质虚弱者练习；另外经常练习五禽戏、太极拳也具有调理脏腑、疏通经络、益气活血等作用。

第六章　调和五脏　平衡脏腑

第一节　五脏各司其职

脏，古称藏。五脏的主要生理功能是生化和储藏精、气、血、津液和神，故又名五神脏。由于精、气、神是人体生命活动的根本，所以张琪教授认为五脏在人体生命中起着重要作用。

心者，君主之官。一个国家，要有领袖，一个人体，应有一主宰，以主持人体的生命活动。中医认为这个主宰就是心。《黄帝内经》认为，心有两大主要职能：其一，主血脉，即心推动血液运行和促使脉管跳动。心功能正常，则脉搏正常跳动，血液不断环流，人体各部得到血液的濡养，才能进行正常的生理活动。若心跳停止，脉跳亦停，血液不流，人体各组织器官就"断炊"而死亡。其二，主神明："神明"指人的精神意识，思维活动。心主神明，意为心主持着人体的精神意识和思维活动。这种功能与心主血脉分不开。张琪教授认为血是精神意识、思维活动的物质基础，人们也常把精神意识、思维活动归属于心。

肺者，相傅之官。一国之中，有君主则必有宰相以协助君主来治理国家。中医认为肺在人体中的职能犹如宰相之于国家。肺的职能有以下几点：其一，主气司呼吸，主一身之气机。全身气机（即气的升降出入运动）随着呼吸而动。肺也是人体吸入清气的场所；清气是维持人体生命活动的重要物质。故张琪教授认为，气功除"调身"、"调心"外，更重要的是"调息"。通过特殊的呼吸运动，来锻炼人体的气，使人体的气产生特殊的运动，从而发挥气的特殊功能。其二，主宣发肃降。"宣发"为宣布发散之意，"肃降"是消肃下降之意。"宣发"可呼出浊气，把卫气和津液宣发至体表，以维持皮肤的功能，抗御外邪的入侵，控制汗腺的分泌，故中医有"肺主皮毛"之说，还可把脾胃吸收的水谷精微宣发至全身。"肃降"可吸入清气，把吸入的清气和脾转输来的水谷精微向下布散。其三，通调水道。由于肺的宣肃作用，将水津宣发至体表化为汗液排出体外，并通过呼吸，化出水汽，呼出体外，同时使水液肃降下行，化为尿液，这样使水液内外上下畅通而行，故中医治疗水肿病，往往采取治肺之法。其四，朝百脉。即人体的"百脉"之血都聚会于肺，经过气体交换以后，又朝向百脉，而使血液正常运行。也就是说，肺朝百脉，可辅助心脏维持正常的血液循环。

肝者，将军之官。中医认为肝为刚脏，性如将军。其气易升易动，人们发怒常称动肝火，即与此相关。它主要有两大职能：一是主疏泄。疏为疏通、舒畅之意，泄为排泄、发泄之意。肝能疏通人体的气机，以保持气机的畅通，若此功能失调，可见胸闷胁胀，甚则疼痛，多叹气。肝能促进脾胃的功能，还能疏通脾胃的气机，而使脾胃升清降浊的功能正常。肝可调畅情志，肝的疏泄功能正常，则人的精神舒畅，若疏泄功能失常，或为疏泄不及，则情志抑郁、多愁善感；或为疏泄太过，则性情急躁易怒。二是藏血，可储藏血液，调节血量，而防止出血和保持一定的循环血量。如人在发怒时，易出现咳血或吐血。张琪教授认为，这是因为怒使肝气疏泄太过而上逆，使肝藏血功能失职，血不收藏而外出所致。

脾者，为人体营养物质的主要供应者，犹如后勤部长，中医称它为"仓廪之官"。它的功能是主运化，即主持人体水谷的消化、吸收和运送，以营养机体各组织器官。若这一功能发生障碍，可出现消化不良、水湿潴留、食欲不振、脘腹胀满，甚则腹泻、水肿等症。脾能统血，即脾能统摄血液，防止血流于脉外。若此功能失常，可发生出血症状。脾主升清，以升提清气上至头目心肺；升提内脏，使其固定于正常的位置。若此功能失调，使清气不升，可出现头晕、胀满、内脏下垂等症。张琪教授认为，人出生后，主要依靠饮食物的濡养，即所谓"民以食为天"，各脏腑组织才能进行正常的生理活动，故脾又被称为"后天之本"。

肾者，作强之官。因为肾主藏精，能促进人体的生长发育和生殖，而为人体生命之源。肾阴、肾阳是人一身阴阳的根本，故称肾为"先天之本"。若肾精亏，则人的生长发育缓慢，成年者可出现生殖机能减退、早衰等。肾主持人体的水液功能，对水液起着开关的作用，犹如水闸：开则尿出，关则尿闭。开合适度水液才能正常，否则可以出现水液潴留而成浮肿病，或水液失控而出现尿频清长，甚则为尿失禁，此称肾主水、司开合。肾还能使肺吸入的清气下降，防止呼吸浅表，称为肾主纳气。若肾虚不能纳气，则肺气上逆而出现气喘。张琪教授认为，哮喘病多见于儿童和老人，就是因为儿童肾气稚弱、老人肾气衰退和纳气功能减弱的缘故。儿童到了青春期后，肾气旺盛，纳气功能增强，故有些儿童哮喘至青春期可以自愈。

张琪教授指出，五脏是人体生命活动的中心，化生和贮藏精气，"藏精气而不泻也"，其生理活动与精神情志密切相关，所以"藏精神血气魂魄者也"。五脏虽然在生理功能上各有所司，但它们的活动不是孤立的，通过经络的联系，五脏相互协调，相互配合，共同维持人体正常的生命活动，在病理变化上也相互影响。五脏生理功能之间的平衡协调，是维持机体内在环境相对恒定的重要环节。由于五脏的生理活动能够统率全身整体的生理功能，所以张琪教授认为，注重调理五脏功能在养生抗衰老中的作用比其他方面更为重要。

第二节　肝脏养生

中医认为肝藏血，主疏泄，有调节人体血液与情志活动的作用，与春季关系密切。如何顺应肝的疏泄特性，张琪教授认为，有四个基本条件：一是不要经常郁闷伤肝；二是肝血、肝阴要充足；三是防止过劳伤肝；四是注意调节饮食，不要感染病毒。

张琪教授认为，肝脏为将军之官，受不得约束，喜条达疏泄。肝气疏泄条达，会使人体气血畅通、女性月经规律，会使脾胃健运、大便畅通，也会令人性情平稳或开朗。若忿怒气逆，情志不舒，则会肝气郁结，肝区胀痛，气血失去流畅；甚而怒则气逆，怒动肝火，或肝郁侮土，影响脾胃的正常消化吸收功能。肝脏功能正常，消化排泄得就会顺利畅通，月经就会按月准时施泄，气血流畅而不瘀滞，人就会七情适度，心情轻松。身体这种轻松、活泼、通泰的状态也叫疏泄条达。对于女子来讲，只有肝脏疏泄条达正常，不郁结，就会情绪好、月经好、大便通畅，通常睡眠也会好，皮肤也就会光泽无色斑。反之，如果女子情志不畅、肝气郁结，气机不畅，进而气血瘀滞，往往导致抑郁症、胃病、月经不调、乳腺增生、子宫肌瘤、多囊卵巢、肿瘤包块等疾病，进而出现面色晦暗或青黄、黄褐斑、目睛浑浊等问题。只有肝脏疏泄条达，气血畅达，就会关节韧带柔软灵活，情绪平稳，食欲佳，二便通畅，月经正常，目睛明亮。因此，张琪教授主张，调达情志，保持精神乐观开朗，避免焦虑紧张，防止郁怒伤肝，是肝脏养生的第一要点。

张琪教授认为，酸味饮食有滋养肝脏之作用，经常适量食用对肝有益。但不宜食酸过多，否则反而伤肝；肝病应忌辛，特别是春天更不宜多食辛温燥热之食，以免助火。凡患肝病及肝气上逆引起的头痛眩晕等，应绝对戒酒，否则对肝脏危害最大。肝藏血，故凡有养血滋润之性的食品如瘦肉、肝、鱼、豆制品，以及大枣、枸杞子、番茄、黄瓜、西瓜等宜适当多食。还应进食春季时鲜果蔬，如荠菜、韭菜、香椿头、枸杞苗、豌豆苗、蘑菇、金针菜、荆芥、春笋、春茶、艾蒿、樱桃等。还可有意识地吃些保肝或促进排毒的食品，更好地使人体进入春夏养阳、阳气升发、代谢旺盛的状态，如保肝的大枣、蜂蜜、胡萝卜、猴头菇、香菇等，促进排毒的春笋、黑木耳、生姜、辣椒、海带、绿豆、洋葱、花菜、西兰花、芹菜等。保肝又促进排毒，无形中就减轻了肝脏的负担。如果春季过多食寒冷、黏滞、肥甘之品亦会阻碍阳气升发，日常生活中应予以注意。

张琪教授认为，护肝应注意劳逸结合，防止过劳。肝藏血而主筋，若疲劳过度则耗伤肝血不能荣筋，故凡患肝病及眩晕肢体麻木挛急等，应劳逸适度，防止过劳。

张琪教授指出，现代人的很多生活方式均易伤肝。现代社会的人际关系紧张，工作压力大，七情郁结；应酬多，通宵达旦的聚会饮酒，大量摄入高热、高脂、高糖的三高饮食，湿热伤肝；多数人稍有不适，不经医生诊治，就自行服药；长期使用电脑、看电视，或者长时间看书，都是久视，会造成用眼过度，易使肝血不足；电脑、电视、汽车让人久坐不动，令多数人关节肌腱韧带僵硬，不再柔韧灵活，使肝失疏泄条达，情绪易于郁闷或脾气暴躁。以上种种不良因素，均会严重损伤肝脏功能，导致一系列疾病，如女子月经不调、乳腺增生、子宫肌瘤、色斑，男子性功能减退，高血脂、脂肪肝、高血压，消化道大出血、脑出血、心肌梗死、脂肪肝、糖尿病、动脉硬化、冠心病、代谢综合征、痛风等。

张琪教授主张，肝脏养生调护的重点季节是春季。春季自然万物阳气升发，最利于人体肝脏主疏泄的功能和喜条达的特性，人体只要适应春气升发的特性，一切以利于肝气的升发为要。首先，应早睡早起，"夜卧早起，广步于庭，被发缓形，以使志生，生而勿杀，予而勿夺，赏而勿罚，此春气之应，养生之道也。逆之则伤肝，夏为寒变，奉长者少"。张琪教授认为，春季运动应该是以形体的舒展为主，抻拉、牵引脊柱和四肢，活动关节、韧带，尤其令颈椎、髋关节、肩关节、膝关节、肘关节柔韧、舒展、灵活，主张多去踏青、春游，走向大自然，伸展四肢，舒展腰身，呼出一冬的浊气，呼吸清新空气，振奋生机。而有些女性长期穿塑身内衣，不利于阳气外发趋表。

第三节　心脏养生

心为君主之官，一家之主，一国之君，压阵五脏，统合生命，是人体生命活动的总指挥。心在五行中属火，应对夏季暑气，位于上焦胸腔，颜色鲜红，搏动不息，其阳气非常旺盛，故称其为"阳中之阳"。

心为五脏六腑之大主，是精神之所舍，情志活动虽然分属于五脏，但总归于心，为心神所统帅，《素问》有云："心者，五脏六腑之主也，故悲哀忧愁则心动，心动则五脏六腑皆摇"。因此，调节心神对于五脏六腑皆有保健意义。

心与夏季相通，夏季气候炎热，阳光充足，在这种气候条件下，人体的阳气充足，对血液的推动力增加，使人的血液变得滑利，易于流动，所以说夏季的温热气候本身对心脏的功能就有益处，如果此时加以合适的保健养生，便会收到更好的效果。

（一）哪些因素最易损伤心脏

1. 信息爆炸

《黄帝内经·灵枢·本神》中说："所以任物者谓之心"，"任"是担任、接受的意思。心又主神志，主宰人的精神意识和思维活动。中医学认为人的精神思维活动与脏腑有关，而主要是心的生理功能，故有心"藏神"、"主神明"的说法。现代社会是信息社会，信息的种类繁复、数量巨大，可以形容为"信息爆炸"。每天起床睁眼就开始看电视、用电脑、打电话、听 MP3，耳听、眼看、嘴说个不停。扑面而来的海量信息，令心神不停"任物"，从而导致心气受损。

2. 暑热耗伤

夏季暑热可以温养血脉，但如果保护不利也可伤心，尤其是进入伏天，高温会使人大量汗出，而汗为心之液，出汗过多则会损伤心阴、心阳；高温闷热的天气也会令人过食生冷，损伤脾胃。另外，夏季中暑更是常见的情况，暑气过盛则令人神昏志乱、意识不清。

3. 空调依赖

以前人们只能干熬苦捱酷暑炎热，任由大汗挥洒，伤心气，耗体力。现在在空调房间里，清清爽爽，凉风习习，人有舒适的感觉，"苦夏"不再苦了。有的人甚至整个夏季都窝在空调房间里，不见阳光，不经暑热。但过度依赖空调则血脉充盈又遇寒凉收缩，加重心脏负担，所导致的瘀血不通可能就更加严重。因此很多人的关节痛、脚后跟痛、颈肩腰背痛、偏头痛、痛经、胃痛、腹痛、下肢肿胀、手指发僵、高血脂、高血压一到夏季反而发作或加重。

（二）如何保养心脏

心主血脉，血液行于脉中，靠心脏的阳气鼓动，将精微物质运达全身的每一个关节、每一块肌肉，甚至每一个细胞，所以养心的首要任务就是保证血脉的通畅。同时，心藏神，主神志，情志活动对人体身心的健康也有着重要的调节作用。心脏的保养关系着整个机体的正常运转，所以我们要采取行之有效的方法来达到强心脏、健体魄的目的。

1. 运动强心

适当的运动锻炼可以直接作用于人体的血液系统，当人在进行运动时，可以增强心与血脉的工作力度与速度，从而强健心肌，起到保健养生的作用。另外 运动可以调节人的精神情志，同时可以陶冶情操，对于维护人的心理健康有着重要的作用。

那么如何选择运动形式就显得很重要了，首先，不能过于剧烈，另外，不可太在意胜负结果，以达到身心愉悦为目的。下面介绍几种对心脏保健有益的活动项目。

（1）篮球：所谓"十指连心"，双手上的两条经脉均与心相连，所以手指的锻炼可以起到强健心脏的作用。而篮球运动，无论是运球、连续排球或是投篮都可以对双手十指进行直接的刺激锻炼，而且强度适中，不会造成损伤，是运动强心的不错选择。

（2）排球：也是直接作用于双手及上肢的运动。而且排球较轻，球面柔软，适合于多人运动，数人围成一圈，相互传球，运动的同时还可以相互交流、聊天说话，愉悦心情，以达到强健体魄的目的。

（3）乒乓球：此项运动除了可以直接锻炼手指及上肢外，更重要的是可以锻炼人的心神控制力，使人在打球过程中精力集中、消除杂念、收敛心神，从而收到良好的保健心脏的作用。

（4）羽毛球：目前比较流行的运动项目之一，适合两个人配合运动，由于其好操作，容易控制，只要稍加练习便可运用自如，所以在运动过程中可以保持心情平稳愉悦，另外，随着球的运动，视野也得到开阔，心情也变得开朗舒畅。羽毛球可以说是愉悦心情、健康身心的最佳运动。

（5）台球：是一项比较高雅的运动。台球设计精美，色彩绚丽，让人在视觉上便感到赏心悦目，而且台球的运动节奏比较缓慢，要求做到凝神静气、心无杂念，所以比较容易让人感到轻松愉快，是修身养心的上佳运动。

（6）踢毽子：是目前比较常见的游戏性群体运动，它可以锻炼人的平衡力和协调性，可以使人集中精力，另外，由于运动时气氛热烈欢快，所以是强心健体、调节心境的上好运动项目。

另外，还可以选择下棋、书法、骑单车、慢跑、放风筝、画画等运动项目，只要适合自己，均可起到养心强心，健体益寿的作用。

2. 饮食养心

饮食进入胃之后，经过消化吸收，化为浓厚的精微物质，即血液被输送至心脏，注入于血脉，《内经》中如是说："中焦受气取汁，变化而赤是谓血"，可见，血的形成源于饮食，所以通过合理的饮食来保养心脏可以达到很好的效果。

（1）养心的食物。①粮食类食物：包括谷物和豆类，是我国人民传统的主食及副食，它们营养丰富，并能起到一定的补养心血、滋养心神的作用。例如，小麦，味甘性平，具有养心安神、补益气血的作用，另外，小麦还可以止汗除蒸，清热除烦，是为养心的佳品。绿豆，性味甘寒，具有调和五脏、清暑解毒、利尿生津的功效，可用来煮粥或制成绿豆汤，是夏季清凉饮料的不错选择。②蔬菜类食物：如苦瓜，由于苦味入心，所以其具有清热祛暑、清心明目、解毒等功效，用来煮鱼煮肉，凉拌炒食均味道鲜美、清火消暑。另外，苦瓜制熟后对中暑、发热、烦渴、肝火目赤肿痛、湿热痢疾等皆有辅助治疗作用。再如冬瓜，其甘淡微寒，具有益气生津、清热利水之效，对于急性热症、暑泻、痢疾、水肿、消渴等症均有效果，另外，冬瓜性质清淡，能润泽轻身，可用于美容瘦身。③水产类食物：如海蜇，甘咸，性平，可以补心益肺，清热化痰。食用前用清水泡洗干净，可用姜、醋凉拌，爽口开胃、增进食欲。田螺，味甘咸、性寒，具有滋阴降火、清热利尿的作用，对于阴虚火旺、湿热内滞者有辅助治疗作用，而且老少皆宜。④茶与酒：茶叶具有提神醒脑、利尿强心、清热降火、止渴生津等作用，是养心佳品，大体分为清茶、花茶、红茶几类，可根据不同季节选用。而酒类为粮食或果类发酵酿成，适量饮用可以起到养心健身的作用。

另外，如果雨水多，暑湿重，食欲不振、腹胀、身体沉重，应该注意祛湿，以荷叶、扁豆、赤小豆、薏米、莲藕等煲汤喝较好。

（2）养心的药膳。①桂圆红枣粥：桂圆肉15克、红枣5枚、粳米100克一并煮制成粥，趁热喝下可起到养心安神、健脾补血之效。用于治疗心血不足的心悸、失眠、健忘、贫血、脾虚腹泻等。②柏子仁粥：柏子仁10克，与粳米50克同煮，待粥将熟时，加入适量的蜂蜜。此方具有养心安神、润肠通便的作用，可以治疗心悸、失眠、健忘、便秘等症。③牛奶麦片粥：将全麦片50克，牛奶150克一起煮熟，可根据口味加入适量的白糖。此方可以养心安神、润肺通肠、补虚养血，治疗心气虚及心脾两虚之证。

3. 药物补心

适当的用药可以调整阴阳，保护心脏，例如，茯苓，其具有养心安神、健脾利水之功，用于治疗心悸、失眠、小便不利等症；远志，味辛苦，性微温，具有宁心安神、化痰开窍、消痈肿的作用，可以治疗心神不宁、惊悸、失眠、健忘，以及痰阻心窍所致的精神错乱、神志恍惚等症；龟板，养血补心，用于心虚惊悸、失眠健忘等症。

另外，当心火旺盛，舌尖红赤，小便热痛黄赤，可以选用导赤散、六一散。气阴两伤，汗出过多，全身乏力，心慌气短，可以选用西洋参、生脉饮。暑湿困脾，舌苔白厚，食欲不振，腹胀腹痛，恶心呕吐，大便稀烂，可以选用藿香正气散。

4. 经络健心

夏季伤于暑热，出现多汗身热、心烦口渴、气粗、四肢疲乏、小便赤涩等"阳暑"证候，可以在背后膀胱经及肘窝、腘窝处刮痧。

夏季因气候炎热而吹风纳凉，或饮冷无度，以致暑热与风寒之邪乘虚侵袭而为病，这是"阴暑"。主要表现有发热恶寒、腹泻腹痛、恶心呕吐、身重疼痛、神疲倦怠等，可以在后背膀胱经刮痧、拔罐，前面腹部艾灸中脘、神阙。

5. 起居护心

夏季可以适当晚睡，但是要早起，尽量利用午休来补充体力。在夏季来临之前，应该把家里打扫得干净、清爽、空旷；这样人就容易安静，心神也容易调养。

另外，在夏季应多到户外迎接阳光，以充养身体阳气，并且尽量避免在炎热夏季进行需要苦思冥想、深入思考的工作和做重大的决策。

第四节　脾脏养生

脾胃主纳食消导与运化水谷精微，为"气血生化之源"。脾主运化水湿，湿重则伤脾，与夏秋之交关系密切。

脾胃具有消化、吸收并将饮食物中的精微物质敷布全身，而人体生命活动中时刻所需的物质能量，也是靠脾胃的运化功能获得，所以称脾胃为"后天之本"。

脾升胃降，体现了升降出入的对立统一，是人体气机升降的枢纽。脾胃通过这种升清降浊的功能，首先可以摄取水谷精气充养全身，其次胃肠虚实更替，可将体内新陈代谢的废物排出体外，从而维持物质代谢和能量代谢的动态平衡。所以说，人体需胃之受纳腐熟加之脾的运化转精才可使五脏调和气血得化，从而达到健康长寿的目的。

（一）哪些行为最伤脾

既然脾胃占有如此重要的地位，那我们就要了解一下怎样保养我们的脾胃，首先，说说这些伤脾胃的行为。

1. 饮食失节

（1）暴饮暴食：有的人饮食习惯不良，随着自己的性子吃东西，高兴了或是遇到爱吃的就会吃很多，这样时间一长就很容易导致脾虚。

（2）饮食不洁：有些人不注意饮食卫生，生的瓜果蔬菜不彻底清洗就直接食用，另外，食入被污染或腐败变质的食物，这些都可损伤脾胃。

（3）饮食偏嗜：长期大量食用高脂高热量食物，导致能量与消耗不成比例，入多出少，能量堆积，导致脾胃损伤；而过热、过凉或过于刺激的食物都会损伤脾胃的运化功能。

2. 情志失调

现代社会每个人都有来自家庭、工作及个人因素造成的压力，导致思虑过度，思甚则伤脾，日久可引起脾气郁结，可见少言寡语、不思饮食、面黄肌瘦、四肢无力、腹部胀满、大便溏泄等症状。

3. 劳逸失度

《内经》有云"劳则气耗，逸则气滞"，过度劳累可伤及脾气，出现不思饮食，精神疲倦等表现，而过度的安逸，缺乏适当的劳动和锻炼，也容易引起气机不畅，升降失常，出现腹胀、饮食不化甚则胃脘胀痛等症。

（二）养生重视养脾

张琪教授在多年的临床工作中极其重视脾胃，他认为脾胃属土，与长夏相应，在五行中居于中央，与四季皆相通，所以，养脾胃为养生的关键。

1. 节制饮食

《内经》说："饮食自倍，肠胃乃伤"，适当节食有利于健康长寿。暴饮暴食，饥饱不匀，或嗜吃肥甘，或进食生冷，或饮酒过度等，易致脾胃受损，诱发消化系统疾病。

选择养脾胃的食物可以从以下几方面做起。

（1）避免一切可使胃酸分泌增加或有损胃肠黏膜屏障功能的饮食。如不用甜羹、酒酿、八宝饭等过于香甜的食物；不用咸菜、咸鱼、咸肉等腌制食品；慎用柠檬、话梅等过于酸涩的食物；忌食辣椒、芥末、咖喱等厚重刺激食物；更不可饮用浓茶、咖啡及烈酒。

（2）选择一些容易消化吸收的食物，如小米粥、南瓜羹等；另外可选择一些能够促进胃肠蠕动，加快新陈代谢的食物，如杂粮、芹菜、笋、豆芽等膳食纤维含量较多的食物。

（3）选择低脂、适量蛋白质与碳水化合物及足量维生素的食物。如动物肝脏、蛋类、果汁、瘦肉、乳类等。

（4）根据中医辨证论治原则选择食物。

1）补益类食物：适用于脾胃虚弱者，如粳米、糯米、小麦、大麦、粟米、花生、黄豆、蚕豆、莲藕、南瓜、芹菜、香菇、大枣、山药、牛肉、红糖、饴糖等。

2）消食导滞类：对腹部胀满，食滞停积者适用。有荞麦、玉米、高粱、黑豆、赤小豆、菠菜、大蒜、白萝卜、胡萝卜、海带、紫菜、金橘、罗汉果、荸荠等。

3）清热类食物：对胃热引起的口臭、口舌生疮、便秘者适用。如绿豆、芹菜、白菜、菠菜、竹笋、苦瓜、冬瓜、番茄、银耳、木耳、紫菜、梨、西瓜、柠檬、橄榄、猕猴桃等。

4）温中类食物：脾胃虚寒者适用，有刀豆、芥菜、芫荽、大蒜、葱、生姜、辣椒、羊肉、狗肉、鸡肉、胡椒等。

5）和解类食物：适用于脾胃不和者，如韭菜、茼蒿、生姜、薤白、莲藕、柚子、柠檬、猕猴桃、杨梅、枇杷、牛奶等。

6）滋阴类食物：对胃阴不足所致呃逆、呕吐等症适用，有香蕉、荔枝、橙子、柚子、石榴、菠萝、李子、桃子、甘蔗、杏果、鸭肉、燕窝等。

（5）根据食物的属性选择食物。

1）温热食物：适合体质偏寒的正常人及脾胃虚寒证的患者食用，如羊肉、狗肉、牛肉、鱼肉、韭菜、胡萝卜、蚕豆、芥菜、芫荽、葱、大蒜、生姜、薤白、南瓜，以及荔枝、黑枣、糯米、红糖等。

2）寒凉食物：适用于体质偏热的正常人及实热证脾胃病患者，如海带、紫菜、蘑菇、竹笋、莲藕、白萝卜、菠菜、芹菜、绿豆、大麦、小麦、粟米、梨、香蕉、葡萄、柚子、橄榄、菠萝、李子、甘蔗、茶叶等。

3）平性食物：适合大多数正常人及脾胃病患者食用，如猪肉、鸭肉、鹅肉、鲫鱼、黄花鱼、莲子、白果、杏、无花果、桃、石榴、木耳、茼蒿、赤小豆、黑豆、花生、番薯、芋头、马铃薯、玉米等。

2. 药物调理

方从法出、法随证立，对症下药是中医辨证论治的具体体现。就脾胃而言，调理脾胃要针对脾胃的生理、病理特点，本着寒者热之、热者寒之、实者泻之、虚者补之的原则加以治疗，方可获得满意的效果。

（1）益气健脾药：用于治疗脾胃气虚、运化无力所致的食欲不振、腹胀、面色萎黄、四肢无力、大便溏泄等症。如太子参、党参、黄芪、白术、山药、白扁豆、大枣、甘草等。

（2）温补脾阳药：适用于脾阳虚衰所致的腹痛、腹胀、喜温喜按、恶心呕吐等症。如附子、干姜、蜀椒、吴茱萸、桂枝、生姜等。

（3）消食导滞药：治疗由于饮食停滞所致的脘腹痞满、恶心呕吐、大便臭秽、矢气频作等症。如山楂、神曲、麦芽、谷芽、莱菔子、鸡内金等。

（4）补气升提药：适用于脾气不足，中气下陷所致的腹泻、脱肛、子宫脱垂等症。如黄芪、人参、升麻、柴胡等。

（5）养阴益胃药：可用于治疗胃阴亏虚导致的胃脘隐痛、口燥咽干、大便干结、舌红少津等症。如沙参、麦冬、玉竹、石斛、生地、白芍等。

（6）疏肝健脾药：适用于肝郁脾虚证，可在益气健脾的基础上加用疏肝解郁之品，如柴胡、川楝子、郁金、香附、木香等。

（7）温补脾肾药：用于治疗肾阳不足，脾失温煦所致的五更泄泻、食欲不振、腰酸膝冷等症。如补骨脂、肉豆蔻、吴茱萸、附子、肉桂等。

3. 防思虑劳倦伤脾

中医认为忧愁思虑劳倦伤脾，令人焦虑不安，不思饮食，神倦体疲。又认为郁怒伤肝，肝气横逆，脾土受伤，则气机升降失调，轻者表现为食不甘味，重者则不思饮食，甚至出现腹胀、腹痛、泛酸、倦怠、进行性消瘦等症状。因此应时刻重视调达情志，做到开朗乐观，避免忧思郁怒，注意劳逸结合，是脾胃养生的重要方面。

（1）保持愉悦乐观的情绪。人在心情愉快时，脾胃气机升降和谐，消化吸收功能正常，新陈代谢旺盛；而情绪消沉、悲伤或焦虑时，脾胃升降失常，抑制了消化吸收功能，机体的生物化学调节失常或减弱，容易导致脾胃疾患。

（2）节制欲望。要做到恬淡虚无，一个人如果可以排除一切杂念妄想，元真之气才能保持充沛，精神内守不耗散，病邪便无从侵袭。著名医家刘河间有云："心乱则百病生，心静则万病悉去。"

（3）自我调节。通过预防不良情志刺激的发生保养脾胃体现了中医学未病先防的思想，而自我调节情绪则是既病防变思想的体现。通常采用以下几种方法。

1）自我转移法：可以通过有意识地转移注意力而使情绪发生变化，例如，运动、赏花草、听音乐、下棋、旅游等都可以使心情愉悦，唤醒乐观向上的自己。在人体内有一激发不良情绪的激素——美雷托尼激素。此激素在夜间产生较多，随着朝阳的来临而逐步减少，所以晒太阳也可以缓解不良情绪。

2）自我强制法：用理智来强制异常心理转变，使之得到平复。中医学认为，悲胜怒，怒胜思，思胜恐，恐胜喜，喜胜悲，所以还可以借助情志相克法调节心理平衡。

3）自我宽心法：以他人的不足同自己的生活条件、工作环境等细节进行比较，或将自己的短处与他人忘我的工作精神作比较，从而调节自卑情绪，保持乐观的精神状态。

4）饮食调解法：恰当的饮食可以调节不良情绪。如忧思不解者可多食辛甘之味以健脾养胃，如鲜姜、萝卜、百合、鱼肉等，或进食一些平时喜爱的食物都可以抑制不良情绪的进一步发展。

另外，张琪教授认为，调节不良情绪自古便有众多方法，宋代养生大家陈直提出"人生十乐"，即读书、谈心、静卧、晒日、小饮、种地、音乐、书画、散步、活动。细细想来，人生快乐丰富多彩，乐在身边，乐在平常，只是需要我们用心去体会。

4. 运动健脾胃

一个人的体质强弱，首先取决于先天禀赋，但如果禀赋不足则可通过后天的调养、锻炼得以培补。动则气生，适当的运动有很好的强健脾胃的作用，而脾胃健则气血生，充足的气血津液充分营养全身各脏腑组织，从而达到延年益寿的作用。

另外，张琪教授认为，运动能够调节中枢神经系统功能，对胃溃疡、胃肠功能紊乱等疾病有很好的疗效；脾在志为思，思所反映的就是现代医学中大脑的功能，运动可以有效地增加大脑的重量和皮质的厚度，所以可以起到健脑、增强理解力和记忆力的作用，即提高了脾之思的功能。脾与四肢肌肉关系密切，运动使骨骼肌肉更加强壮，反过来也使脾胃更加健康。

运动对于保养脾胃来说具有举足轻重的作用，那么究竟该如何运动才能达到最好的效果呢？

（1）首先要选择有氧运动，它可以增强人体吸入、输送和使用氧气的能力，促进血液循环和新陈代谢，改善各脏器的功能，改善心理状态等。

（2）要选择简单易行、有兴趣以便能够持之以恒的运动方式。

（3）运动量应从小到大，动作由简单到复杂；受条件限制较少，能在绝大多数场合和气候下进行锻炼的项目。

（4）常见的简单易行的运动项目。①古代医家创立了很多运动项目，如太极拳、八段锦、五禽戏等，可养神、益气、固肾、健脾、通筋脉、养筋骨，具有良好的强身防病价值。②散步：俗话说"饭后百步走，活到九十九"，散步健身适用于大多数人，尤其对老年人和脑力劳动者帮助更大

5. 生活起居

（1）防湿伤脾：脾喜燥恶湿，湿盛伤脾。特别是6~7月夏秋交接之时，湿气有余，脾阳最易受伤。运化失职，导致伤食、腹泻、腹痛与关节疼痛等。因此应避免久居于低洼潮湿的地方，平时应多晒太阳，勤晾被褥，保持室内的干爽整洁。夏秋季节应防止涉水淋雨，贪凉而坐卧湿地，大汗后用冷水洗浴或进食冷食冷饮等使脾阳受损。

（2）三餐规律，定时定量，营养均衡，尤其要重视早餐，不要吃得过晚，并且要细嚼慢咽。

（3）要加强运动锻炼，如散步、慢跑、登山、游泳等，坚持锻炼，持之以恒，对脾胃的养生保健有很大益处。

第五节　肺脏养生

肺者，相傅之官，治节出焉。相傅即宰相，他辅佐君王治理国家，一个国家的兴盛与否，宰相起着重要的作用。张琪教授认为，肺脏对人体的调节作用至关重要，如同宰相在一个国家中的重要地位。

肺主气、司呼吸，开窍于鼻。诸气愤郁，皆属于肺。张琪教授认为，肺主一身之气，首先体现在气的生成，特别是宗气的生成，主要由肺吸入的清气和脾胃运化水谷之精气相和而成。因此，若肺的功能不健全，将直接影响宗气的生成，进而影响全身之气的生成。其次肺主气还体现在对

全身气机的调节，肺有节律地一呼一吸，毛孔及内脏也随之运动，呼则气出，吸则气入，一身之气都随肺的呼吸运动而运动。肺也通过呼吸运动吸入自然界的清气，呼出体内的浊气，从而完成体内外的气体交换，并调节气的升降出入，维持脏腑经络、四肢百骸的正常生理功能，保证人体新陈代谢的正常运行。肺如若功能协调便能嗅出气味，反之，如果肺的功能出现问题，嗅觉便会迟钝。外邪袭肺也多从口鼻而入，可见鼻塞、流涕、喷嚏等症状。

肺与秋季关系密切，张琪教授认为，到了秋天，肺的气血最为充沛，功能也最为旺盛，若趁此时养护肺脏则可使肺部气血更加充盛，功能更加健全。但由于秋季天气寒热多变，又以燥气当令，而寒冷燥热之邪最易伤肺，所以秋季养生，重在养肺。

既然肺脏如此重要，那么如何养肺效果最好呢？

（一）防邪护肺

肺主一身肌表，风寒暑湿燥火六淫之邪皆可伤肺，致卫外不固，诱发（或加重）外感、咳嗽、哮喘等呼吸系统疾病，甚则成为其他系统疾病之祸根。注意气候变化，及时加减衣服；适当进补，固护肌表，预防风寒等外邪伤肺，是肺脏养生之首要。

1. 避风邪

风为百病之长，一年四季皆可触冒风邪，而风邪最易从口鼻皮毛肌腠入侵人体，所以养护肺脏不可不避风邪，如过堂风，此风速度快最易入侵，要尽量避免在有过堂风处长期久留，更不可在此处睡觉。汗出莫当风，出汗后，人体腠理变疏松，毛孔开放，最易使风邪乘虚而入，从而致病。另外，沐浴后也应及时披上衣服，避免受风。

2. 御寒邪

天气变冷时要及时添加衣物，特别是老年人，阳气虚弱，更应注意保暖，必要时可使用电暖器、空调等提高室内温度。锻炼也是有效的防寒措施，动则阳气生，体育锻炼可使气血流畅，阳气充足，御寒能力增强，例如，冬泳、慢跑、武术、体操、太极拳、气功等。另外，坚持冷水洗鼻或冷水擦身、冷水浴均可达到防寒健体之效。

3. 祛暑热之邪

俗话说秋后一伏似老虎，所以在秋季初期也应重视祛除暑热，每日温水沐浴或擦身，尽量减少在烈日下剧烈活动，外出时应做好遮阳工作，宜平心静气，所谓心静自然凉。另外可适量多食些西瓜、绿豆汤、酸梅汁等解暑食物。

4. 防燥邪

燥为秋季主气，所以更应滋燥润肺，肺喜润而恶燥，燥热之邪最易伤肺。特别是秋季，气候干燥，空气湿度小（特别是中秋之后），风力大，汗液蒸发快，常令人皮肤干裂，皱缩增多；或口干鼻燥，咽痒咳嗽，干咳少痰，甚则夹有血丝；还可见毛发脱落，大便秘结。因此，深秋气候转燥时，应注意室内保持一定湿度，避免剧烈运动使人大汗淋漓耗伤津液。

（二）情志养肺

忧思惊恐等七情皆可影响气机致乱而发病，然其中以忧悲伤肺最甚。人常悲愁，则机体对外界不良刺激的抵抗耐受能力下降，表虚不固，易受外邪侵袭而出现口干、咳嗽等表现。现代医学证明，常忧愁伤感之人则易患外感诸症。特别是深秋时节，气候变化大，面对草枯叶落花木凋零的景象，在外游子与老年人更易引起悲愁伤感，使抵抗力下降，慢性支气管炎、肺心病与其他心血管疾病等复发或加重。因此秋天应特别保持内心平静，精神愉快，以保养肺气。

1. 清净养神，恬淡虚无

要做到内心清净，不为外界所扰，减少私心杂念，降低对物质、虚名的欲望，即所谓"恬淡虚无"，此法适用于所有情志所致之病，一旦做到，即使是再凶猛的外邪也无法入侵人体。例如，练习气功可以通过调身、调心、调息来把心安定下来，以达到清净状态。

2. 坚强意志，保持乐观

《内经》中有云："意志者，所以御精神，收魂魄，适寒温，和喜怒者也""喜则气和志达，营卫通利"可见意志的坚强和乐观的心态与健康息息相关。有研究表明，意志坚定、情绪乐观的癌症患者存活期明显长于意志消沉、神情沮丧者。

3. 节制疏导，暗示转移

可以通过调和节制情感过激，把积压在心里的消极情绪通过适当的方法疏导发泄出去，从而使心情平静，情绪稳定。例如，可以选择大哭、大喊或捶打沙袋等方法进行情感的宣泄。另外也可通过直接或含蓄的暗示来改变心理状态，例如，悲伤的时候，可以想象化悲痛为力量；平时也可在桌边贴一些暗示语，如"我很快乐""我是个幸福的人"等，经常这样提醒自己，慢慢心情便会平和。通过注意力的转移使不良情绪得到缓解甚至消除效果显著，例如，悲伤者可以观看喜剧电影、找些知心的朋友喝茶聊天，或是到郊外游玩都可以使心情放晴。

（三）饮食补肺

《内经》曰"形寒饮冷则伤肺"、"大饮则气逆"，为养护肺脏，应少用寒凉食物，饮食宜清淡，忌过咸过辣。适当选用一些有益肺脏之品更可以起到事半功倍的作用。

秋日多燥，可多食些百合，中医认为，百合味甘微苦，性平，具有润肺止咳、清心安神、补虚强身之功。而且百合的食用方法很多，可以同冰糖、银耳一起清煮，也可以用来煮粥，新鲜的百合还可以与西芹、藕片同炒，不但色味俱佳，更可以清心润肺。另外也应适当多吃些芝麻、核桃、糯米、蜂蜜、乳品、银耳、萝卜、秋梨之类。年老体弱之人晨起食用百合莲子粥或银耳冰糖粥、鲜生地汁粥、杏仁川贝粥、黑芝麻粥、红枣花生糯米粥等，益胃生津，养肺固表，大有裨益。

秋季宜收不宜散，当遵循"少辛增酸，滋肺养阴"的原则选择食物，所以要尽量少吃葱姜、辣椒等辛味食物，适当多吃酸味果蔬，例如，杏果，其性温，味甘酸，能生津止渴，润肺定喘，另外杏中除了含糖量高，还含有蛋白质、维生素及多种矿物质，更值得一提的是杏含有的儿茶酚及黄酮类物质对癌症还有一定的预防作用。除此之外，梨、苹果、葡萄、柚子、菠萝、桃等也可起到酸甘化阴，润燥养肺的作用。

肺与大肠相表里，大肠传导功能正常，则肺气宣降。若大便秘结不通，大肠传导功能失职，则肺气壅闭，气逆不降，致咳嗽、气喘、胸中憋闷等症加重。平时适当服食些蜂蜜、香蕉、黑芝麻及纤维性食品以预防便秘，是益肺保健的重要一环。

以下几款养肺的配餐食谱简单易行，营养美味，是秋季养肺不错的选择。

（1）秋梨鲜藕汁：将秋梨50克，鲜藕50克切碎榨汁，可代茶直接饮用，一日可饮多次。此方利咽生津、润肺止咳，是秋日畅饮佳品。

（2）杏仁酿秋梨：将杏仁10克去皮、尖，除杂质并清洗干净，用刀背剁成碎末。中等大小秋梨（若无秋梨可选用白梨或鸭梨）1个，洗净去皮，将梨的上端切下约两厘米，剩余中央掏空，将杏仁碎、冰糖碎一同放入梨中，再将刚切下的部分盖上，上锅蒸15~20分钟，待温度合适时即可食用，蒸出的汤汁一并服下，可起到清热止咳，生津润肺的功效。

（3）银耳羹：将银耳5克以温水浸发，祛除杂质撕成小片，先以大火煮开，后以小火慢炖，直至银耳酥烂黏稠；另起锅将蛋清于清水内煮沸，去沫后加入煮好的银耳及适量冰糖，稍煮待温度适宜即可食用。银耳羹具有养阴润肺、益气生津之效。

（四）中药滋肺

当肺的阴阳平衡失调时，可以利用恰当的中药来纠正，从而使肺的生理功能恢复正常。常用的中药主要为滋阴清热、润肺止咳之品，例如，天冬、麦冬、沙参、石斛、玉竹、黄精、桔梗、知母、生地等。亦可通过中医辨证，选用以下药膳进行调养。

（1）玉竹沙参焖老鸭：将中等大小老鸭半只洗净切块，加入砂锅内，添水以没过鸭子一指为度，加入玉竹、沙参各15克，焖煮至老鸭熟烂，调味可食。此方可用于治疗肺阴不足之口干燥咳。

（2）罗汉果煲猪肺：将成熟的罗汉果洗净切成薄片，猪肺清理干净后也切成片，二者同放入砂锅中煲熟，放入调味料即可食用。此方清热化痰、润肺止咳，用于治疗燥热咳嗽。

（3）洋参燕窝：将西洋参10克润透，切薄片；燕窝5克用温水泡发4小时，用镊子夹去燕毛，撕成条状；冰糖打碎成屑。将西洋参、燕窝、冰糖放入蒸杯内，加水适量，置武火蒸笼内蒸30分钟即成。此方滋阴润肺，补益脾胃。适用于肺虚久嗽、虚热烦倦、咯血、吐血、久嗽等症。

另外，张琪教授在治疗疾病的过程中重视培补脾胃（土）以使肺气（金）充沛，腠理密固（即中医所谓"土能生金"），少生疾病。故平时脾胃虚衰之人，宜食用人参、黄芪、山药、大枣、黄精、百合、莲米、甘草等药食以补脾益肺，增强抗病能力。

（五）运动健肺

生命在于运动，大量研究表明，运动可以改善人体生理机能，提高机体免疫力，延年益寿。适当的运动可以促进肺脏潜力的发挥。事实证明，经常做扩胸运动、深呼吸或腹式呼吸可以增强呼吸肌的力量。另外，为了帮助肺脏排出痰液和杂质，可于每天清晨或临睡前主动咳嗽几下。实践证明，笑也可以促进体内器官的健康，对肺脏的益处尤为显著。人在笑的时候胸肌伸展，胸廓张开，肺活量增加，通过笑可以消除疲劳、祛除郁闷、恢复活力。无论是轻松的微微一笑、会心的莞尔一笑抑或是爽朗的开怀大笑，均可以使肺气布散全身，与肾气相通，改善呼吸运动，加快血液循环，从而达到气血调和的目的。

（1）呼吸体操：用腹式呼吸代替胸式呼吸，每次持续5~10分钟。腹式呼吸能够增强膈肌、腹肌和下部胸肌的活动，加深呼吸幅度，增大通气量，减少残气量，进而改善肺功能。

（2）游泳：游泳是一种全身性运动，需要人体各运动器官协调一致，由于游泳是在水的压力下进行的不随意的呼吸运动，所以对肺的功能有显著的改善作用。游泳的运动量可大可小，无论男女老幼，体力强弱，甚至某些慢性病患者都较适宜参加，经过长期的锻炼，呼吸肌就会变得强壮有力，呼吸功能也会大大提高，可有效预防感冒。

（3）健鼻功：先将两手拇指互相擦热，擦鼻的两侧36次，而后静心守意，排除杂念，两目注视鼻端，默数呼吸频次3~5分钟。每晚睡前俯卧于床上，除去枕头，两膝弯曲，两足向上，用鼻子用力深呼吸4次，最后恢复正常呼吸。此法可以润肺健鼻，预防感冒和鼻部疾患，还可健身强体。

（4）气功：肺的主要功能是主气司呼吸，所以气功的调息能直接影响肺的功能，同时，调心、调身也可使肺部气血流畅，阴阳和谐，功能正常。科学实验证实，气功能够增加血流量，使神经系统功能稳定，新陈代谢更加旺盛。

第六节　肾脏养生

肾藏精，主骨生髓，为先天之本，与人之生长发育和衰老过程密切相关。

肾中所藏之精，一是来源于父母的先天之精，这是形成胚胎的原始物质；二是来源于饮食物中的精微物质，所谓后天之精。先后天之精相互依存，相互促进。进而转化为肾气，肾气布散全身，促进机体生长发育和生殖，并影响着人体的衰老过程．因此养生的关键在于保养肾精。

肾主水，有主持和调节水液代谢的作用，故有"肾者，水脏，主津液"之说。肾对体内水液代谢的作用主要是靠肾的气化作用来完成的。同时津液靠胃的摄入、脾的运化转输、肺的宣发肃降，借助肾的蒸腾气化，以三焦作为水液代谢的通道，运达全身，最后经过代谢将津液化为汗液、尿液和气体排出体外，整个复杂的过程中，肾中精气起着主宰作用。所以，保护肾的精气才能维持体内水液代谢平衡。

肾主纳气，可以帮助肺脏保持呼吸的深度，防止呼吸浅表，保证体内外气体的正常交换，这也体现了肾的封藏作用。如果肾脏受损，肾的纳气功能减弱，则会造成肺气上浮、呼吸浅表、动则气喘等症状，所以，养护肾脏对于维持人体正常的呼吸也有重要的意义。

冬令内应于肾，故冬三月应"早卧晚起，必待日光"，早卧以养人体阳气，晚起以养阴精。冬令主寒，寒能伤肾，故应去寒就温预防严寒的侵袭。但应注意不可暴暖大汗，忌重裘、向火醉酒，以免损伤肾阳。

（一）哪些行为最伤肾

肾为先天之本，藏真阴而寓元阳，本应藏而不泄，那么什么原因能够导致肾中精气的耗伤呢？

（1）强力伤肾：一为劳力过度。如果勉强用力就会使肾气耗伤，更会损筋伤骨，造成腰脊受伤。晋代葛洪就曾说过："养生以不伤为本"，"力所不能强举之，伤也"。而劳倦也能伤肾，特别是中老年人，尤应避免"久立伤骨"、"久行伤筋"，防止过度疲劳与跌扑骨折等发生。二为房劳过度。正常的房事是天性之需，正常和谐的性生活，有益于健康长寿。但是如若恣情纵欲，毫无节制，尤其是酒醉、劳累、病中、经期与大病初愈等情况不宜进行性生活，以免耗损肾中精气，出现腰膝酸软、头晕耳鸣、倦怠乏力、男子阳痿、女子月经失调等症，进而破坏机体的健康。

（2）情志伤肾：肾在志为恐，过度惊恐可伤及肾脏，肾精受损可造成肾气不固，出现滑精遗精等表现。另外，如果过度惊慌、焦虑，日久便会伤及心神，由于神怯而恐惧，不能自持，心病及肾，使肾藏精的功能失调，从而影响人体的健康。

（3）饮食失节：肾藏精，而其中后天之精来源于饮食，由于饮食不加节制，偏食偏嗜，饥饱无度，过量饮酒都可造成肾精受损。另外，咸味入肾，若过食咸味食物则会使肾气受伤，造成骨弱无力、肌肉萎缩等表现，故平时饮食宜减咸少盐，特别是肾炎等病症见浮肿者，更应节制钠盐的摄入。

（二）如何保养肾脏

肾主骨生髓，其华在发，应于冬季，此时草木凋零，大地封冻，万物蛰藏。而人体的阳气也要潜藏于体内，这时便要顺应冬季特点，以敛阴护阳为根本。如何在冬季有效地保养肾脏，使之维持正常的封藏功能呢？

1. 情志调养

情志和畅方可延年益寿，心旷神怡生活自然宁静。《灵枢·本神》有云："故智者之养生也，必和喜怒而安居处，节阴阳而调刚柔。如是，则僻邪不至，长生久视。"

肾主生殖机能，司二便。中医认为"惊则气乱，恐则气下"，惊恐伤肾会导致遗精早泄与二便失禁，因此应保持精神安静平和，注意调摄情志，避免过强、过久的刺激，使精神内守才是养肾之道。

张琪教授认为以如下方法调摄情志可以补肾延年。

（1）不时御神：在日常生活中，我们要用自己的意志去驾驭自己的情绪，不能任意而为，为贪图一时享乐，违背生活规律，导致精神耗散不能内守，很多人年过半百就开始衰老了。一个懂得养生的人，首先要学会控制自己的情感和精神，冷静地处理各种问题，保持平和的心态，遇事泰然处之。

（2）清心寡欲：人，生而有别，形体相貌有美有丑，社会地位有高有低，才华品行也各有千秋，但我们不要互相嫉妒，现代研究表明，人在妒火中烧时，体内交感神经过度兴奋，血压升高，血清素活性降低，因而引起免疫系统功能紊乱，抗病能力下降，疾病由此而生。所以我们要适当的清心寡欲，做到"高下不相慕"，这样才能知足常乐。

（3）志存高远：人生在世，要有远大的抱负和积极进取的精神，并脚踏实地的努力工作，这些都是具有健身、防病、养生作用的。一个人如果有坚定的信念，切实可行的目标，就会通过自己的努力去实现这个目标，在这一过程中，就会刺激人体分泌各种激素，让人心胸开阔，情绪高涨，免疫功能旺盛，抗病能力增强，从而延年益寿。

（4）开朗乐观：乐观向上是健身的要素，更是长寿的法宝。性格开朗，情绪稳定的人，肾气更为充盛，罹患疾病的机会也大大减少。而保持开朗乐观，是每个人自己的任务，很好地完成这项任务，就是迈向健康长寿的坚实一步。

（5）以情制情：情志与脏腑之间存在着阴阳五行生克制化的关系，所以可以通过互相克制的情志来消除对机体有害的情志，借以达到调整情志的目的。著名的杯弓蛇影的故事证实了由恐惧引起的疾病，可以用"深思"来解除恐惧紧张的心理状态，从而消除疾病，即所谓"思胜恐"。

（6）情志转移：可以通过转移注意力的方法摆脱不良情绪，例如，可以练习琴棋书画以养心身；运动郊游开阔胸怀。

2. 饮食养肾

肾为先天之本，贮藏先天之精气；脾胃乃后天之本，受纳腐熟，化生水谷精微。肾中之精气需要脾胃所化生的水谷精微来滋养，所以饮食适宜对于保养肾脏，延年益寿意义重大。

张琪教授认为饮食养肾应当这样做。

（1）调和五味：《素问·生气通天论》中有云："谨和五味，骨正筋柔，气血以流、腠理以密，如是则骨气以精，谨道如法，长有天命。"适当食用酸味，可以止泻、涩精、缩尿，对于肾虚遗精、夜尿频多等症可起到缓解作用；适食咸味，可以软坚散结、滋阴潜阳，对于肝肾不足、肾虚水肿者有作用；当肾阳不足，不能温养时，可适当用些辛味食物，以鼓动体内真阳。

（2）营养均衡：各类食物所含营养成分均不相同，因此要合理搭配才能保持营养的全面供给，如此才能保证脾胃化生的水谷精微养分更高，肾脏亦会得到更好的保养。

（3）节制饮食：饥饱无常，饮食不节，则脾胃受损，水谷精微化生不足，进而导致肾精失资，出现生长迟缓、发育不良或生殖机能发生障碍。所以，节制饮食对于保养肾脏来说是很重要的组成部分。

（4）正确选择补肾食物：进补总的原则是育阴潜阳，以食补为宜，如表现为头晕耳鸣、失眠健忘、五心烦热、口干咽燥、津亏便秘、腰膝酸软、盗汗遗精等肾阴虚者，平时宜常吃些枸杞子、黑大豆、黑芝麻、海参、甲鱼、龟肉、银耳、百合、桂圆肉、蜂蜜、鸭鹅肉等，不宜吃辛温燥热油腻煎炸和刺激性食品；如症见形寒肢冷、精神委靡、筋骨无力、腰膝酸软喜温喜按、小便清长、阳痿早泄、夜尿多、浮肿等肾阳虚者，宜常吃些胡桃仁、冬虫夏草、蜂王浆、紫河车、花生米、豆制品、羊肉、狗肉、虾类、骨髓、鸡肉、蝮蛇肉及人参鹿茸为主药的中成药等，不宜吃寒凉性食品。可根据冬主"闭藏"，"冬藏精"的自然规律，冬令进补最能扶正固本，使营养物质最大限度地贮藏体内以滋养五脏，有助于阳气的升发，增强抗病能力。

五谷为养。如粟米，又称小米，具有养肾气、健脾胃、清虚热的作用。而用小米煮粥，取上浮一层膏油，即"粥油"，可助阴长力，尤为补肾。黑豆，补肾滋阴、补血名目、利水消肿，可用于治疗肾虚腰痛、血虚目暗、腹胀水肿、脚气病等。另外，黑豆尚有乌发作用，用以补肾延缓衰老尤为有益。芝麻味甘平，是传统的滋补强壮之品，可以补益肝肾、填补精髓、乌须黑发、强壮筋骨，为补肾益精之佳品。

五菜为充。如韭菜，能温肾壮阳、行气理血，对于肾阴虚引起的阳痿、早泄、遗精、多尿等症具有辅助治疗作用；其籽具有强壮固精、补肝暖肾、温暖腰膝的功效，是难得的补肾佳品。香菇味甘性平，可和胃益肾，补气健脾，且营养丰富、高蛋白低脂肪，又一补肾之选。茴香具有温肾散寒、和胃理气之功，可用于调理肾阳虚所致的阳痿、早泄、腰痛、尿频等症，冬季配以羊肉同包饺子可祛寒温里暖肾。

五果为助。如桑葚，滋补肝肾，补血养颜，现代研究表明，桑葚可以提高免疫功能，具有安神益寿的作用，另外，常食桑葚可以益肾固精，黑发明目。栗子味甘性温可补肾强筋、健脾益气、活血止血，被称为"千果之王"，因为其补肾作用甚佳，又有"肾果"之称。核桃具有补肾壮阳、敛肺定喘、固精缩尿、润肠通便的作用，常食可辅助治疗肾虚腰痛、阳痿遗精，以及肺肾两虚引起的气喘、肠燥便秘。因此，每日吃几个核桃可保肾益智，健体延年。

五畜为益。如羊肉，其味甘、性温，可以益气补血、温肾祛寒，对于腰膝酸软、遗精、滑精、手足发冷、神疲体乏之肾阳不足者食疗效果颇佳。乌鸡，又名乌骨鸡，其具有补肝益肾、养阴清热的功效，可以用于辅助治疗肾虚引起的遗精、滑精、久泻久利，另外，以乌鸡为主药的乌鸡白凤丸用于治疗妇女赤白带下、不孕、月经不调、产后虚损疗效显著。黄花鱼，其具有补肾益精、健脾开胃之功，可用于老弱产后、体虚赢瘦、纳谷不香及神疲乏力者。

3. 中药保肾

中药保肾，防病治病，延缓衰老，古代医家在临床实践中积累了相当丰富的经验，众多药典中记载的补肾益精之品被广泛地应用，主要分为温补肾阳药及滋补肾阴药两类。

（1）温补肾阳药：如鹿茸具有补肾壮阳、益精强壮之功，是峻补元阳之良药。肉苁蓉，具有温而不热，补而不峻，暖而不燥，滑而不泄之效，用于治疗肾虚阳痿、遗精早泄、腰膝酸冷、筋骨痿软等症，为历代益寿佳品。

（2）滋补肾阴药：如枸杞子，其性平味甘，入肝、肾、肺经，具有补肾生精、养血明目、乌发悦颜之功，是滋补肝肾之阴的佳品。生地黄，具有清热凉血、滋阴填精、延年益寿的功效，其质地虽柔弱，但并无滋腻之弊，被称作"补肾家之要药，益阴之上品"。

另外，也可根据中医辨证选择补肾之方剂，如温补肾阳的金匮肾气丸、右归丸；滋补肾阴的六味地黄丸、左归丸；以及阴阳双补的地黄饮子、河车大造丸等。

4. 运动强肾

肾主骨、生髓，通于脑，开窍于耳及前后二阴，其华在发，并主生长发育。而经常运动可以强筋健骨、促进骨骼发育，同时，运动锻炼可以舒筋活络，促进人体的生长发育，增强肾脏的功能，另外，坚持不懈地运动还可使人耳聪目明、光泽秀发，所以，运动对于养肾来说起着至关重要的作用。

那么如何运动才能更好地起到强肾保健的作用呢，可从以下几方面做起。

（1）因人因时，合理运动：我们要根据自己的身体状况、年龄、体质等条件安排适当的运动种类、时间及强度。例如，老年人协调能力差、肌肉力量减退、反应迟缓，适宜选择动作柔和、肌肉协调放松的活动，如太极拳、慢跑、步行等；而年轻人身体强健，动作灵敏，则可根据自己的喜好选择球类、游泳、长跑等项目。

另外，运动也要选择合适的时间，一般来说，早晨锻炼最佳，因为清晨空气新鲜，到室外锻炼可以使人的新陈代谢增强；午睡前后或晚睡前也可进行运动，以消除工作的劳累紧张，但不宜做过于激烈的运动，以免由于过度兴奋而影响睡眠；吃饭前后比较不适于运动锻炼，因为饭前一半呈现饥饿状态，运动过量容易引起低血糖症，而饭后血液应流向胃肠帮助消化，而剧烈的运动会使血液流至肌肉，从而引起消化不良，日久还会造成胃下垂、慢性胃炎等疾病。

（2）量力而行，安全运动：运动强肾要在保证安全的基础上进行，如过量运动则会出现头晕目眩、疲乏汗出、精神倦怠，甚则大汗淋漓、突然晕倒等表现。所以，要根据运动者的主观感觉，以及呼吸、心跳、脉率、氧气消耗量等指标决定运动量。适宜的运动过后应感觉神清气爽，浑身轻松，正常成人运动后心率达到 140 次/分，老年人达到 120 次/分为好。

（3）顺其自然，坚持运动：运动要顺其自然，动静结合，调息、调心、调意同时进行才可使内外和谐，运动养生不仅是对身体的锻炼，也是对意志和毅力的锻炼，坚持不懈，持之以恒，方可达到强肾健体，延年益寿的目的。

（4）运动强肾，众法归一：很多运动方法都能起到强壮肾脏，益气填精的作用，例如，三国时期华佗所创的五禽戏，通过模仿禽兽的动作锻炼身体，可养肾健身，对慢性肾炎、高血压病、神经衰弱都有较好效果。再如民间广为流传的八段锦，可以补肾健骨、柔筋疏肝、养气壮力、行气活血，对五脏六腑皆有很好的调节作用。是一种男女老幼皆适宜的锻炼方法。另外，散步、跑步、登山、气功等运动方法均有助于强肾保健。

第七章 顺应时气 和谐身心

《内经素问·宝命全形论》里说："人以天地之气生，四时之法成"。《内经素问·六节脏象论》里云："天食人以五气，地食人以五味"。张琪教授一贯主张，人体要依靠天地之气提供的物质条件而获得生存，同时还要适应四时阴阳的变化规律，才能发育成长。正如张景岳所说："春应肝而养生，夏应心而养长，长夏应脾而养化，秋应肺而养收，冬应肾而养藏"。说明人体五脏的生理活动，必须适应四时阴阳的变化，才能与外界环境保持协调平衡。顺应四时变化调整衣食起居，以调摄人体阴阳平衡，这也是张琪教授养生保健的基本原则之一。

第一节 春季养生

春天，是指从立春之日起，到立夏之日止，包括立春、雨水、惊蛰、春分、清明、谷雨等六个节气。

一、保养阳气

春为四时之首，万象更新之始，正如《黄帝内经》里所说："春三月，此谓发陈。天地俱生，万物以荣，夜卧早起，广步于庭，被发缓形，以使志生，生而勿杀，予而勿夺，赏而勿罚，以春气之应，养生之道也。"。意思是，当春归大地之时，冰雪已经消融，自然界阳气开始升发，万物复苏，柳丝吐绿，世界上的万事万物都出现欣欣向荣的景象，"人与天地相应"，此时人体之阳气也顺应自然，向上向外疏发。因此，张琪教授认为，春季养生必须掌握春令之气升发舒畅的特点，注意保卫体内的阳气，使之不断充沛，逐渐旺盛起来，凡有耗伤阳气及阻碍阳气的情况皆应避免，这个养生原则应具体贯穿到饮食、运动、起居、防病、精神等各个方面去。张琪教授主张，早春时节，饮食上多以韭菜、小麦等具有清平发散作用的食物为主，酌情加些葱、蒜等佐味，以适应春气生发的特性，同时在此季节张琪也喜欢吃些应季的山野菜，既有清热解毒之效，又能佐餐促进食欲。此外，春季时分，张琪教授在衣着上十分注重保暖，因春季"乍暖还寒"，冷暖不定，不可急于脱掉冬衣，老年人尤应随气温变化而随时增减衣物。

二、慎避风邪

《黄帝内经》里曾明确指出："虚邪贼风，避之有时"，意思是，对于能使人致病的风邪要能够及时地躲避它，这一点在春季尤其重要。张琪教授认为，究其原因是，风气是春天主令，虽然风邪一年四季皆有，但主要以春季为主。风邪既可单独作为致病因素，也常与其他邪气兼夹为病。因此，风病之病种较多，而病变复杂，故《黄帝内经》里说："风者，百病之长也"，说明了在众多引起疾病的外感因素中，风邪是主要致病因素。张琪教授认为，在大风呼啸时，空气的冲撞摩擦噪声使人心里感到烦躁不安，特别是有时大风音频过低，甚至达到"次声波"的标准。科学家已经发现次声波是杀人的声波，它能直接影响人体的神经中枢系统，使人头痛、恶心、烦躁。此外，猛烈的大风常使空气中的负氧离子严重减少，导致那些对天气变化敏感的人体内化学过程发生变化，让人感到神经紧张、压抑和疲劳。还有，大风使地表蒸发强烈，驱走大量的水汽，空气湿度极大地减少，这会使人口干唇裂、鼻腔黏膜变得干燥、弹性减少，容易出现微小的裂口、防病功能随之降低，使许多病菌乘虚而入，导致呼吸道疾病的发生，如支气管炎、流感、肺结核等许多疾病流行。张琪教授认为，这也往往是"风助病威"的结果。故《黄帝内经》里又说："风者，百病之始也"，意思是，许多疾病的发生，常常与风邪相关联。

中医学认为，风邪侵袭人体后，可产生下述病理变化：一是伤人上部，如伤风感冒中常见头疼、鼻塞、多涕、咽喉痒痛等症状；风水一证，起初也多以眼睑水肿为多见，这是风邪与水液相搏，而风性向上的缘故。伤风感冒之所以多见头疼、恶风、畏寒等症状，这是肺部受侵、风邪在表的见证。因为风邪常从外表侵入人体，故肺与皮毛首当其冲而最先罹患。尤其是当贼风避之无时，或汗出当风时，腠理开，风邪乘虚而入，常可导致肺气不宣、卫气不固、营卫不和，而见发热、恶风、咳嗽、汗出等症状。二是病变范围广，张琪教授认为，风邪善行数变，变化无定，往往上下窜扰，故病变范围较广，在表可稽留于皮毛或肌肉腠理之间，或游走于经脉之中；逆于上，可直达巅顶；犯于下，可侵及腰膝胫腓等处。这种来去迅速、变化多端的侵袭，在临床上也不乏见。例如，皮肤风疹，其来势急剧，甚至数分钟内即可遍及全身，其痒难忍。但有时去也迅速，说退就退，而退后常不留任何痕迹。至于"风痹"、"行痹"等症，常见游走性的大关节红肿热痛；有些典型病例可见病损由肩至肘，肩肘渐退而膝踝又起，因此《黄帝内经》里称："风者，善行而数变"。三是"风胜则动"，古人见到空气流动而成风，因此推论风邪致病，其证以动为特征，即所谓"风胜则动"。故凡见肢体运动异常，如抽搐、痉挛、颤抖、蠕动，甚至角弓反张、颈项强直等症往往责之于风而列为风病。破伤风之抽搐及面神经瘫痪所致之口眼歪斜等可为代表。四是兼杂为病，所谓兼杂为病，是指风邪常与其他邪气相兼合并侵犯人体。如在长夏之季，风邪常与湿邪侵袭脾胃，往往可见消化不良、腹胀、腹泻等脾胃受损的症状。若与热合，而为风热；与寒合为风寒；或风寒湿三气杂至侵袭人体，人们常说的风热外感、风寒外感、风湿痹痛等即为显例。不仅如此，张琪教授认为，风还可与体内之病理产物如痰相结合而成风痰，风痰上犯又可引起种种病症。综上所述，张琪教授认为，风邪致病必须予以重视，春季养生的关键是要防风邪侵袭。现代医学亦很重视气流（即风）与健康的关系，因为气流的变化可影响人的呼吸、能量消耗、新陈代谢和精神状态。适度气流使空气清洁、新鲜、对健康有益，而反常的气流则于人体健康有害。张琪教授认为，我国的大风虽然多发于春天，但秋冬季节亦不少，特别是华北地区这时风多且大，天气较冷。由于大风的作用，加剧了空气与皮肤的热量交换，使体内的热量过多散失，造成人的抗病能力下降。而过度寒冷可使体表皮肤血管收缩，可直接诱发某些风湿性疾病的发作，如雷诺氏病、硬皮病等。在户外工作和活动时，若受强冷的大风吹袭时间过长，容易引起面神经麻痹病的发生。

第二节　夏季养生

夏天，指阴历4月至6月，即从立夏之日起，到立秋之日止。其间包括立夏、小满、芒种、夏至、小暑、大暑等六个节气。

一、节 气 特 点

《黄帝内经》在描述夏天的节气特点时，这样写道："夏三月，此谓蕃秀，天地气交，万物华实，夜卧早起，无厌于日，使志勿怒，使华英成秀，使气得泄，若所爱在外，此夏气之应，养长之道也"，意思是说，在夏天的三个月，天阳下济，地热上蒸，天地阴阳之气上下交合，各种植物大都开花结果了，生长之势旺盛所以是万物繁荣秀丽的季节，是养"长"的季节。

在一年四季中，夏季是一年里阳气最盛的季节，气候炎热而生机旺盛，对于人来说，此时是新陈代谢旺盛的时期，人体阳气外发，伏阴在内，气血运行亦相应地旺盛起来，并且活跃于机体表面。为适应炎热的气候，皮肤毛孔开泄，而使汗液排出，通过出汗，以调节体温，适应暑热的气候。在谈到夏天如何养生时，汪绮石在《理虚元鉴》里指出："夏防暑热，又防因暑取凉，长夏防湿"，张琪教授认为，这里明确指出了夏季养生的基本原则：在盛夏防暑邪；此外，在长夏既要防湿邪，同时又要注意保护人体阳气，防止因避暑而过分贪凉，从而伤害了体内的阳气，即《黄帝内经》里所指出的"春夏养阳"，也就是说，即使是在炎热的夏天，仍然要注意保护体内的阳气。

二、暑为夏季主气

暑为火热之气所化，独发于夏季。中医认为，暑为阳邪，其性升散，容易耗气伤津。这是它的病理特点。暑邪侵入人体，常见腠理开而多汗，汗出过多导致体液减少，此为伤津的关键，津伤时，即见口渴引饮、唇干口燥、大便干结、尿黄心烦、闷乱等症。如果不及时救治，开泄太过，则伤津可以进一步发展，超过生理代偿的限度必然将耗伤元气，此时可出现身倦乏力、短气懒言等一系列阳气外越的症状，甚至猝然昏倒，不省人事而导致死亡，由此观之，夏季防暑不可等闲视之。因此，夏季炎炎酷暑中，张琪教授多主张食用较多的清凉消暑的蔬果，诸如冬瓜、黄瓜、绿豆、苦瓜等，而肉类则以凉性的鸭、鱼为首选。由于夏季脾胃气机呆钝，常常会感到食欲不振，因此张琪教授嘱咐家人饮食以清淡爽口的汤、粥等为主，既清解暑热又易于消化。此时，作息合于夏季昼长夜短、夜间睡眠时间相对缩短之特点。因此，午间小憩显得尤为重要。张琪教授夏季午睡时间常常会略延长二十分钟左右。

三、湿为长夏之主气

张琪教授认为，在中国不少地方，尤其是南方，既炎热又多雨。人们所说的湿病就多见于这个季节。这个季节里空气中湿度最大，加之或因外伤暴露，或因汗出沾衣，或因涉水淋雨，或因居处潮湿，以至感受湿邪而发病者最多。

中医认为，湿为阴邪，好伤人体阳气。因其性重浊黏滞，故易阻遏气机，病多缠绵难愈，这是湿邪的病理特征。不仅如此，张琪教授认为，湿邪亦好伤脾阳，因为脾性喜燥而恶湿，一旦脾阳为湿邪所遏，则可能导致脾气不能正常运化而气机不畅，临床可见脘腹胀满，食欲不振，大便稀溏，四肢不温。尤其是脾气升降失合后，水液随之滞留，常见水肿形成，目下呈卧蚕状。

中医还认为，湿邪重浊，故外感湿邪后多有身重倦困、头重如裹等症状。又因湿黏滞，病损往往着而难易，若其侵犯肌肤筋骨，每每既重且酸，固定一处，故有"着痹"之称。一般而言，湿邪为病，病程较长，如湿温病，常有如油入面难分难解之临床特征。风湿夹杂，侵犯肌肤，关节所形成的风湿痹证则往往反复发作。内湿病常见其病理性产物多呈秽浊不洁之物，如皮肤病变之渗出物，湿热带下之分泌物，质黏而腥臭。因此，人们常称湿为"有形之邪"，其性秽浊。

由于湿的形成往往与地之湿气上蒸有关，故其伤人也多从下部开始。张琪教授认为，临床所见之下肢溃疡、湿性脚气、带下等症往往都与湿邪有关。

对于湿，现代科学用湿度来表示，是指空气中的含水量，物体潮湿的程度。空气的湿度是气候变化的一个重要因素，它对人体有直接的影响。一般来说，对人体适宜的湿度是 40% ~ 60%，当气温高于 25℃时，适宜的相关湿度为 30%。秋天，天气凉爽，湿度适中，人的精神倍增；而夏季三伏时节，由于高温、低压、高湿度的作用，人体汗液不易排出，出汗后不易被蒸发掉，因而会使人烦躁、疲倦、食欲不振，易发生胃肠炎、痢疾等。不仅如此，长夏时节由于天气闷热，阴雨连绵，空气潮湿，衣物和食品都容易返潮，甚至发霉、长毛，人也会感到不适。若穿着返潮的衣物，容易感冒或诱发关节疼痛，吃了霉烂变质的食品，就会引起胃肠炎，甚至导致中毒。所以张琪教授认为，在长夏一定要重视防止湿邪的侵袭。

四、保护阳气

"又防因暑取凉"，这是告诫人们在炎热的夏天，人们一定要注意保护体内的阳气，正如《黄帝内经》里所说："春夏养阳"，那么，在夏天又怎样注意保护阳气呢？

张琪教授认为，首要的一点是，人们不能只顾眼前舒服，过于避热趋凉，如在露天乘冷过夜，或饮冷无度，致使中气内虚，从而导致暑热与风寒之邪乘虚而入。在乘凉时，要特别注意盖好腹部，不少农村地方喜穿"兜肚"，是很符合养生之道的。《养老寿亲书》里指出："夏日天暑地热，若檐下过道，穿隙破窗，皆不可乘凉，以防贼风中人"。《摄生消息论》亦指出："不得于星月下露卧，兼使睡着，使人扇风取凉"。这些都是宝贵的养生经验，符合夏季"养阳"的精神。夏季养生，古人之所以提出保养阳气，关键在于暑热外蒸，汗液大泄，毛孔开放，这样机体最易受风寒湿邪侵袭。

另外，张琪教授认为，要谨防冷气病。所谓冷气病，是指由于人们久处冷气设备的环境下工作和生活时所患的一种疾病。轻者面部神经痛、下肢酸痛、乏力、头痛、腰痛、容易感冒和不同程度的胃肠病等；重者会出现皮肤病和心血管疾病。而老年人中出现的各种症状更加明显。

冷气病发生的原因有两点：第一点是，人们由于每天多次出入冷气环境，这样人体多次经受冷适应的条件反射，促使交感神经对肾上腺素的大量分泌，无形中给心脏增加了负担。而在中医理论中，早就有夏季宜养心的说法，因为五脏应五时，具体到夏季是心与之相应。夏季人们室外活动多，活动量也相对增大，加之夏天昼长夜短，天气炎热，故睡眠时间也较其他季节少一些。因此，体内消耗的能量多、血液循环加快、汗出亦多。显而易见，在这个季节，心脏的负担是很重的，倘若不注意对心脏的保养，很容易使心脏受到伤害。由上可知，夏季人们多次反复出入冷气环境，于心脏是不利的，而心属火，伤心即伤阳气。第二点是，在久处冷气环境中的人，一旦进入炎热的自然环境时，体内就要发生一系列的生理反应。除体温迅速上升外，皮肤开始出汗，而带汗的皮肤又往往粘有许多细菌。当人们再回到冷气环境中时，皮肤和血管马上收缩，细菌很容易利用开张的毛孔进入人体内而引起感染。

鉴于上述情况，张琪教授主张，人们在酷暑一定不要贪凉，谨防冷气病的发生。办法是：室内外的温差不宜太大，以不超过 5℃为好。室内温度不低于 25℃。入睡时，最好关上冷气机；冷气房里不要长期关闭，有条件时要常使室内空气与外界空气流通。当在室内感觉有凉意时，一定要站起来适当活动四肢和躯体，以加速血液循环。若患有冠心病、高血压、动脉硬化等慢性病人，尤其是老年人，不要长期待在冷气环境里，患有关节痛的人亦不要老在冷气环境里生活。

张琪教授认为，还要防湿邪侵袭伤阳。如前所述，湿为阴邪，易伤阳气，尤其是损伤脾胃阳气。在盛夏是心与之相应，而在长夏，则是人体五脏之一的脾脏和其相应。所以，长夏的湿邪最易侵犯脾胃的功能，导致消化吸收功能低下。张琪教授认为，长夏的饮食原则易清淡，少油腻，要以温食为主。如元代著名养生家邱处机主张夏季饮食应"温暖，不令大饱，时时进之……其于肥腻当戒"。也就是说，长夏的饮食要稍热一点，不要太寒凉；亦不要吃得太多，但在次数上可稍多一些。在我国一些南方地区，不少人有食辣椒的习惯，这是因为吃辣可以促使人体排汗，在闷热的环境里增添凉爽舒适感。另外，通过吃辣，可帮助消化，增加食欲，增加体内发热量，从而有助于防止在高温、高湿的时候，人们常有的消化液分泌减少、胃肠蠕动减弱现象。张琪教授主张，在居住环境上就要切忌潮湿，防止湿邪侵袭。中医认为，"湿伤肉"，即感受湿邪，易损伤人体肌肉，如常见的风湿关节炎等症。《黄帝内经》里又指出："伤于湿者，下先受之"，下，指人体下部。意谓湿邪伤人往往从人体下部开始，这是因为湿邪的形成往往与地的湿气上蒸有关。故其伤人也多从下部开始，如常见的脚气、下肢溃疡、妇女带下等。因此，张琪教授认为，在长夏居室一定要做到通风、防潮、隔热，如果室内过于潮湿，空气污浊，不仅家具、衣物发霉、长毛而损坏，还能损伤人体阳气。有些国家对儿童风湿病的研究证明，50%以上的患儿，是由于住在潮湿的屋内造成的。

五、"五热"养生法

（1）热茶降温。有资料表明，饮一杯热茶可以在9分钟后使体温下降1~2℃，所以盛夏每天喝2~3杯约2000毫升、温度在40~50℃的热茶最好是绿茶。张琪教授认为，绿茶性味寒凉，清淡爽口，生津止渴效果极佳，为夏季解暑佳饮，不仅能够刺激皮肤毛细血管扩张，促进散热，还能帮助食物的消化吸收。茶叶中的茶碱成分有利尿作用，排尿也可带走一部分热量，使人感到凉爽。张琪教授认为，茶叶味苦、甘，入心、肺、胃经，它上可清头目，中可消食滞，下可利小便。能解渴醒神，除烦解毒，实为天然的保健佳品。茶叶中富含茶多酚、儿茶素，以及多种维生素等对人体有益的物质，具有降血脂、抗血凝、抗癌、延缓衰老等功效，老年人坚持饮茶对健康大有裨益。张琪教授习惯在饭后一小时左右喝些淡茶，这一习惯已保持数十年之久，一来可助消化，二来可提神醒脑，消除疲劳，使思维活跃，这也是张琪教授多年以来保持精神矍铄的法宝之一。

（2）三餐加热。在夏季，吃面条是许多人的所爱。但张琪教授指出，老年人要注意以下几点：一是面条煮熟后最好不要过凉水；二是面汤温度要适宜，不能过热以防烫伤食管。另外，夏天还可适量用些大葱、生姜、花椒之类的调味品，这些性味辛温的调料，可以助阳气，除湿邪。

（3）洗热水澡。夏天洗热水澡虽然会出很多汗，但热水会使毛细血管扩张，有利于人体的散热。张琪教授主张，老年人1~2天可沐浴一次，最好不要泡浴，体质较差的可以坐在椅子上洗浴。水温控制在40℃左右，每次10~15分钟即可。少用或不用香皂，可用带润肤成分的沐浴露来清洁皮肤。还可以用柔软的毛巾轻擦胸背部，这样能刺激、活化处于"休眠"状态的人体免疫细胞，提高抗病能力。

（4）热水泡脚。张琪教授也有晚睡前用热水泡脚的习惯，认为热水泡脚可以刺激足部穴位，和调阴阳，安和五脏，对于神经系统功能失调引起的头昏头痛、失眠，消化系统的腹泻、腹胀、食欲低下等症，以及泌尿生殖系统的尿频、尿痛、遗精、痛经等疾病，能起到良好的保健作用。

（5）耐热锻炼。进行耐热锻炼的具体办法是：每天抽出1小时左右的时间进行跑步、打拳、跳健身舞、散步等体育锻炼，每次锻炼都要达到出汗的目的，以提高机体的散热功能。但同时，张琪教授指出，要注意锻炼不可过分，尤其当气温高于28℃、湿度大于75%时，要减少运动量，以防中暑。

第三节 秋季养生

秋天，是从立秋之日起，到立冬之日止，其间经过立秋、处暑、白露、秋分、寒露、霜降等六个节气，并以中秋（农历八月十五日）作为气候转化的分界。

一、阳消阴长

《管子》指出："秋者阴气始下，故万物收"。这里的阴气始下，是说在秋天由于阳气渐收，而阴气逐渐生长起来；万物收，是指万物成熟，到了收获之时。从秋季的气候特点来看，由热转寒，即"阳消阴长"的过渡阶段。"秋三月，此谓容平。天气以急，地气以明，早卧早起，与鸡俱应，使志安宁，以缓秋刑，收敛神气，使秋气平，无外其志，使肺气清，此秋气之应，养收之道也。"张琪教授认为，人体的生理活动，随"夏长"到"秋收"，而相应改变。秋季人体处于阳气收敛，阴精潜藏内之时，起居调摄以保养阴精为主，"以缓秋刑"，避免秋天肃杀之气对人体产生不良影响。早晚温差大，注意保暖，但添加衣物不必过早、过多。但深秋转冷，对于老年人抵抗力相对较弱，不应该盲目地"冻"。因此，张琪教授十分重视秋季养生，指出秋季养生不能离开"收养"这一原则，也就是说，秋天养生一定要把保养体内的阴气作为首要任务。正如《黄帝内经》里说："秋冬养阴。"所谓秋冬养阴，是指在秋冬养收气、养藏气，以适应自然界阴气渐生而旺的规律，从而为来年阳气生发打基础，不应耗精而伤阴气。

二、保养阴气

秋季如何保养体内的阴气呢？关键是要防燥护阴。张琪教授认为，燥为秋季的主气，称为"秋燥"。其气清肃，其性干燥。每值久晴未雨、气候干燥之际，常易发生燥邪为患。由于肺可呼吸，肺合皮毛，肺与大肠相表里，故当空气中湿度下降时，肺、大肠与皮毛首当其冲，这是燥邪致病的病理特征。燥邪伤人，易伤人体津液，所谓"燥胜则干"，津液既耗，必现一派"燥象"，常见口干、唇干、鼻干、咽干、舌干少津、大便干结、皮肤干甚至皲裂等症。肺为娇脏，性喜润而恶燥，燥邪犯肺，最易伤其阴液。肺失津润，功能必然受到影响，因而宣降失司，轻则干咳少痰，痰黏难咯，重则肺络受伤而出血，见痰中带血。肺中津亏后，因无液以下济于大肠，因而使大便干结难解。

三、燥之温凉

秋令燥气又有温凉之分，一般认为早秋气温尚高，故为温燥；晚秋气温下降，故为凉燥，无论温凉，总是以皮肤干燥、体液缺乏为其特征。张琪教授认为，二者在临床上还是有区别的，温燥伤人，常表现为不恶寒或微恶寒，发热较明显，脉呈细数；而凉燥伤人，则常不发热或微发热，反之，恶寒较明显，脉多不数。

第四节　冬季养生

冬季是从立冬日开始，经过小雪、大雪、冬至、小寒、大寒，直到立春的前一天为止。"冬三月，此谓闭藏。水冰地坼，无扰乎阳，早卧晚起，必待日光，使志若伏若匿，若有私意，若已有得，去寒就温，无泄皮肤，使气亟夺。此冬气之应，养藏之道也。"冬三月草木凋零，冷冻虫伏，是自然界万物闭藏的季节，人体的阳气也要潜藏于内。故张琪教授强调，冬季注重防寒保暖，冬季养生的基本原则是要顺应体内阳气的潜藏，人在此时不要扰动阳气，昼短夜长，早睡早起，以敛阴护阳为根本。由于阳气的闭藏，人体新陈代谢水平相应较低，因而要依靠生命的原动力"肾"来发挥作用，以保证生命活动适应自然界变化。祖国医学认为，人体能量和热量的总来源在于肾，就是人们常说的"火力"。"火力"旺，反映肾脏机能强，生命力也强；反之，生命力弱。冬季时节，肾脏机能正常，则可调节机体适应严冬的变化，否则，将会使新陈代谢失调而发病。

那么，怎样才能保证肾气旺，即火力旺呢？张琪教授认为关键性的一点，是要防止冬季严寒气候的侵袭。祖国医学把能使人致病的寒冷气候，称之为寒邪，寒邪是以空气温度较低或气温骤降为特点的。寒为冬季之主气，即主要见于冬天，但其他季节并不是一点没有。在平时，如汗出当风，淋雨涉水，多嗜生冷及从事某些特殊工种者（如冷藏工人等），亦常能感受寒邪而罹患寒病。

一、寒 病 发 源

中医认为，寒为阴邪，常伤人阳气。何谓阳气？《黄帝内经》里解释说，阳气就好像天上的太阳一样，给大自然以光明和温暖，如果失去了它，万物便不得生存。人体若没有阳气，体内就失去了新陈代谢的活力，不能供给能量和热量，这样，生命就要停止。张琪教授认为，一些年老体弱的人，在冬季往往容易感觉手足不温、畏寒喜暖，这种情况，人们常称之为"火力不足"，即祖国医学所说的"阳气虚"。

二、常 见 症 状

张琪教授认为，人身之阳气盛衰，往往标志着人体生理功能活跃的程度，但威胁人体阳气的莫过于寒邪。寒邪伤阳后，人体阳气虚弱，体内生理机能受到抑制，就会产生一派寒象，常见的情况有：恶寒，即怕冷，这是由于寒邪外夹肌表后，体内阳气之一的卫气与外寒相搏，而见腠理闭塞，致使卫气受到遏制而不得宣泄，就产生恶寒，在恶寒的同时，亦可见到发热的症状，这是卫气郁结的缘故。脘腹冷痛，这是外来寒邪经体表侵袭后，直入肠胃所致，寒邪损伤了人体脾胃的阳气，故胃脘部疼痛，同时还可出现呕吐清水，下利清谷，甚至四肢厥冷等症状。脉象异常，寒象邪袭人所致脉象异常，主要是脉紧、脉迟、脉沉，原因是寒邪侵入经脉后，影响了脉内的气血运行。寒邪留著人体后，还能见到人体肌肉、皮肤、筋脉拘挛之象。疼痛，这是寒邪侵袭人体后最常见的症状之一，如寒邪侵袭肝脏经脉，阻碍肝经气血运行，引起气血凝滞，则见睾丸肿胀疼痛，即人们所说的"寒疝"；若寒邪客于四肢，则形成痹证，西医所说的风湿性关节炎即属此类。《黄帝内经》里在探讨疼痛病的机理时，曾明确指出："血虚则痛"，但血虚形成的原因很多，重要的一点就是寒邪入侵血脉后，造成血流不畅。由于血流不畅，血液的供应发生障碍，故产生疼痛。总之，寒邪伤人时所出现的症状是很多的，这里就不一一列举了。此外，寒邪伤人在临床症状上还有一个特点，即排出物、分泌物往往澄澈清冷，如鼻流清涕、咳吐清痰、呕吐清水、小便清长、下利清谷等。倘若外感寒邪后郁久不解，则这些分泌物将转清为黄为赤，此已属由寒化热的象征了。

张琪教授主张，冬天养生以保暖为主，多以运动为好，因为动则生阳，但是不能对着风运动；晚上最好用热水烫脚，有利于气血运行。中医认为"寒从足下起"，张琪教授长年坚持，晚睡前热水泡脚的习惯，如今出诊带教行走自如。虽然地处东北，天冷路滑，出门锻炼多有不便，但张琪教授并未因此放弃晨起锻炼之习惯，即便在室内也有意识坚持行走半小时左右，达到全身微有汗出，不但使筋骨得以舒展，精神也感到十分惬意舒适。

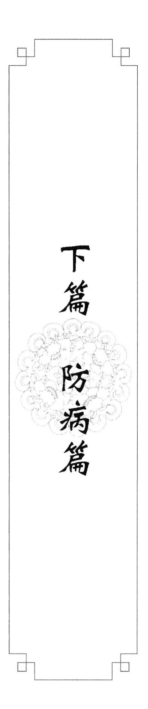

下篇　防病篇

第一章　未病先防　益寿延年

中医"治未病"思想源远流长，早在《黄帝内经》中便提出了"圣人不治已病治未病"的思想。张琪教授推崇"治身养性，务谨其细"思想，如果一个人在预防疾病方面能够做到"务谨其细"，从生活细节着眼，见微知著，防微杜渐，以"预防"为养生的宗旨，那么就能达到养形保命、益寿延年的目的。

第一节　日常重养生　防病于其未

中医讲究"正气存内，邪不可干；邪之所凑，其气必虚"。疾病的发生无不源起于正虚与邪犯，因此防病必然溯其源头，即平日里就要注重扶助正气并规避邪气。保护和增强正气，使人们更好地适应环境变化，抵抗邪气，维持人体健康。

张琪教授多年来对养生之道感悟颇深，认为对疾病的预防与日常的养生保健密不可分。他主张养生防病须从平常生活中的一点一滴做起，遵循食饮有节，起居有常、不妄劳作等要旨，从饮食、起居、作息、心态等方面调摄，增强自我防护意识，近益避损，合乎阴阳自然规律，调养精气，不乖张违逆，有节有度，使脏腑功能健旺，经络通畅，气血充足，正气强盛，邪不易近，染病机会自然减少。同时，他主张将养生的意识贯穿于人之一生。因为，在人的一生中，各式各样的因素都在影响着我们的生命健康，因此，养生必须自始至终地贯穿人生：人在母腹之中时，是影响先天之本强弱的决定性时期，从孕育起，为人父母者就应当高度重视饮食的调和、欲望的节制，保全精血，造福后代；待生命降临，就应从小儿时开始系统地着手养生，注重摄养，可以起到防微杜渐之功；少年时期，要根据少年的生理特点，节饮食、适寒暑，未病先防，以全其真，一个人如果自恃年少体壮，血气方刚，劳役放浪过度，就可能导致百病缠身，命危朝露。因此对疾病的预防要和日常养生保健结合起来，要在年轻健壮时就及早进行养生调摄。保全真元对中年人，同样具有重要意义。人的成年时期是一生中的兴旺阶段，预防伤正对于抗御早衰具有很大意义，通过中年的调养补益，为进入老年期做好准备。待到老年生理机能衰退，此时的养生重在顺神养精，调腑和脏，内恤外护。内养精、气、神，外避六淫邪气，保养正气，周流气血，济其衰弱。对于高龄之人，可视其阴阳气血之虚实，有针对性地采取保健措施。根据其生理特点，适当锻炼，辅以药养和食养，以达益寿延年之效。张琪教授的养生之道在于化先贤之言，简约而不简单，将好的养生之道融入生活之中，守恒有节，这样的养生模式可治心、养身、延年，以达到尽终天年、度百岁。张琪教授多年来将养生之法付诸实践，持之以恒、坚持不懈地进行调养，数十年如一日，现虽已逾九十高龄，依旧能坚持坐诊，目明耳聪，步履稳健。

有病早治，这也是上医历来遵循的方针之一，也是养生中不可忽视的部分。许多严重的疾病最初都起于小的不适，有些人未及时予以重视，有些人讳疾忌医，这都会贻误病情，最终一发不可收拾，引为大患。张琪教授在临床时发现，很多人非到病情深重，方知情况险恶，然而此时治疗已是事倍而功半。因此，张琪教授的养生观念之一便是，善于养生之人，应充分利用食疗、药疗、导引之作用，节慎在未病之前，就医于已病之后，将疾病尽早地扼杀在萌芽状态。譬如，对于食疗，张琪教授坚信"有卫生之道，无长生之药"，不是有病就必须得吃药，不应只重药疗，而忽视饮食水谷对人体的影响。他认为食养是中华民族文化的一大瑰宝，是中医宝库的一个重要组成部分。因此张琪教授平日尽可能少用药、慎用药，却非常注重饮食的调养。孙思邈在《备急千金要方》中关于食治有"夫为医者，当须先洞晓病源，知其所犯，以食治之；食疗不愈，然后命药"。"食能排邪而安脏腑，悦神爽志以资血气。若能用食平疴释情遣疾者，可谓良工"的论述，可见自古就有以食养为先的思想。古人早已认识到许多中草药可以被作为食物，而我们日常许多食物也具有一定的药物疗效。因此通过对饮食合理的调配，可以达到防治疾病、调和阴阳、延年益寿的目的。张琪教授重视食养，但从不追求山珍海味、玉盘珍馐，但却时常强调"五谷杂粮最养人，粗茶淡饭最宜人"。在食物烹调上，多选用蒸、煮等方式，很少吃煎炸食物。食物种类广泛，不偏不挑，虽喜食清淡，以蔬菜为主，但也十分注意荤素搭配。认为五谷杂粮、禽鱼肉蛋中的营养成分都是人类日常生活不可或缺的，应合理搭配应用，以使人获得充足营养。气血调和，则百病不生。反之，偏食则可致人气血阴阳平衡失调，危害身体健康。

张琪教授认为，随着年龄的增长，脏腑功能必将逐渐减退，精气必将衰竭，一些疾病便不请自来，养生只能延缓这个过程，却不可阻止它的发生，因此，对于疾病要保证有一个正确的观念和良好的心态，勇敢面对，积极治疗，将其对人体的损害降到最小，带病延年，以逾百岁。

第二节　养生因人而异　贵在持之以恒

总有人问张琪教授一个相同的问题，那就是"有什么养生的诀窍"。张琪教授常笑而不答，并非他秘而不宣，而是确无特别之处。

张琪教授认为，被大家公认的养生方法大多是因袭传统中医养生理念，在继承中有所发展，几乎都是可行的、有效的。然而，这些方法虽好，却绝对没有"放之四海而皆准"万能的灵丹妙药，而是因人而异，根据个人具体情况的不同有所变化。所以，张琪教授认为个人的养生方法应以传统养生思想为宗旨，从不拘泥教条，在不断摸索中选择一种适合自己的生活养生方式。

如今随着互联网的发展，资讯发达，流行的养生保健的方法虽多但各行其道，使得人们难以选择。张琪教授建议：要根据自己各方面的情况，仔细甄别，合理选择，在确定了几种适合自己的养生方式组合之后，就要遵循养生方式的自身客观规律，循序渐进，坚持不懈，不可急于求成，得陇望蜀，方能达到延年益寿的目的。例如，养生锻炼，张琪教授认为要根据自己的体质选择合适的锻炼身体的方法，如慢跑、歌舞、气功、太极拳、八段锦等。他认为，有规律的、持之以恒、适度的运动，可以使人体气血流畅，循环旺盛；五脏六腑、皮肉、血脉、筋骨得到充分的营养。尤其脑力劳动者，更应进行体育锻炼。张琪教授认为老年人随着年龄的增长，四肢肌肉力量逐渐减弱，而经常运动，可使肌肉纤维变粗而坚韧有力，血液循环及新陈代谢得到改善，增强人的耐力、速度、灵活性、准确性。但老年人锻炼不可过度，更不宜剧烈，要有一定尺度，循序渐进，尤其是有心脑血管疾病的人，更要注意不可过度运动。适当的体育锻炼能够使血脉流通，气血通畅，关节屈伸滑利，津液运行正常，内生病邪既不容易产生，也容易被身体的正气除掉。保持良好的运动习惯，疾病的发病率就低，因此张琪教授提倡根据自身实际情况，选择适当的锻炼方式。实际上，张琪教授的生活正是"形劳而神逸"的最好写照。张琪教授平日锻炼喜静不喜动，偏爱太极拳，注重太极拳的养生作用，勤练不辍，常年通过太极拳健身。张琪教授也很喜欢散步，重视散步中的"三浴"，即光浴、气浴、风浴——每天清晨沐浴着阳光，呼吸着新鲜的空气，迎着扑面的微风，进行有节奏的全身锻炼，既能调和气血、聪耳明目，又能锻炼四肢关节和各个内脏器官。如果不出门，张琪教授就在屋子里散步，放松心情，调整呼吸，使呼吸深长均匀、气定神安、物我两忘。张琪教授崇尚华佗的观点:"人欲得劳动,但不当使极。动摇则谷气全消,血脉流通,病不得生,譬如户枢,终不朽也"。

张琪教授认为张弛有道才是真正的养生。小运动量既有利于活动筋骨也有益于延年益寿;过度运动则使体内消耗量增加,使机体受损,故运动应适量,不是时间越久、负荷越大越好。健身运动如此,日常的工作、生活也是如此。张琪教授告诉我们,"生命在于运动"可以理解为"适度地活动身体,动与静有机结合,有劳有逸地进行劳作"。"劳"的程度应根据不同的人、不同的体质,甚至是同一个人在不同的时期、不同状态下而确定。日常小事,不妨多自己处理,这些劳动,能使四体常勤、五脏气血旺盛、关节运动灵活、百脉畅通。但日常活动也不要过度,这个"度"仍应以个人的体质情况而定,做到"无久坐、无久行、无久视、无久听";反之,则会导致"久视伤血、久卧伤气、久坐伤肉、久立伤骨、久行伤筋"。要做到保养生命,适度劳作而不损伤身体,劳与逸的搭配要适宜,既不能太过,也不能不及。勤劳动,持之以恒,常小劳,感觉疲惫即止,劳逸结合,闲散适度方是正道。张琪教授的养生之道在于不损不伤,即使损不致伤也不能不防。在不损伤的前提下,注意养护自身,这才符合养生之法。

张琪教授认为,身体和大脑都要"运动"。所谓"生命在于运动",应该包括体力和脑力两个方面。勤动脑和勤动体一样都是养生中"动"的层面。张琪教授认为,大多数退休人员之所以衰老快,是因为停止了脑锻炼,大脑和身体一样,不用就迟钝。因此,退休几十年来,张琪教授照常每周三天到医院出诊,指导学生搞科研,带教研究生,还著书立说。张琪教授承认,虽然他的记忆力减退了,但思维和文笔仍不减当年。

当代社会,人们工作压力大、生活忙碌紧张,常有有关"过劳死"的报导见诸报端,每当看到报道,张琪教授总是不免为其扼腕叹息,盖因这些"过劳死"者个个年富力强,精力旺盛,皆为青年才俊,正待一显身手、大展宏图之际,却因不知节制,过劳过用,以致精血大伤,"百病兼结",终至猝然离世,可悲可叹!张琪教授认为,许多行业由于其工作的特性,虽然不能随心所欲的自由安排工作或休息时间,但是应该根据自身工作的特点,寻求一个最为适合的作息方式来调节身心。因此张琪教授总是语重心长地劝告周边的人,要合理的安排工作休息时间,而他自己也是同样多年如一日地实行这一观点。张琪教授每天上午或于门诊问疾诊病,或于家中整理医案、读患者或同行来信,并亲自回复。出门诊时,常常一坐就是一上午,中途几乎没有休息的时间。于是张琪教授常在结束一上午的工作后,走到窗前,极目远眺,然后浇浇花、喂喂鸟,闲情养性。如果天气好的话,便会步行一段距离之后再乘车回家。

自古至今,人们渐渐形成一种"以补为重"的约定俗成的思想,时下更是一谈到食养,都认为用人参、冬虫夏草等贵重药品为最好,是补养佳品,却很少考虑自己当下的身体状况如何。张琪教授认为,"补"并无过,然而关键是要按需进补、恰到好处。张琪教授认为,"以食养身"同样也应该遵循因时、因地、因人制宜的原则。首先,不虚不补,张琪教授平时很少进补虫草之类的峻补之品,通常仅是根据当下具体情况,相应地调配饮食,应季而不偏颇,均衡而又有所侧重,这样做自然能保证周身气机和调,身强体健。其次,张琪教授认为寻常饮食应时而进,使脏腑机体得其所需即达到食养目的,无需大费周章地寻求养生秘方。

随着年事渐长,张琪教授认为脾胃运化功能渐渐衰疲,"大充,伤而形不臧;大摄,骨枯而血沍",贪多饱食则易消化不良,少食则又营养不足,因此进食掌握在"充摄之间",规律有节的饮食则是调补脾胃的切要。除了不应贪图肥甘厚味外,亦应饥饱有度,不可过饱,同时亦不可过饥,应总以七八分为度,即感觉七八分饱便止食,而感觉七八分饥便进食。虽然节制饮食可以减轻肠胃负担,可以益寿延年,但张琪教授则认为节食要合理、有道,这方面不可走入误区。节食要有序,要因人而异,要有一个尺度。有的人饭量大,有的人饭量小,因此在饭量上并无固定标准,只要保持七八分饱即可。但不可一谈及饮食有节,便过分限食,如果饥饿太过,同样也会伤及脾胃，而变生其他疾病。张琪教授观察现今不少青年人，为了减肥而采用饥饿疗法，出现脾胃疾患者为数不少，有些甚至出现贫血和营养不良，这是对身体健康的严重损害，切不可效法。张琪教授的经验是，饮食要合理搭配，不应过为偏颇，譬如有些人无肉不欢，顿顿食肉而少吃蔬菜；而有些人认为新鲜蔬菜对人体有益，只吃蔬菜，而主食摄入相对过少，这些都是不健康的饮食习惯，容易诱发多种疾病。张琪教授提倡：食饮有节，食量八分，食物多样，主副不偏。

另外，张琪教授认为，参悟养生之理只能说是知其法，而绝不是一蹴而就的，只有通过日积月累和毅力的堆砌，才能得其益。养生并非一个口号，好多人每天信誓旦旦地宣布要开始养生，但总是以忙碌或是劳累为借口，抱着一种得过且过的态度，一拖再拖，从未认真施行，缺乏执行力和实践力，这是一种惰性的表现，也是对自己的不负责任。或者心血来潮便制定养生计划，却一曝十寒，实施几天便绝口不提；或者仗恃年轻体健，恣意妄为，生活无度无常，认为年龄大了再开始养生也为时不晚。殊不知千里之堤毁于蚁穴，这些错误的观念和做法正在一点一点地透支他们的健康和生命。实施养生之道，张琪教授尤为强调"守恒"的重要，养生务必从年轻时便着手动工，坚持不懈，终会在晚年时得获正果。

张琪教授提倡养生生活化，就是要积极主动地把养生方法糅合到日常生活的每一方面。衣、食、住、行、坐、卧、起、居处处皆存养生之理，皆蕴藏着养生之道。养生不应该被当做是一种负担、一件不得不去完成的任务，而应该作为自己日常生活中的一个习惯，而融于生活的每个环节中去。这样不是勉强自我的，而是发自内心地做，才是真正实现保养神形、延年增寿这一养生目标的一个前提保障。因此起、居、坐、卧、衣、食、住、行等，必须符合人体生理特点及自然和社会的规律，才能给我们的工作、学习和健康带来更多的益处。人生天地间，难免有所喜好，但是，喜好应当适可而止，所谓"多好则专迷不治"，喜好要做到愉悦身心，张弛有度，既不损伤人体，又能愉悦身心，这才符合中庸之道。日常生活中时时处处都可以养生，只要把养生保健的思想深深融合到生活之中，掌握合理的方法，坚持不懈，守恒有节，自然可以养身调益、祛病延年。张琪教授常笑称，虽然自己的这些养生方法稀松平常，甚至都不足以称为法，但是养生之道，贵在持之以恒、坚持不懈，切忌见异思迁、摇摆不定。只有将养生寓于生活细节之中，面对繁琐的生活小事，有耐心，以一个平和从容的心态面对和处理，才是坚持养生之道的前提。例如，"药王"孙思邈自创了"养生13法"，即"耳常鼓"、"面常洗"、"头常摇"、"腰常摆"、"腹常揉"、"摄谷道"、"膝常扭"、"常散步"、"脚常搓"、"发常梳"、"目常运"、"齿常叩"、"漱玉津"，并深得其益。常年的坚持是孙思邈能有期颐之寿的原因所在。如果没有这份耐心和坚持，也便无需探求养生之术了，因为长寿之路并无捷径，唯需身体力行，坚持不懈。正是平时一些看似无足轻重的生活琐事组成了健康延年这一攸关性命的大事，因此，于生活之中洞察养生的奥妙，培养良好的生活习惯，是张琪教授养生之法得以收获良效的重要原因。领会中医养生思想的内涵，培养养生意识，就会发现生活中处处都可以养生。例如，保持心情愉悦、衣着避寒就温、饮食有节有度、动静相合相宜等；再比如根据身体状况，选择适合自己的药膳药茶、每天步行一段距离上班、睡前醒后摩腹片刻、看电视时起身活动肩颈手臂等。这些生活细节并无特别之处，但要有执行力，做到知行统一，将有利于养生的做法落实到日常生活中，才能做到真正的养生。

总之，张琪教授认为每个人的情况不同，健康的养生办法，应该是从自己的实际情况出发，掌握养生思想的精髓，遵循科学规律，有意识地调摄自己，善待自己，善待他人，快乐地工作与生活，"守恒有节"，把养生保健的思想深深植根于生活中，即可起到防病健身、祛病延年的效果，健康就应该属于我们。

第三节　巧用膏方　调节体质

张琪教授认为，中医膏方是中医根据患者体质不同与病情所需，按照中医君臣佐使的配方原则，选择多种药物配伍组方，经多次煎熬而成的具有综合调理作用膏剂。膏方由于经特殊加工制成，是比较稠厚的膏状内服中药制剂，具有药物浓度高、体积小、药物稳定、服用时无需煎煮、口感好、便于携带等特点，是中医治疗学的重要组成部分。

秋冬是中医学中主收藏的季节，张琪教授认为在这两个季节宜根据个人的体质状况适度进补，不仅能固本培元，提高人体的免疫力，而且有利于驱病祛邪，使体内阴阳气血津液得到补充，身体能够重新进入一种平衡的状态，增强体质，预防一些疾病的发生发展。同时，还可以针对一些特殊的体质特征，通过秋冬的调理来改善体质，治疗一些慢性疾病，而膏方自古以来一直是秋冬进补独具特色的手段之一。在秋冬季节进补膏方可以起到治未病和增强免疫力的养生保健作用。尤其适用于四类人群：一是处于亚健康状态的人，他们平时虽无慢性疾病，但容易感冒，长期劳累或压力过大而致身体虚弱，精力不足，难以胜任繁重的工作；二是慢性疾病患者，像慢性支气管炎、肺气肿、支气管哮喘、高血压、冠心病、高脂血症、糖尿病、慢性肝炎、早期肝硬化、慢性胃炎、慢性肾炎、贫血、腰腿疼、男子性功能障碍、女性月经不调等；三是体弱多病的老人和儿童；四是康复期的患者，如手术后、出血后、大病重病后患者等。

张琪教授认为，正确服用膏方补脾肾可以起到养精蓄锐，使肾精充沛、来年体质增强的作用。以心脏疾病为例，心脏的病因有内因和外因两种，心虚为表现，肾虚为根源。所以胸痹心痛的表现为气滞、血瘀、痰浊、寒凝为标；气虚、阴虚为本，表现于心，根源于肾。膏方具有明显的滋补特点，补养兼治疗，不仅可以有效预防心血管疾病发生、发展，而且通过秋冬调理还能够改善体质，有助于治疗慢性心血管疾病，减少疾病发作次数，改善症状，缓解病情。膏方还可以改善中风后遗症患者症状。中风后遗症属本虚标实，表现为半身不遂、口舌歪斜、气短乏力等。膏方用药以"形不足者，温之以气，精不足者，补之以味"，同时加以祛邪之品，以求固本清源，气血流畅。对于慢性消化系统疾病的患者，长期服用膏方可起良好治疗作用。此类膏方多以扶正补益为主，脾胃为后天之本，脾胃虚弱则气血阴阳皆不足。膏方调补脾胃可达到增强消化功能、强身固本目的。此外，膏方还对治疗支气管哮喘、慢性支气管炎效果较好。病因是外感咳嗽迁延失治，病邪由表入里，致肺脏虚弱或他脏有病累及于肺。膏方作用以扶正补虚、以调阴阳、补五脏、益气血和助正气为主，同时祛邪治病，增强机体抵抗能力，减少并预防呼吸系统疾病发作可能性。

张琪教授认为，使用膏方需要注意的是，由于膏方侧重滋补，一般常含有高档中药滋补品、胶类、糖类等，因此肾功能不全的患者忌服，其他肾病患者可以在医生指导下服用膏方调补身体。张琪教授指出，适合采用膏方调补的肾病适应证主要有以下五种，一是各种原发性肾小球疾病（如IgA肾病、膜性肾病等）、继发性肾脏疾病（高血压肾病、系统性红斑狼疮性肾病、糖尿病肾脏疾病、马兜铃酸肾病、单纯性肾盂积水、痛风肾、紫癜肾等）、中老年女性的慢性复发性尿路感染、未经肾穿刺确诊的蛋白尿、血尿患者，凡病情稳定，检测指标正常或接近正常，尚须服中药调治者。二是常有小便频数，甚则失禁，经各项检查未发现异常，属肾虚膀胱失约者。三是有明显的肾虚证候，常有腰酸腰痛、头昏目眩、思维能力和记忆力下降、阳痿遗精、性功能减退、畏寒怕冷、头发早白或脱发、女性月经量少等早衰状态者。四是无明显器质性疾病，而在节奏快、压力大的环境中工作，精力有所"透支"而出现头晕腰酸、疲倦乏力、睡眠不佳、心烦易怒、情绪低落等亚健康状态者。五是中老年人肾小球滤过率下降，血肌酐值高限，夜尿频多，虽无明显器质性或功能性疾病，为保持正常健康状态，减少疾病的发生，可用膏方平补调理，以增强体质，防止衰老。

　　张琪教授根据多年临床经验开发出强身健体的"益肾扶元膏"药方，由熟地黄、山茱萸、枸杞子、女贞子、肉苁蓉、太子参、灵芝、砂仁等药物组成，在临床上应用效果显著。益肾扶元膏主要用于各种慢性病的治疗，适用于脾肾虚弱、气血不足诸症，包括：全身乏力、头昏耳鸣、气短心悸、精力不振、腰膝酸软、性功能减退、体力下降、免疫力功能减退、癌症及肿瘤患者术后或放化疗后体力衰弱者，用后能够增强身体免疫力、改善体质，还有延缓衰老的作用。张琪教授强调，患者在服用膏方期间必须严格遵医嘱，医生要根据辨证论治理论，依据患者体质合理用药、辨证开方。

第二章　既病防变　巧用良方

第一节　问疾遣方　首顾脾胃

张琪教授对历代医家及中西汇通学派之学说兼收并蓄，善用辩证法思想指导临床用药，临证中，无论在防病或治病方面，处处注重对脾胃的顾护，这也是其能妙手回春的重要原因。

脾胃居中焦，属土，有孕育、化生万物之性，为五脏之母。脾胃于人体，恰如土地于树木，土旺木方能荣，土馁木渐趋萎。因此说脾胃为人体气血生化之源，是后天之根本，故有"五脏之气皆源于胃气"之说。脾胃之气，外可助卫气御邪，内可养营气扶正。张琪教授认为，脾胃与疾病有着密切关系，疾病的发生、发展及结局是正邪相争的结果，其中正气是关键。"正气存内，邪不可干"，"邪之所凑，其气必虚"。脾胃为气血化生之源、后天之本，是人体正气的重要组成部分，脾胃健旺，水谷得化，精微得布，方得转运生机，正气充足，病则无由而生；脾胃的健旺，使五脏六腑四肢百骸都强健，身体没有弱点给疾病以可乘之机，则不易成病。脾胃不衰，药石得运，药力得助，方使良药得受，助正退邪，病则无由而进。人得生机乃资谷气而致，谷入于胃，洒陈于六腑，和调于五脏，如此气至血和，则人得以为生。即便他脏有疾，亦赖脾胃饲以水谷药石之精微，方能使脏气安和，受药以御病邪。一旦脾胃受损，肌腠脏腑失于充养，外无御邪之力，内无滋养之能。脾胃既已成病，也会影响其他脏腑的功能，脾胃病则其余脏腑皆无生气，以致百病丛生、病进命危，调理其脾胃则病易愈。因此，脾胃与他脏皆病之后，张琪教授尤先顾念调养脾胃，防止他脏之疾传变或加重，为医者无论在用药与病后调护，尤当重视脾胃功能，临证诊疾当以顾护脾胃为要。

医圣张仲景早有"安谷则昌，绝谷则亡"之诫。张琪教授认为，大抵内服之药，必先经由胃之受纳，脾之运化及转输，方达患病之所。若脾胃气弱，虽良药而无力纳受，或胀痛拒之，或逆而吐之，或下而泄之，药力难行，故大凡治疗疾病，以纠正其脾胃气衰之胀满纳差、呕恶泄泻等症为先，旨在保证脾胃维持正常生理功能，使脾气健运、胃气旺盛，气机畅运，纳受如常，药石得运，正气得资，脏腑得助。且临床常有顽难杂疾，病邪甚重，非猛药无荡邪之力，然若兼胃气衰弱者治疗之始便投以虎狼之药，不仅不能治病，反而会加重病情。因此，张琪教授诊病时，不论主治何病，不分男女老幼，皆先问其饮食、脘腹及二便等情况，以探其脾胃之气的盛衰。在辨证精准的前提下，谨遵有是证用是药之原则的同时，优先顾护脾胃，待脾胃纳运功能恢复，以确保药食正常纳运，再治他病。既可使正气恢复，而且有助于治疗病脏之药的吸收运化，使药石之力直达病所。此外，张琪教授指出，人体受药，脾胃首当其冲，如若盲目地大剂量应用攻伐之品，不可避免会损伤机体。脾胃受损，功能失调，反而会影响药物运化吸收，降低疗效，事倍功半。他擅用大剂大方复治法治病，然而常常收效甚佳而无伤身之忧，盖因其辨证精准而选方用药十分谨慎，利用药物配伍关系，减轻药物偏性对脾胃功能的不良影响，避免因误用过用而损伤脾胃，而且重视强调服药方法，尤其应用攻伐之品时，往往中病即止。使攻而不伤正，补而不碍脾，顾护脾胃，使其升降相因，防脾病于其未然之时。既防止过用寒凉直折脾胃之阳，也避免过用温燥耗伤脾胃之阴，同时维护脾胃气机升降，以防过用滋腻壅滞之品有碍脾胃气机运行。

治病虽有赖药石，然成败在于细节，方虽中病，若服之不得法，则非但无功，反而有害。因此煎服之法，关乎疗效，关乎胃气，亦不可小视。张琪教授每每根据患者体质及所用方药特点，对服用方法有所叮嘱。如在服药期间，禁食生冷、黏滑、油腻、辛辣、酒酪等物，旨在顾护胃气，防止食伤脾胃。再如年迈久病体弱者，脾胃虚羸，纳运不及，不宜速服大剂药物，免伤胃气，此时不求速效，但求缓功，可酌量分服，使脾胃徐徐受药，惟求利于受纳、输布。又如因胃喜温润，故除特殊情况需药物冷服外，一般均应温服，以保胃气。另如解表药当热服，并啜热粥，以养胃气、益津液，不但资汗源，更使已入之邪不能稍留，将来之邪不得复入。此外，病在上，饭后服药，药借食力，食助药威，升腾上达，去邪尤捷；病在下，食前服，胃空先入，既无食碍，又易吸收，直达病所，通腑排毒，消积导滞，径捷效速。滋补剂、助消化药，亦应食前服，能激发胃液分泌，有利消化吸收。然如素有脾胃疾患或服药不适者或药物中有刺激胃肠药物时，多嘱患者于饭后服药，免重伤胃气。

俗话说"病去如抽丝"。张琪教授尤为重视病后顾护胃气之法。因疾病初愈，阴精阳气一时难复，胃气也虚，余邪未尽，若调养脾胃得法，脾胃之气渐充，水谷精微得以输布周身，营养五脏六腑、四肢百骸，气血生化有源，阴平阳秘，正气渐复，尽除余邪而病得尽愈；反之，若饮食不慎，或调补不当，更伤脾胃，不仅使病难速瘥，甚或出现病情反复，余邪死灰复燃。故张琪教授不局限于用药治疗眼前疾苦，更放眼于将息之时的调护以增补正气，而绝复发之源。常耐心指导患者病后调摄方法及注意事项，日常饮食当以清淡易于消化为宜，不宜凉腻黏滑，亦不应饥饱无度，而再伤脾胃。此时当以五谷为养，以食调息，以绝后患。例如，张琪教授用大黄、二丑、甘遂等快利猛攻之药，他除在用药配伍上有所注意外，还嘱患者"得快利后，当以糜粥自养"，以保护胃气。如若应用苦燥伤津之药后，他亦常嘱患者多饮温水或小麦汁以和中培土、养胃生津。而对于病后体虚者，虽"虚则补之"，然病后初愈，脾胃尚虚不受补，因此多以食疗调摄，即便应用补剂，也投以轻补轻调、性能平和、健脾开胃的补虚之品，以求扶正与顾护脾胃双管齐下。此外，张琪教授还常常开导患者保持心胸豁达、态度积极、心情愉悦，可使肝气舒畅而脾不受郁，也能间接达到顾护脾胃之效。

第二节　张琪教授治疗常见病精要

一、泌尿系结石

泌尿系结石是泌尿系的常见疾病。结石可见于肾、膀胱、输尿管和尿道的任何部位。但以肾与输尿管结石为常见。临床表现因结石所在部位不同而有异。肾与输尿管结石的典型表现为肾绞痛与血尿，在结石引起绞痛发作以前，患者没有任何感觉，由于某种诱因，如剧烈运动、劳动、长途乘车等，突然出现一侧腰部剧烈的绞痛，并向下腹及会阴部放射，伴有腹胀、恶心、呕吐、程度不同的血尿；膀胱结石主要表现是排尿困难和排尿疼痛。泌尿系结石属祖国医学的砂淋、石淋证。其病多因湿热久蕴煎熬尿液，结为砂石，阻塞尿路所致，故排尿艰涩而中断。尿路阻塞，气血瘀滞故腰腹绞痛。砂石损伤脉络，故尿血。通过多年的临床经验，张琪教授总结出一些行之有效的治疗经验，认为本病病因病机的认识主要集中在四个方面：下焦湿热，气滞血瘀，阴虚火旺，脾肾气虚。张琪教授认为，在本病的初期或急性期以湿热实证为主，并且贯穿于本病的始终。在此基础上，认为也应重视的是凡结石停留必使气血阻遏，而结石之排出又必赖气血之宣通以推动之。因此，调理气血，是治疗本病之本。辨治常配伍一些理气活血单味药，如配伍三棱、莪术、川楝子、鸡内金破积软坚行气；赤芍、牡丹皮、丹参、桃仁、红花活血化瘀散痛消肿。气血疏通，湿热不得滞留，结石方可排出。同时，强调根据疾病的主要矛盾及矛盾的主要方面，辨证治疗。认为临床上少有纯虚纯实表现者，故治疗上当强调攻补兼施的治疗原则，补益之中尤重温补肾气（阳）。温肾助阳之品尚可使命火旺盛，蒸腾有力，水液代谢复常，加速溶石排石。另外还应根据结石所在部位来确定攻补原则：如肾内结石，以补肾为主；输卵管结石，以下行加分利为主。

基于以上理论，张琪教授除用清利湿热之剂外，常伍以行气活血软坚化积之品。一方面使气血畅通，另一方面使结石溶化，效果较好。不少病例结石年久不下，经用此法治疗，结石可以排出。有的病例出现结石溶解现象，化成小块随小便排出。张琪教授自拟消坚排石汤。

治则：清热利湿，涤石通淋，行气活血软坚。

方药：金钱草30～50克、三棱15克、莪术15克、鸡内金15克、丹参20克、赤芍15克、红花15克、牡丹皮15克、瞿麦20克、萹蓄20克、滑石20克、车前子15克、桃仁15克。水煎服，日一剂，日两次。

方用金钱草为主药，此药始见于《本草纲目拾遗》谓："性微寒祛风治湿热"，"治脑漏白浊热淋玉茎肿痛……"，并未记载治砂石淋，近代始发现其有清热解毒、利尿排石、活血散瘀之作用，故金钱草为治疗尿路结石之首选药。三棱、莪术、鸡内金破积软坚行气；赤芍、牡丹皮、丹参、桃仁、红花活血化瘀散痛消肿，再配以萹蓄、瞿麦、滑石、车前子清热利湿。上药相互协同，故能奏溶石排石之效。

不少病例结石年久固结不下，经用此法治疗结石可以排出；有的病例出现结石溶解现象，化成小块随小便排出。若结石体积大难以排出，可加入穿山甲、皂刺以助其散结消坚之作用；若病程久，应扶正与驱邪兼顾，根据辨证加以扶正之药，有利于结石的排出。如肾气虚者可辅以熟地、枸杞、山萸肉、菟丝子等，肾阳不足者可加肉桂、附子、茴香，兼气虚者可配以黄芪、党参。

肾结石日久不去，易引起肾积水，致泌尿系感染反复不愈，此多由肾阳衰微，气化功能不足，湿热毒邪蕴蓄不除所致，故治疗时宜在消坚排石汤基础上选加附子、桂枝、肉桂温阳以助气化，选加薏仁、败酱草、金银花、连翘等加强原方清热解毒利湿之力，相辅相成，扶正除邪而收效。

现代药理研究发现，具有排石作用的中药有金钱草、海金沙、石韦、萹蓄、滑石、琥珀、瞿麦、车前草、牛膝、冬葵子、玉米须、木贼、威灵仙、大黄、虎杖、番泻叶等，可在不辨证的基础上酌情选用；可能具有溶石作用的中药有石韦、金钱草、海金沙、鸡内金、威灵仙、琥珀、陈皮、熊胆、胡桃肉、夏枯草、玄明粉、米糠、桑树根、硝石、鱼脑石等，也可在辨证的基础上酌情选用；具缓急止痛作用的中药有丁香、木香、沉香、佛手、藿香、青皮、陈皮、延胡索、两面针、赤芍、白芷、细辛、威灵仙、枳壳、葛根、乌梅等，可根据辨证选择药物。另外，选肾俞、三阴交穴，电针，连续波，较强刺激，留针20分钟，也可有明显的缓急止痛的效果。结石的梗阻也常常导致细菌的滋生，并发尿路感染，结石并发感染时，可加速结石的增长和肾实质的损害，因此，积极防治感染也是重要的一环。尿路感染以大肠杆菌及变形杆菌为最常见，对大肠杆菌有抑制作用的中药有：车前草、秦皮、大黄、黄芩、黄连、黄柏、金银花、夏枯草、苦参、马齿苋、知母、厚朴、木香、刘寄奴、白芷、赤芍、当归、百部、麦门冬等；对变形杆菌有抑制作用的中药有：黄连、黄芩、大黄、金银花、连翘、夏枯草、鱼腥草、虎杖、苦参、牡丹皮、知母、秦艽、丁香、白芷、厚朴、白芍、当归等。可在整体辨证治疗中选择相应的抗菌中药，或按辨病治疗的方法使用上述抗菌中药。若感染严重，则需按药敏实验结果选用抗生素。

二、复杂性尿路感染

复杂性尿感是指尿路有器质或功能上异常，引起尿路梗阻，尿流不畅；尿路有异物，如结石、留置导尿管等；肾内有梗阻，如在慢性肾脏实质疾病基础上发生的尿路感染，多数为肾盂肾炎，可引起肾组织损害。临床表现具有常规使用抗生素疗效不好，常见耐药现象，感染迁延不愈或反复发作的特点，可进展为慢性肾衰竭。因其具有疗效差、反复发作、迁延不愈、病程相对较长的特点，辨证多属本虚标实，虚实夹杂，故一般将其归为"劳淋"、"腰痛"等证。张琪教授曾对本病进行了系统的研究，深入探讨了其病变机理及辨证论治规律，认为辨证应属本虚标实、虚实夹杂，病邪常易起伏而致病情反复发作、缠绵难愈。从病因来讲，劳淋属于内外相感的全身性疾病。淋之初多由湿热毒邪蕴结下焦，致膀胱气化不利；若治不得法，或病重药轻，显症虽除，余邪未尽，停蓄下焦，日久则暗耗气阴，转为劳淋；此时脏腑阴阳气血功能失调和机体防御机能减弱，更易因感冒、遇劳、情志不遂等因素而发作。因此，本病是正虚于内，虚实夹杂的疾病，正胜则邪退，邪退则安，邪胜则病复加，正不胜邪，则病情反复。劳淋病机复杂，但属气阴两虚、膀胱湿热证者（转化期）最为常见。其原因可能有三：一是湿热毒邪日久容易耗气伤阴；二是治不得法，如清利太过，苦寒伤中，脾气亏虚；三则由于失治病久不愈，热羁伤阴，湿邪困脾耗气。气阴两虚，湿热留恋，更易致劳淋反复发作。根据劳淋的病机特点，临证应分为三期论治，即急发期、转化期和恢复期。

（一）急发期

膀胱湿热在此期表现最为突出，治疗应以祛邪为主。根据患者表现特点及病因病机不同，又分为五种证型。

1. 膀胱湿热

主症：小便频数，点滴而下，尿道灼热刺痛，急迫不爽，尿色黄赤，或见发热，舌质红，舌苔白，脉弦数或滑数。

病机：邪热客于膀胱，气化失司，水道不利，湿热蕴蓄。

治则：清热利湿通淋。

方药：石韦15克、车前子15克、萹蓄15克、瞿麦15克、大黄5克、滑石15克、甘草10克。水煎服，日一剂，日两次。

2. 少阳外感，膀胱湿热

主症：小便频数，点滴而下，尿道灼热刺痛，急迫不爽，尿色黄赤，伴恶寒发热，口苦咽干，恶心呕吐，舌苔白腻，脉弦数。

病机：湿热之邪客于膀胱，气化失司，水道不利，兼外感之邪不解。

治则：疏解外邪，利水通淋。

方药：柴胡20克、黄芩15克、半夏15克、生石膏30~50克、瞿麦20克、萹蓄20克、石韦15克、川木通15克、车前子20克、大黄5克、甘草10克。水煎服，日一剂，日两次。

3. 肝郁气滞，膀胱湿热

主症：小便滞涩，淋沥不畅，尿有余沥，脐腹满闷或小腹坠胀，甚则胀痛难忍，舌苔白，脉沉弦。

病机：肝郁不畅，阻于下焦，湿热蕴蓄。

治则：疏肝理气，利水通淋。

方药：乌药20克、沉香10克、冬葵子20克、青皮15克、石韦20克、滑石20克、木香10克、王不留20克。水煎服，日一剂，日两次。

4. 肝胆郁热，膀胱湿热

主症：小便涩痛，灼热不爽，尿色黄赤，心烦易怒，口苦纳呆，或兼胁痛，舌质红，舌苔白少津，脉弦数或弦滑。

病机：肝胆邪热蕴结，膀胱湿热蕴蓄，气化失司。

治则：清化肝胆，利水通淋。

方药：龙胆草 15 克、元芩 15 克、生地 20 克、车前 15 克、山栀子 15 克、柴胡 15 克、石韦 15 克、泽泻 15 克、甘草 10 克。水煎服，日一剂，日两次。

5. 阳明腑实，膀胱湿热

主症：小便涩痛，尿色黄赤，五心烦热，或潮热，大便秘结，舌质红，脉数滑。

病机：肝胆邪热蕴结，膀胱湿热蕴蓄，气化失司。

治则：泄热通腑，利水通淋。

方药：大黄 10 克、枳实 15 克、川朴 15 克、瞿麦 20 克、萹蓄 20 克、滑石 20 克、车前 15 克、甘草 10 克。水煎服，日一剂，日两次。

（二）转化期

本期虚实夹杂，是劳淋的主要阶段。此期正气耗伤而导致湿热之邪留滞，是劳淋缠绵难愈的主要原因。临床正气耗伤有气阴两虚、肾阴虚、肾阳虚、肾阴阳两虚及气滞血瘀等不同情况，均以其性质、程度决定攻补方法，总的原则是扶正祛邪。

1. 气阴两虚，膀胱湿热

主症：病程迁延，小便涩痛频急较轻，尿有余沥，遇感冒、劳累、房事等加重，倦怠乏力，口干舌燥，舌尖红，舌苔薄白少津，脉沉弱。

病机：气虚无力下达，影响膀胱之气化，淋久伤阴，气阴两虚，湿热之邪蕴结膀胱。

治则：益气养阴，清热利湿解毒。

方药：黄芪 30 克、党参 20 克、石莲子 15 克、茯苓 15 克、麦冬 15 克、车前子 15 克、柴胡 15 克、地骨皮 15 克、蒲公英 50 克、白花蛇舌草 50 克、茅根 30 克、甘草 10 克。水煎服，日一剂，日两次。

2. 肾阳虚衰，膀胱湿热

主症：病程迁延，小便频数，尿道涩痛或不适，腰痛膝冷，畏寒，男子阴囊湿冷，女子白带量多清稀，尿色黄，舌苔白，脉沉。

病机：肾阳不足，膀胱湿热内蕴，肾与膀胱相表里，寒热互结，缠绵不愈。

治则：温补肾阳，清热利湿解毒。

方药：附子 10 克、肉桂 10 克、茴香 15 克、故纸 10 克、贯众 30 克、萹蓄 20 克、瞿麦 20 克、蒲公英 50 克、紫花地丁 30 克、马齿苋 30 克、白花蛇舌草 50 克、黄芩 10 克、甘草 10 克。水煎服，日一剂，日两次。

3. 肾阴不足，膀胱湿热

主症：病程迁延，小便涩痛，灼热不甚，尿急尿频，腰酸痛，五心烦热，口干咽干，舌红无苔或少苔，脉细数或虚数。

病机：肾阴不足，虚热内焚，兼夹膀胱湿热。

治则：滋补肾阴，清热利湿。

方药：知母15克、黄柏10克、生地20克、龟板10克、玄参15克、萹蓄15克、瞿麦15克、石韦15克、枸杞子20克、山茱萸15克、牡丹皮10克、土茯苓30克、肉桂5克。水煎服，日一剂，日两次。

4. 肾阴阳两虚，膀胱湿热

主症：病情迁延，尿频尿急，尿道不适，尿色黄，腰酸痛，两腿软，全身乏力，舌质淡，脉沉。

病机：肾阴阳两虚，膀胱湿热下注，气化失常。

治则：补肾滋阴助阳，清利湿热。

方药：熟地30克、山茱萸20克、枸杞子20克、山药20克、菟丝子20克、附子10克、肉桂10克、白花蛇舌草50克、马齿苋30克、蒲公英50克、双花30克、车前子15克、石韦15克、甘草10克。水煎服，日一剂，日两次。

5. 气滞血瘀，膀胱湿热

主症：病程迁延，小便频数，尿色黄，脐下满闷或疼痛，舌质紫或舌边紫，脉沉。

病机：患病日久，血失流畅，脉络瘀阻，膀胱气化不利。

治则：活血疏郁，清利湿热。

方药：桃仁15克、红花15克、丹参20克、当归15克、石韦15克、乌药15克、牛膝15克、金钱草30克、川楝子20克、琥珀末5克（冲）。水煎服，日一剂，日两次。

（三）恢复期

此期为邪去正复之调理阶段，患者出现一派虚象，故治以扶正固本，增强机体抗御病邪能力。此期的扶正治疗，对减少复发是十分必要的。临床分为两型，即肾阳不足，膀胱气化失司及脾虚气陷，膀胱失约型。

1. 肾阳不足，膀胱气化失司

主症：小便频数，尿色清，尿有余沥，腰痛，四肢倦怠，舌质淡润，脉沉迟。

病机：肾阳虚，膀胱不得温煦，气化失司。

治则：温补肾阳，气化固涩。

方药：熟地20克、山茱萸20克、山药20克、益智仁15克、桑螵蛸15克、故纸15克、龙骨20克、牡蛎20克、甘草10克。水煎服，日一剂，日两次。

2. 脾虚气陷，膀胱失约

主症：尿液不尽，点滴而出，小便坠胀，迫注肛门，少气懒言，精神倦怠，舌苔白，脉弱无力。

病机：脾虚气陷，无力下及洲都，膀胱失约。

治则：补中益气升阳。

方药：黄芪30克、党参20克、升麻10克、白术10克、柴胡15克、当归15克、陈皮15克、麦冬15克、五味子10克、甘草10克。水煎服，日一剂，日两次。

此外，张琪教授认为还需针对病因治疗。

首先，尿路结石和前列腺增生是复杂性尿感最常见的易感因素。对于尿路结石合并的尿路感染，治疗原则为清热利湿、通淋排石，尤应重视的是凡结石停留必使气血阻遏，而结石之排出又必依赖气血之宣通以排动之，故常以行气活血软坚化积之品，一方面使气血畅通，另一方面使结石溶化，可收到较好效果。前列腺增生并发尿路感染，是临床常见的男性老年病之一，本病之所以为老年常见病，是与老年人肾气虚弱，邪气易于阻滞的生理病理特点密切相关，肾主水而司二阴，肾虚则膀胱气化失司，日久湿热瘀血阻滞，故小便淋沥不适，或伴尿频尿急。治疗首先益肾增强膀胱气化功能，辅以活血利湿清热，常用滋肾通关丸与六味地黄丸合用加桃仁、赤芍、瞿麦、萹蓄、白花蛇舌草等，可明显提高疗效。如结石过大或前列腺增生严重，造成肾积水，或存在尿路狭窄、畸形等情况，中药治疗难以奏效时，在掌握好手术适应证的情况下，可考虑手术治疗。

其次，对于一些病情复杂严重的疾病，如慢性肾衰竭、糖尿病、高尿酸血症等合并尿路感染者，因其原发疾病的存在直接影响尿路感染的疗效，治疗时有必要采用中西药并用的治疗方法，如糖尿病患者降糖药的应用、西药的抗炎治疗、调理饮食等。中药的应用尤其应注意标本兼顾、扶正祛邪等以提高疗效。

对于留置导尿管引起的尿路感染，应严格掌握使用导尿管的适应证，插导尿管要严格注意无菌操作，要由训练有素的护士照料留置的导尿管，必须使用无菌的密闭引流系统。如患者有尿路感染症状，应即予中医辨证治疗，可在内服中药的同时，予以膀胱冲洗，以提高疗效。并及时更换导尿管，必要时考虑改变引流方式；如患者没有尿感症状，而仅有无症状细菌尿，也应给予中医辨证治疗，并争取尽快拔除导尿管。

最后，对多种抗菌药物使用后均有不良反应或过去使用有不良反应及使用西药无效或失效者，应以中药治疗为主；因长期使用广谱抗菌药物或免疫抑制剂后，产生耐药菌株和二重感染者，应停止使用广谱抗生素，免疫抑制剂可根据病情减量，同时应用中医药治疗。

三、慢性肾小球肾炎

慢性肾小球肾炎临床以水肿、蛋白尿、血尿等为主要临床表现，与多种中医疾病相关，一般而言，以浮肿为主者，当属"水肿"病范畴；若水肿消退或无水肿，而以显微镜下蛋白尿为主，尤其是大量蛋白尿、血浆蛋白低下，而表现面色㿠白、倦怠等虚弱征象者，当从"虚劳"论之；或以尿黄赤呈肉眼及镜下血尿为主，可概称"血尿"；亦有以腰痛为主要症状，又宜从"腰痛"求之；以高血压为主，表现头晕、视物模糊等，又属"眩晕"范畴。尽管临床表现不尽相同，但就其疾病演变过程分析，均有其共同的病因病机特点。

在慢性肾小球肾炎疾病中，由于外感而发病者众多，大多数患者在病程及治疗中常因外感而使疾病反复加重。故外邪侵袭是慢性肾小球肾炎主要诱发因素，防止外邪侵袭，控制上呼吸道感染是治疗慢性肾小球肾炎的关键环节。慢性肾小球肾炎虽然临床表现特点不尽相同，但就其疾病演变过程分析，与肺、脾、肾功能失调，三焦气化失司，密切相关，尤其脾肾虚损是慢性肾病的病机关键。脾肾虚衰是慢性肾小球肾炎的病理基础。邪气留滞对慢性肾小球肾炎有不容忽视的影响。就邪气而言，最主要的有水湿、湿热、瘀血，此三者是慢性肾病的主要病理产物。慢性肾小球肾炎病程日久，病机错综复杂，复因失治误治，每呈虚实并见，寒热错杂之势，因正虚易留邪，邪留易伤正，故虚实寒热交互并见，可谓慢性肾小球肾炎缠绵难愈的主要原因。因此，张琪教授认为，临床要明辨虚实的轻重，寒热之甚微，湿瘀之有无，以进一步确定治疗方法。

1. 风寒犯肺 水气不行

主症：急性发作见面目浮肿或周身浮肿，尿少黄赤，咽喉肿痛，恶寒发热头痛，咳嗽气喘，苔薄白，舌尖赤，脉滑或滑数。

治则：宣肺解表，利水清热法。

方药：加味越婢汤。

麻黄15克、生石膏50克、苍术10克、杏仁10克、甘草7克、生姜15克、红枣3个、西瓜皮50克、赤小豆50克、车前子25克（布包）。水煎服，日一剂，日两次。

肺为水之上源，肺气不宣则水道不利，故用麻黄以宣肺气而解表，杏仁降肺气，苍术燥湿，生姜、红枣温脾除湿，湿气除则脾得健运，西瓜皮、车前子、红小豆利水清热，尤以重用石膏以清肺热，与麻黄合用一宣一清共奏宣发肃降之效。肿甚者，麻黄可重用至15~20克；并发咽喉肿痛者可加山豆根、白花蛇舌草、重楼、射干；兼发疖肿、脓疱疮者可选加蒲公英、金银花、连翘、苦参、蝉蜕等；血尿可加生侧柏叶、生贯众、生地榆、白茅根等。

2. 肺气失宣 肾阳衰微

主症：周身浮肿或头面部及上半身肿甚，小便不利，畏寒肢冷，周身酸楚，面色苍白，舌润口和，舌苔白滑，脉沉或弱。

治则：宣肺温肾利水法。

方药：加味麻辛附子桂甘枣汤。

桂枝15克、甘草10克、附子15克、麻黄10克、细辛5克、生姜15克、益母草50克、川椒目10克。水煎服，日一剂，日两次。

方中麻黄入手太阴，与桂枝、生姜、川椒目合用具温阳宣肺之功能，且麻桂皆足太阳膀胱经之药，膀胱气化失司得麻桂则小便通利；附子温肾阳以复开合之功能，得细辛其效益彰，益母草利水消瘀，与诸药合而用之，奏利水消肿之功尤捷。

3. 水热壅结 弥漫三焦

主症：高度水肿，头面遍身皆肿，腹膨大，小便不利，尿黄浊量少，大便秘，口舌干燥而渴，脉沉滑或沉数有力，舌苔厚腻。

治则：清利三焦水热。

方药：增味疏凿饮子。

槟榔20克、商陆15克、茯苓皮15克、大腹皮15克、川椒目15克、赤小豆50克、秦艽15克、羌活10克、川木通2.5克、生姜皮15克、车前子15克（布包）、萹蓄20克、海藻30克、二丑各10克（砸碎）。水煎服，日一剂，日两次。

三焦功能通调则水液分布代谢正常，反之，或感受外邪，或内伤饮食，或喜怒气滞，则三焦郁滞，水湿不得分布，郁滞而为水肿，郁而化热，则湿热壅结，治疗上下、表里分消。羌活、秦艽疏风解表，风以胜湿，使湿从汗解；商陆、椒目、槟榔消胀满，散结行于里；赤小豆利水解毒；大腹皮、茯苓皮、生姜皮辛散淡渗行水于表；泽泻、川木通、萹蓄、车前子泻热利水；海藻、二丑软坚逐水饮，以治大腹水肿。诸药合用，上下、内外分消，则水邪无滞留之余地。

4. 脾湿胃热 湿热中阻

主症：顽固性浮肿，腹胀满，呕恶不食，口苦口干，小便短赤，舌苔黄腻或白腻而干，舌质红，脉滑。

治则：清热利湿和中。

方药：中满分消丸化裁。

川厚朴15克、枳实15克、黄连10克、黄芩15克、半夏15克、陈皮15克、知母15克、泽泻 15 克、茯苓 10 克、砂仁 10 克、干姜 10 克、姜黄 5 克、人参 10 克、白术 15 克、猪苓 15 克、甘草 10 克。水煎服，日一剂，日两次。

本方用人参、白术、茯苓健脾以除湿，干姜、砂仁温脾阳以燥湿，四苓以淡渗利湿，二陈化痰湿，湿浊除，脾阳健而清阳升；以黄连、黄芩苦寒清胃热除痞满，知母滋阴，协同芩连清热，热清则浊阴降，清升浊降则胀满自除；脾胃不和则肝气得以乘之，又用枳实、厚朴、姜黄，以平肝解郁、行气散满，方从四君、四苓、二陈、泻心等组成，看似药味复杂，实则配伍严谨。慢性肾小球肾炎临床多有脾胃不和证，如湿热中阻证候，服用此方后胃脘症状多明显好转，尿量亦随之增多，尿蛋白及管型亦随之减少或消失。

5. 寒湿中阻 水湿潴留

主症：周身浮肿，脘腹膨隆胀满，面苍形寒，四肢厥冷，尿短少，呕恶纳少，舌淡嫩苔白滑，脉沉缓或沉迟。

治则：温中散寒除湿。

方药：中满分消汤加减。

厚朴 15 克、炙川乌 10 克、吴茱萸 10 克、当归 15 克、麻黄 7.5 克、半夏 15 克、升麻 5 克、木香 7.5 克、干姜 10 克、草果仁 10 克、党参 20 克、黄芪 30 克、茯苓 15 克、泽泻 15 克。水煎服，日一剂，日两次。

方中川乌、干姜、吴茱萸、草果仁辛温开降以温脾除寒湿；党参、黄芪益中气补脾胃；茯苓、泽泻淡渗利湿；厚朴、木香开郁理气；升麻、柴胡升阳；麻黄辛温宣通。温散寒湿，淡渗利湿，益气健脾，开郁理气，合用一方，消中有补，降中有升，相反相成，以达上下分消之目的，以寒湿困脾，水湿潴留之水肿腹胀满等证效果为佳。

6. 湿热壅滞 水湿泛滥

主症：腰以下及膝胫足踝肿甚，阴囊肿大，小便不利，尿色黄赤，舌苔白腻或黄腻，脉沉滑有力。

治则：清利湿热散结逐饮。

方药：加味牡蛎泽泻饮。

牡蛎 20 克、泽泻 10 克、葶苈子 15 克、商陆 15 克、海藻 30 克、天花粉 15 克、常山 15 克、车前子 15 克、五加皮 15 克。水煎服，日一剂，日两次。

方中牡蛎、海藻软坚散结，清利湿热；常山、葶苈子、商陆逐水饮化痰浊；尤以天花粉配牡蛎、泽泻，既可养阴清热散结，又能利水逐饮，更能益胃生津，能防止商陆、常山攻逐过甚而伤阴液，又能协助牡蛎软化水结，以奏利尿消肿之功。

7. 上热下寒 水湿停蓄

主症：周身浮肿、尿少、腰酸腰痛、口干渴、咽痛、畏寒肢冷、四肢困重、大便不实、舌红苔白、脉沉或滑。

治则：温肾健脾，清肺利水。

方药：花粉瞿麦汤。

天花粉 20 克、瞿麦 20 克、附子 15 克、泽泻 20 克、山药 20 克、茯苓 15 克，麦冬 20 克、知母 15 克、黄芪 30 克、桂枝 15 克、甘草 10 克。水煎服，日一剂，日两次。

方中天花粉清肺热生津，山药、茯苓健脾利湿，瞿麦利水通淋使水湿下行，附子温肾阳以助气化，对慢性肾小球肾炎属上热下寒者，有较好的疗效。

8. 脾虚不运 气滞水蓄

主症：腹胀腹满、周身浮肿、小便不利、神疲面㿠、食少纳呆、腰痛乏力、大便溏泄、舌质淡、苔白滑或滑腻、脉沉缓或沉弱。

治则：健脾行气利水。

方药：茯苓利水汤。

茯苓 30 克、猪苓 30 克、木瓜 10 克、槟榔 20 克、泽泻 20 克、白术 20 克、紫苏 15 克、陈皮 15 克、木香 10 克、党参 20 克、海藻 30 克、麦冬 15 克。水煎服，日一剂，日两次。

方中茯苓、猪苓、泽泻利水，槟榔、木香、海藻、紫苏理气。水与气同出一源，气顺则水行，气滞则水停，本方在用党参、白术、茯苓等益气健脾扶助脾胃的基础上，用理气利水之剂，消补合用，故奏效甚佳。如兼肾阳虚，畏寒肢冷便澹，可于方中加入附子、肉桂以扶助肾阳。

9. 瘀血内阻 水湿内停

主症：浮肿屡治不消，面色晦暗、腰痛如刺或痛处固定，舌质紫暗或瘀点瘀斑，脉细涩。

治则：化瘀利水。

方药：坤芍利水汤。

益母草 50 克、赤芍 20 克、茯苓 20 克、泽泻 15 克、薏苡仁 15 克、红花 15 克、白花蛇舌草 50 克、萹蓄 20 克、瞿麦 20 克、甘草 15 克。水煎服，日一剂，日两次。

方中益母草活血祛瘀、利水消肿，配合赤芍、桃仁、红花助活血祛瘀之力，配合茯苓、泽泻、萹蓄、瞿麦加强利水之功，诸药合用，对慢性肾小球肾炎水肿，日久不消，伴有血瘀见症者，效果明显。

10. 气阴两虚 湿热留恋

主症：持续尿蛋白、血浆白蛋白低、周身乏力、少气懒言、口干舌燥，食少纳呆，手足心热、无浮肿或微有浮肿，舌淡红或舌尖赤，苔薄白或苔白微腻，脉细数或滑。

治则：益气养阴，清利湿热。

方药：清心莲子饮加减。

黄芪 30 克、党参 20 克、石莲子 15 克、地骨皮 15 克、柴胡 15 克、黄芩 15 克、茯苓 15 克、麦冬 15 克、车前子 15 克、白花蛇舌草 30 克、益母草 30 克、甘草 10 克。水煎服，日一剂，日两次。

清心莲子饮为清补兼施之剂，原方主治淋浊崩带，蛋白尿从中医角度属水谷之精微下注，根据此道理用本方加味治疗慢性肾小球肾炎蛋白尿，补气阴与清利湿热兼施，有较好的疗效。方中党参、黄芪、甘草补气健脾，助气化以治气虚不摄之蛋白尿，但气虚夹热故用地骨皮退肝肾之虚热，黄芩、麦冬、石莲子养阴清心肺之热，茯苓、车前子利湿，益母草活血利湿，白花蛇舌草清热解毒，合之具有益气固摄，养阴清热利湿解毒之功，有补中寓清之妙。

11. 脾胃清阳不升 湿邪留恋

主症：体重倦怠，面色萎黄，饮食无味，口苦而干，肠鸣便溏，尿少，大量蛋白尿，血浆白蛋白低，舌质淡，苔薄黄，脉弱。

治则：补气健脾胃，升阳除湿。

方药：升阳益胃汤加减。

黄芪 30 克、党参 20 克、白术 15 克、黄连 10 克、半夏 15 克、陈皮 15 克、茯苓 15 克、泽泻

15 克、防风 10 克、羌活 10 克、独活 10 克、白芍 15 克、生姜 15 克、红枣 3 枚、甘草 10 克。水煎服，日一剂，日两次。

该方党参、黄芪、白术、茯苓与防风、羌活、独活、柴胡合用，补中有散，发中有收，具有补气健脾胃，升阳除湿之效。国内有关单位报道，用祛风药治疗肾炎蛋白尿有效，张琪教授经验体会风药必须与补脾胃药合用方效，取其风能胜湿升清阳，以利脾之运化，脾运健则湿邪除而精微固，于是尿蛋白遂之消除。

12. 肾气不固 精微外泄

主症：腰酸乏力，头晕耳鸣，遗精滑泄，蛋白尿等，舌体胖，舌质淡红，脉沉或无力。

治则：补肾摄精。

方药：八味肾气丸加味。

熟地 20 克、山茱萸 15 克、山药 20 克、茯苓 20 克、泽泻 15 克、牡丹皮 15 克、肉桂 7 克、附子 7 克、菟丝子 20 克、枸杞子 20 克、桑螵蛸 15 克、金樱子 20 克。水煎服，日一剂，日两次。

方中熟地、山茱萸补益肾阴而摄精气，山药、茯苓健脾渗湿，桂附补命门真火而引火归原，再加桑螵蛸、金樱子以固摄精气。肾中真阳皆得补益，阳蒸阴化，肾气充盈，精微得固，而诸证自消。若伴有脾虚，可于方中加党参、黄芪、莲子等；若以肾阴虚表现为主，证见口干咽燥、手足热、尿色黄赤、脉细数等，于前方减附子、肉桂，加知母 20 克、黄柏 20 克、女贞子 15 克、旱莲草 20 克。

13. 湿毒蕴结 精微外泄

主症：慢性肾小球肾炎日久，水肿消退或无水肿，尿蛋白仍多，腰痛，尿黄赤或尿混浊，口干咽痛、口苦，舌质红，苔白腻，脉滑数。

治则：清热利湿解毒。

方药：利湿解毒饮。

土茯苓 25 克、萆薢 20 克、白花蛇舌草 30 克、萹蓄 20 克、竹叶 15 克、山药 20 克、薏苡仁 10 克、滑石 20 克、通草 10 克、茅根 15 克、益母草 30 克、金樱子 15 克。水煎服，日一剂，日两次。

慢性肾小球肾炎日久多夹湿热，湿热不除则蛋白尿不易消除。在应用清利湿热药物时，要注意防止苦寒伤脾，本方除黄柏外，皆淡渗利湿之品，务使清热不碍脾，利湿不伤阴，以轻灵淡渗取效。金樱子为固涩之品，在清热利湿药中加入一味固涩之品有通中寓塞之义。如病久气虚者亦可于方中加入黄芪 30 克、党参 20 克，扶正与祛邪同时并举；咽痛者可加山豆根 20 克、重楼 30 克、玄参 15 克、麦冬 15 克。临床观察，有些患者蛋白尿长期不消，用健脾补肾法难以取效，而由于反复感染，临证中出现一派湿热证候，用此方后蛋白尿往往可以消失。但是辨别湿热证，应从热与湿之比重分析，此方对湿重于热者较佳，如热重于湿，可与八正散加味治疗。总之，慢性肾小球肾炎多因脾肺肾功能失调，水液代谢障碍，湿浊内留，郁而化热，故许多学者认为湿热贯穿于慢性肾炎病程的始终是有一定道理的。

14. 脾肾两虚 湿热内蕴

主症：小便混浊，轻度浮肿，尿蛋白不消失，腰酸膝软，倦怠乏力，舌苔白腻，脉象沉缓。

治则：健脾益肾，清利湿热。

方药：山药固下汤。

生山药 30 克、芡实 15 克、莲子 15 克、黄柏 15 克、车前子 15 克、山茱萸 15 克、萆薢 20 克、菟丝子 15 克、益母草 20 克、甘草 10 克。水煎服，日一剂，日两次。

本方用山药、芡实、莲子健脾固摄，山茱萸、菟丝子补肾固精，黄柏、车前子、萆薢、益母草清利湿热，补中有清，通补兼施，对慢性肾小球肾炎属脾肾两虚夹热者为适宜。

15. 肝肾阴虚 肝阳上亢

主症：眩晕、头目胀痛、视物模糊、腰膝酸软、心烦少寐，舌红苔薄黄或薄白干，脉弦细或弦数。

治则：滋阴补肾，平肝潜阳。

方药：育阴潜阳汤。

代赭石30克、怀牛膝20克、生龙骨20克、生牡蛎20克、石决明20克、钩藤15克、生地20克、白芍20克、枸杞子15克、菊花15克、玄参20克、甘草10克。水煎服，日一剂，日两次。

方中代赭石重镇降逆，用怀牛膝引血下行，使虚阳归于下元，再配龙骨、牡蛎、石决明、钩藤、菊花清肝热、平肝潜阳；白芍、枸杞子、生地、玄参滋阴以制阳。诸药配伍，用于慢性肾小球肾炎临床以高血压表现为主者。若见伴有肌肤甲错、腰痛如刺、舌紫暗或有瘀点、瘀斑者，为兼夹瘀血络阻之症，宜加桃仁、红花、赤芍、丹参等活血化瘀之品。

四、慢性肾衰竭

慢性肾衰竭以血中毒素潴留，电解质及酸碱紊衡紊乱为特征，临床呈现中毒、贫血、高血压等一系列症状，属祖国医学"癃闭"、"关格"、"水肿"、"虚劳"、"呕吐"、"眩晕"、"腰痛"等病范畴。慢性肾衰竭早、中期向晚期尿毒症发展阶段是该病治疗的关键时期。张琪教授在慢性肾衰竭早中期，运用中医辨证论治方法治疗，可使患者病情较长期稳定，对延缓慢性肾衰竭进展取得较好的疗效。从中医脏腑辨证来看，慢性肾衰竭病位在肺脾肾三脏，尤以脾肾二脏极为重要，其他亦与心肺二脏有关；以肺脾肾三脏功能失调、水液代谢障碍、湿浊氮质贮留为病机关键。临床呈现病邪起伏、虚实夹杂、寒热交错证候。治疗单凭一方一法难以应变，当以健脾补肾为主，兼以化湿浊泄热解毒活血等诸法，标本兼顾，方能恰中病机。在辨证论治中当分别标本缓急，即急则治标，缓则治本，或标本兼治。

张琪教授根据多年的临床经验将慢性肾衰竭分以下证型施治。

1. 湿浊内蕴

主症：恶心呕吐、胃脘胀满、口气秽臭、口中黏腻、食少纳呆、头昏沉、烦闷、舌苔白腻、脉缓。

病机：脾主运化，包括运化水谷精微和运化水湿两部分之功能。若脾气衰败，则运化功能失调，水液不能正常分布，湿浊内生，弥漫于三焦，使升降逆乱清浊混淆。津液的生成与输布，是一个复杂的生理过程，主要由于脾的运化输布、肺的通调水道、肾的气化蒸腾和三焦的疏泄决渎，其中尤以脾的运化功能为人体气机升降的枢纽。若脾气衰败，则运化功能失调，水液不能正常分布，湿浊内生，弥漫于三焦，使升降逆乱清浊混淆，则会出现一系列"脾为湿困"的消化道症状。

治则：化湿醒脾。

方药：平胃化湿汤。

草果仁15克、苍术15克、半夏15克、川朴15克、紫苏15克、砂仁15克、陈皮15克、甘草15克、芦根15克、竹茹15克、生姜15克、茯苓15克。水煎服，日一剂，日两次。

平胃化湿汤即在温胆汤的基础上和胃化痰湿，加草果仁、砂仁、生姜、苍术燥湿温脾，辛开痰浊，醒脾除湿；藿香、紫苏、川朴芳化湿邪，消除痞满，复用芦根、竹茹以降逆止呕，共同为散湿除满、降逆止呕之剂，适用于肾功不全辨证属于湿邪中阻、脾阳不振，而呈现胃脘胀满、呕吐、恶心、头昏身重、倦怠乏力、舌苔白腻、脉缓等症候者。

2. 瘀血内停

主症：头痛少寐、五心烦热、搅闹不宁、恶心呕吐、舌紫少苔或舌有瘀斑、舌下静脉紫暗、肌肤甲错、腰痛、固定不移、肢体麻木、面色青晦不泽、脉弦或弦数等。

病机：慢性肾衰竭多由肾病日久，由气及血，肾络瘀阻致瘀，亦可因如唐容川所谓离经之血不散成瘀。初起常由蛋白尿血尿久治不愈，逐渐出现肾功能恶化而无明显的征象，有的发病之初就可见到皮肤瘀点或瘀斑，舌体青紫，面色苍黑，肌肤甲错，脉象涩、紧、沉迟等，必须用活血化瘀法治疗。据张琪教授经验，治疗此病用活血化瘀法以此方为最佳。

治则：清热解毒，活血化瘀。

方药：加味解毒活血汤。

连翘 20 克、桃仁 15 克、红花 15 克、当归 15 克、枳壳 15 克、葛根 20 克、赤芍 15 克、生地 20 克、丹皮 15 克、丹参 20 克、柴胡 20 克、甘草 15 克、大黄 7 克。水煎服，日一剂，日两次。

本方以桃仁、红花、赤芍、生地活血散瘀、凉血清热，慢性肾衰竭的高凝还必须用大黄、丹参、葛根，葛根黄酮不仅活血扩张血管，同时有解毒作用，瘀血既是肾衰病理产物，同时又是一个致病因素，长期作用于机体，使病机复杂化，迁延难愈。大量病理实验证明，毛细血管内皮细胞增生、血小板聚集、纤维蛋白渗出、新月体形成均与瘀血有关，使用活血药确能改善肾实质内的瘀滞，延缓病情发展，改善血液供应，抑制间质纤维化，延缓肾衰进展，甚至可以中止肾脏病变。

但必须注意到，有时缺乏典型的"血瘀"症状及舌脉等体征外候，但机体仍存在血液流变学异常、肾脏血流动力学改变及肾内微循环障碍等血瘀征。瘀的结果系肾小管上皮细胞和间质血管内皮细胞的增殖，胶原分泌的增加引起肾小管萎缩，间质增生及纤维化发生，导致肾功能的进步恶化。

张琪教授临床观察，对本病的治疗不论用芳化湿浊或清热解毒，甚至补肝肾、益脾胃、补气血等都要辅以活血祛瘀，确有良好疗效。

3. 湿热痰浊

主症：恶心呕吐、脘腹胀满、不欲饮食，口气秽臭、尿素氮及肌酐明显增高表现为主者，大便秘结或不爽，或兼肢体虚肿，舌苔垢腻，稍黄少津，舌质淡，舌体胖大，脉弦滑或沉滑等。

病机：湿邪蕴结日久则化热，或体内脾胃素热与湿热相互蕴结，则脾胃运化受阻，形成湿热痰浊中阻。

治则：芳化湿浊，苦寒泄热。

方药：化浊饮。

醋炙大黄 10 克、黄芩 10 克、黄连 10 克、草果仁 15 克、藿香 15 克、苍术 10 克、紫苏 10 克、陈皮 10 克、半夏 15 克、生姜 15 克、茵陈 15 克、甘草 10 克。水煎服，日一剂，日两次。

本方用醋炙大黄、黄连、黄芩苦寒泄热，砂仁、藿香、草果仁、苍术等芳香辛开，驱除湿邪，两类药熔于一炉相互调济，既不致苦寒伤胃，又无辛燥耗阴之弊，使湿浊毒热之邪得以蠲除。辨证应注意湿热之邪孰轻孰重，如便秘、口臭、舌苔厚腻应重用茵陈、黄连、黄芩、大黄，芩连合用除心下痞满，有利于脾胃之运化。但如湿邪偏重，则重用化湿浊之草果仁、半夏、苍术、藿香等。

关于大黄，现代药理研究：①其攻下泄毒导滞作用，能使一部分氮质从肠道消除体外；②有活血化瘀作用，能改善慢性肾衰患者的高凝、高黏状态；③还能通过利尿发挥作用；④含有许多人体必需氨基酸；⑤能抑制系膜细胞及肾小管上皮细胞增生；⑥能减轻肾脏受损后的代偿性肥大，抑制残余肾的高代谢状态，能纠正慢性肾衰时的脂质紊乱。

值得注意的是，大黄虽为治疗慢性肾衰竭之有效药物，但必须结合辨证，属湿热毒邪壅结成痰热瘀血者，方为适宜，在临床上用之才有良效，使大便保持每日 1～2 次，不可使之过度，以期排出肠内毒素，清洁肠道，又可清解血分热毒，使邪有出路，而且通过泻下能减轻肾间质水肿，并常与活血化瘀、芳化湿浊之品共用，收效较好。但脾胃寒湿者，大便溏，虽有湿浊内阻，亦不可用大黄，用之加重脾阳虚衰，化源匮乏，促使病情恶化，所见甚多，极应注意。草果仁亦为本方要药，在辛开湿浊药中当属首选药物，该药辛温、燥烈，善除脾胃之寒湿。慢性肾衰氮质潴留湿毒内蕴，非此辛温燥烈之品不能除，然湿瘀化热又必须伍以大黄、黄连以泄热开痞。

4. 湿热伤阴

主症：口中黏腻，口干或咽干，恶心呕吐，饥不欲食，胃脘灼热隐痛，脘腹胀满，口臭有氨味，鼻衄或齿衄，嘈杂，五心烦热，舌质干、少津，脉细数。

病机：本病病机在脾之运化失常，一般不宜用甘寒药防其有碍脾之运化。然脾阴亏耗，不能为胃行其津液，亦可使运化受阻，有一部分患者出现脾胃阴亏、湿热不得运行之症。

治则：养阴清胃，芳香醒脾。

方药：加味甘露饮。

生地 15 克、熟地 15 克、茵陈 15 克、黄芩 10 克、枳壳 15 克、枇杷叶 15 克、石斛 15 克、天冬 15 克、麦冬 15 克、沙参 15 克、天花粉 15 克、芦根 20 克、瞿麦 20 克、萹蓄 20 克、麦芽 20 克、佛手 10 克。水煎服，日一剂，日两次。

方用二地、石斛、二冬滋养脾胃之阴，阴亏又由热耗，用黄芩、茵陈清热，所谓清热存阴，枇杷叶降逆气，枳壳行气和胃，天花粉润肺生津，麦芽、佛手开胃醒脾，与甘寒药合用防其滋腻有碍脾之运化。

5. 湿热中阻

主症：浮肿胀满，小便少，五心烦热，恶心呕吐，口干，口中氨味，舌质红苔腻，舌体胖大，脉弦滑。

病机：脾胃不和，湿热中阻，清浊混淆，水气内停。

治则：清热利湿和中。

方药：中满分消饮。

白术 15 克、人参 15 克、炙草 10 克、猪苓 15 克、姜黄 15 克、茯苓 15 克、干姜 10 克、砂仁 15 克、泽泻 15 克、橘皮 15 克、知母 15 克、黄芩 10 克、黄连 10 克、半夏 15 克、枳实 15 克、川朴 15 克。水煎服，日一剂，日两次。

方中黄连、黄芩苦寒清热除痞，干姜、砂仁温脾胃，助运化除湿，白术、人参、甘草、茯苓益气健脾，厚朴、枳实、姜黄开郁理气散满，半夏、陈皮和胃降逆，猪苓、泽泻、茯苓利水，知母清肺以利水之上源。本方依据《内经》中满者泻之于内，辛热散之，以苦泻之，淡渗利之，使上、下分消其湿。溶泻心、平胃、四苓、姜朴于一方，分消疏利脾胃之枢机，湿热除，升降和调，则胀满自可蠲除。此法治慢性肾小球肾炎表现水肿腹胀满、口干苦、恶心、小便不利，血肌酐及尿素氮明显上升，对肾功能不全者有较好的疗效。

6. 脾肾阴阳俱虚

主症：面色苍白，腰膝酸痛，小腹冷痛，腹泻不止，畏寒肢冷，夜尿频多，余沥不尽，呕吐，腹胀，颜面及四肢浮肿，舌淡胖而有齿痕，苔白滑，脉沉细迟弱。

病机：肾中命火为脾土之母，张景岳认为："命火犹如釜底之薪，肾阳不足不能温化可导致泄泻、水肿等疾，命门火衰，不能生土，釜底无薪，不能腐熟"。清代医家沈金鳌亦提出脾肾宜双补，他在《杂病源流犀烛》中说："脾肾宜兼补。……肾虚宜补，更当扶脾，既欲壮脾不忘养肾可耳"。脾与肾的关系甚为密切，是先天与后天相互滋生、相互促进的关系，脾肾必须保持协调。"肾如薪火，脾如鼎釜"，脾的运化功能，必得肾阳的温煦蒸化才能化生气血精微，而肾精必须依赖脾的运化精微滋养，才能不致匮绝，如此各自维持着正常生理功能，保证机体充满生机和活力，许子士谓："补肾不如补脾"，孙思邈谓："补脾不如补肾"。乃各执一偏见，张琪教授认为两者合起来则较为全面。

治则：脾肾双补。

方药：加味参芪地黄汤。

黄芪 30 克、党参 20 克、白术 20 克、当归 20 克、远志 15 克、首乌 20 克、五味子 15 克、熟地 20 克、菟丝子 20 克、女贞子 20 克、山萸肉 20 克、羊藿叶 15 克、仙茅 15 克、枸杞子 20 克、丹参 15 克、山楂 15 克、益母草 30 克、山药 20 克。水煎服，日一剂，日两次。

方中参、芪、术、山药健脾益气，首乌、羊藿叶、仙茅、菟丝子温补肾阳而不燥，枸杞子、山萸肉、熟地、五味子滋助肾阴与参术合用，既不妨碍脾之运化功能，且与温补肾阳相伍，使阴阳调济以助肾气，而恢复肾之功能，助化源益气补血。慢性肾衰其病本在于脾肾两虚，此方为固本三药，妙在又加入丹参、当归、益母草、山楂活血之品，使其改善肾之血流量，补与消合用。此类型切忌大黄苦寒泻下伤脾，所以一见肾衰，既认为大黄为降肌酐、尿素氮之要药，不知苦寒伤脾，越用越促使病情恶化，愤事者甚多，宜引起重视。

7. 脾肾两虚 浊毒内蕴

主症：面色苍白，头眩，倦怠乏力，气短懒言，唇淡舌淡，腰膝酸软，腹胀呕恶，口中秽味，或舌淡紫苔黄，脉沉滑或沉缓等。

病机：慢性肾衰竭往往以脾肾两虚、阴阳俱伤、湿毒贮留、虚实夹杂出现者居多。

治则：补脾肾，泻湿浊，解毒活血。

方药：补脾肾泄浊汤。

人参 15 克、白术 15 克、茯苓 15 克、菟丝子 20 克、熟地 20 克、羊藿叶 15 克、黄连 10 克、大黄 7 克、草果仁 10 克、半夏 15 克、桃仁 15 克、红花 15 克、丹参 20 克、赤芍 15 克、甘草 15 克。水煎服，日一剂，日两次。

本方以益气健脾补肾之品与大黄、黄连、草果仁泄热化浊，桃仁、红花、丹参、赤芍活血之品共融一方，扶正祛邪，消补兼施。补得消则补而不滞，消得补则泄浊作用益彰，临床屡用此方取效明显。一则可以转危为安，二则可以明显延缓病势进展，氮质血症期大多可以缓解。

8. 脾气虚弱 气血不足

主症：面色无华，眼睑口唇爪甲色淡，舌淡苔滑润，脘闷便溏，呕恶不欲食，倦怠乏力，贫血体征明显，脉弱。

病机：慢性肾衰以阴阳俱伤者居多，此时用温补刚燥之药重伤其阴，往往格拒不受，一系列如五心烦热、头痛咽干、齿衄鼻衄等症蜂起，用甘寒益阴之品，则阴柔滋腻有碍阳气之布化，影响脾之运化功能，则腹胀满、便溏、呕逆诸症随之出现。因刚柔之药皆不可用，唯气味中和之六君子调理脾胃，资助化源，补益气血，最为适宜。

治则：益气健脾，补血敛阴。

方药：人参15克、白术20克、茯苓15克、甘草10克、半夏15克、陈皮10克、白芍15克、当归15克。水煎服，日一剂，日两次。

此外，本病除口服药外亦可与外用灌肠方合用治疗以达到从肠道排出毒素的作用，常用验方：生大黄15克、牡蛎30克、丹参20克、附子15克、益母草30克，药物煎浓取汁，灌肠100~150毫升，每日2次，药后应保留2小时以上为佳。方中大黄泻下逐瘀可防止肠道毒素吸收，促进毒物的排出，抑制蛋白的分解及尿素、肌酐的合成，使尿素等含氮废物合成减少，提高血清必需氨基酸水平，还可抑制肾高代谢状态和纠正钙、磷代谢异常多种作用；牡蛎可提高肠道渗透压使毒物和水分易于排泄；主要含碳酸钙，占90%以上，对肾衰患者有提高血钙降低血磷效用。丹参活血化瘀，有增加肾血流量，提高内生肌酐清除率，降低血尿素氮、肌酐，并有利尿作用；益母草活血利尿，对慢性肾衰少尿等有良好作用；附子温阳补肾能改善肾脏功能，与大黄寒温并用，温化湿浊起到改善肾脏功能作用。全方共达温肾阳、泄湿毒、活血化瘀作用，对于慢性肾衰浊毒内扰，通过结肠透析而达到排毒目的。

五、冠状动脉粥样硬化性心脏病

冠状动脉粥样硬化性心脏病是冠状动脉血管发生动脉粥样硬化病变而引起血管腔狭窄或阻塞，造成心肌缺血、缺氧或坏死而导致的心脏病，常常被称为"冠心病"。心为五脏之一，《内经》谓有主血脉，藏神明之功能。《医学入门》谓有"血肉之心与神明之心"。前者主宰血脉之运行，相当于现代医学循环系统之功能，后者主神明，为五脏六腑之大主，相当于精神神志功能。故从脏象角度，心病概括为现代医学部分心脏疾病和部分精神神志病两大类。下面仅就张琪教授对冠状动脉粥样硬化性心脏病证治方法介绍如下，也适用于病毒性心肌炎、风湿性心脏病、肺源性心脏病、病态窦房结综合征及心律失常等，临床以胸痹、心痛、心悸、怔忡为主要表现的心系疾病，辨证大体可分为虚实两类。虚指心之气血阴阳不足，实则多指气滞、血瘀、痰浊等为患，然虚实之间亦常兼夹互见，病机复杂，其治法亦随机应变。

1. 气虚证

主症：气短乏力怔忡自汗，胸憋闷或疼痛，此痛多呈隐痛，活动则加重，舌淡，脉象虚或沉弱等候。

病机：气为一身之主，《灵枢·邪客》篇谓"宗气积于胸中，出于喉咙以贯心脉而行呼吸焉"，说明宗气积于胸中有走息道，司呼吸，贯心脉，行血气之功能。心肺居于胸中，宗气为心气肺气之源泉，由于宗气贯心脉，心血才能运行不息，所谓气为血帅，气行则血行。反之，如气虚无力推动血液运行则可形成胸痹心痛。

治则：益气养心。

方药：益气养心汤。

人参15~20克、黄芪30克、甘草15克、川芎15克、当归15克、茯苓15克、麦冬15克、五味子15克、石菖蒲15克、远志15克、丹参15克、桂枝10克、旱三七10克（分两次冲服）。水煎服，日一剂，日两次。

方用人参、黄芪益气为主，川芎、当归、丹参养血行血，五味子、麦冬与人参为生脉饮补益心气养阴，桂枝与甘草合用助心阳，补益心气心阳养心阴，使阴阳相济。茯苓、石菖蒲、远志养心宁神，田三七具有活血之效，合丹参、川芎行血通络与补气养心之药配伍，可奏补中有通补而勿壅之功效。此方治冠心病心绞痛以气虚为主者，具有良效，张琪教授屡用以收功。

2. 气虚血瘀证

主症：心悸气短，活动及劳累后加重，心胸憋闷或疼痛，自汗乏力；舌质紫暗，脉沉涩或结代；或风心病、心衰，脉见沉涩细微，舌质紫暗，面颊紫等。

治则：补气活血。

方药：益气活血汤。

黄芪30克、红参15克、麦冬15克、五味子15克、赤芍15克、红花15克、丹参20克、柴胡10克、川芎15克、生地20克、桃仁15克、枳壳15克、桔梗15克、当归15克、甘草15克。水煎服，日一剂，日两次。

黄芪、人参与麦冬、五味子为益心气滋阴之药，合用血府逐瘀汤加丹参，用于血脉瘀阻之有效方剂。心主血脉，赖大气之斡旋，大气虚而无力统帅血之运行，因而形成气虚、血瘀同病，治疗一面补气之虚，一面又须活血化瘀，故两者合用，以达气旺血通，气行血活之效。

3. 气阴两虚 瘀血内阻

主症：胸痛气短乏力，腰痛头晕耳鸣，五心烦热，心悸怔忡，舌红，少津，脉虚数。

病机：气虚阴虚血瘀涉及心肺肾三脏，肺主气肾纳气，心与肾相互制约，气阴亏耗日久，穷必及肾，阴亏阳浮，坎离失调则心悸怔忡、心动过速，兼血络瘀阻，经脉不得流畅，于是心房颤动、心律失常等症不断出现，但属于阴虚阳气浮越者则心动过速，属于阳虚阴盛者则心动过缓，治疗当别阴阳，庶可无误。

治则：益气活血、滋补肾阴。

方药：益气活血滋阴合剂。

黄芪30克、太子参20克、麦冬20克、五味子15克、生地20克、当归15克、川芎15克、丹参20克、红花15克、柴胡15克、赤芍15克、桃红15克、枳壳15克、女贞子20克、玉竹5克、龟板20克、枸杞20克、甘草15克。水煎服，日一剂，日两次。

4. 气虚血瘀 肾阳式微

主症：心悸胸憋或胸痛，气短不能续，动则气乏声嘶，懒言神倦，腰背疼痛，耳鸣头昏眩，小便频，尿有余沥，口唇发绀，舌滑质紫暗，脉沉迟微弱。

病机：肺为气之主，肾为气之根，心主血脉，心与肺气血相互依存，心病一面与气虚血瘀有关，又与肾阳式微元气不能上达有关。

治则：补气活血，温阳纳气。

方药：益气温阳活血合剂。

红参15克、黄芪25克、川芎15克、丹参15克、当归15克、桃红15克、红花15克、枳壳10克、柴胡10克、肉桂15克、附子10克、生姜10克、麦冬15克、五味子15克。水煎服，日一剂，日两次。

补益心肺气之人参、黄芪，温肾阳之附子、肉桂，活血之川芎、丹参、当归、红花等，以辅柴胡、枳壳疏郁行气，使气行血行，佐以五味子、麦冬以滋敛阴液，防助阳伤阴，经治疗有明显疗效，获得缓解。

5. 气虚与胸阳痹阻

主症：胸前痛或连后背，短气，舌体胖嫩，苔白腻，脉象沉滑或短促。

病机：胸中为阳气所司，心居胸中，胸中即心阳，若阳气充沛，喻昌所谓"离照当空"，阴邪得阳气之施化，则水津四布，灌溉于周身，气血运行调达无阻。若阳气不振，则痰湿留滞，影响气血之运行，心之脉络痹阻，因而产生冠心病一系列症状。

治则：益气通阳宣痹。

方药：加味瓜蒌薤白汤。

瓜蒌 20 克、薤白 20 克、桂枝 15 克、半夏 15 克、郁金 10 克、茯苓 15 克、人参 15 克。水煎服，日一剂，日两次。

本方以瓜蒌、薤白二药为主，瓜蒌滑润开胸涤痰，薤白辛温散胸膈结气，二药具有开胸宣痹通阳作用，半夏、茯苓化痰，桂枝辛温温通和营，郁金开郁理气，然本病之根源为心气不足，故加人参补气，通补兼施，使痹开阳气通，心气振则诸症自除。

临床观察冠心病此证型较多见，本方疗效显著，伴随胸痹心痛症状缓解，部分病例心电图亦随之明显改善。人参，《本草纲目》谓有"补气宁神，养心益智"等作用，据张琪教授经验此证型有时用瓜蒌薤白汤疼痛不能控制，加用人参后疼痛即缓解。冠心病以心气虚为本，人参补心气为治本之药，尤以与黄芪合用其效更佳。

6. 气虚与痰湿阻络

主症：恶心、吐逆、心绞痛，发作时气憋欲吐，伴有气上逆攻冲，舌体胖大，苔白腻，体质多肥胖，多痰，头晕心悸等。

病机：心与脾为母子关系，心气虚则影响脾之运化功能，脾与胃相表里，脾胃功能失调，则痰湿内生，胃气不和而上逆。痰湿与气逆交织，影响络脉之通畅，形成冠心病又一证型。《金匮要略》"胸痹胸中气塞短气，茯苓杏仁甘草汤主之，橘枳姜汤亦主之"。橘皮、枳实、生姜、茯苓、杏仁皆为和胃化痰下气之药，以之治疗此类冠心病当为适宜。本证与胸阳痹阻病机同中有异，胸阳痹阻在心肺，如"胸痹之病，喘息咳唾，胸背痛，短气，寸口脉沉而迟，关上小紧数……"。喘息咳唾胸背痛乃肺痹、心痹之证。本证则由心涉及脾胃，其临床表现特征多伴有消化道症状。

治则：和胃化痰通络。

方药：加味温胆汤。

半夏 20 克、陈皮 15 克、茯苓 20 克、甘草 15 克、竹茹 15 克、枳实 15 克、石菖蒲 15 克、生姜 15 克、郁金 10 克、杏仁 15 克。水煎服，日一剂，日两次。

本方重点是心胃同治，温胆汤具有和胃化痰降逆气和中之作用，郁金、石菖蒲开郁通络，杏仁利肺降气，生姜温中。如见舌质红、口干、手足心热等阴虚证可加入石斛、五味子、麦冬等滋养胃阴之品。如见畏寒、手足冷、便溏脾阳虚证可加入白术、肉桂等健脾温中之品。

冠心病此证型临床颇不罕见，极易与胃病相混，基层医院误诊为胃病者颇多，遇到这种情况必须详察，首先要考虑做心电以排除是否心绞痛，以免误诊误治。

7. 阴阳两虚

主症：气短，心悸，自汗，精神委靡，口干不欲饮，脉弱或结代。

病机：心阳不振，鼓动无力，心阴亏虚，濡润营养失职，形成阴阳两虚证，多见于冠心病、心肌炎心律失常症等。

治则：调中益气。

方药：炙甘草汤。

炙甘草 20 克、生地 15 克、西洋参 15 克、桂枝 10 克、干姜 10 克、麦冬 15 克、阿胶 15 克、麻子仁 10 克、大枣 5 枚。清酒煎服，日一剂，日两次。

人参、桂枝、生姜、清酒益气助心阳以通脉，生地、麦冬、阿胶滋养心之阴液，阴阳互根，"阳无阴则无以生，阴无阳则无以化"，故温助心阳与滋养心阴相伍，且桂枝、姜、枣调和营卫，清酒通利脉道，配伍精当，用之得法，常获佳效。张琪教授用此方治疗冠心病、心肌炎心律失常去麻子仁加玉竹、丹参，审其气虚者加黄芪。要点掌握其阴虚较明显者重用生地、麦冬、阿胶加玄参、玉竹等，若阳虚较重者重用桂枝、生姜，有时也可稍加黑附子温肾阳助心阳，多能取得良好疗效。

8. 气阴两虚

主症：胸闷痛，气憋，心烦，手足心热，心悸烦热，口干，舌红少苔或暗红有薄苔，脉象细数或弦数。

病机：心气虚，心阴不足，气阴两虚，一方无力推动营血的运行，一方又不能达到营养濡润的功能，因而产生胸痹心痛心悸心烦肢麻等症。叶天士谓"营血不足症见胸脘时痛时止，不饥，脉弦，治宜养营和胃"，又谓"风火燃，营阴受劫"。叶氏所谓之热炽伤阴之胸痛临床所见甚多，除冠心病外尤多见于心肌炎一类病。

治则：益气滋阴。

方药：益气滋阴饮。

西洋参15克、麦冬15克、五味子15克、生地20克、玄参15克、牡丹皮15克、玉竹20克、川楝子10克、丹参15克。水煎服，日一剂，日两次。

方中生地、西洋参、麦冬、五味子、玉竹、玄参益气滋阴，丹参、丹皮、川楝子行血通络，使其补中有通，以补血为主以通辅之，以达相辅相成之效。

9. 阴虚阳亢

主症：心痛胸憋闷症外，伴同烦躁易怒，头昏眩或痛胀，目干涩耳鸣，肢麻或手足震颤，舌红绛，苔薄燥，脉弦数或弦滑。

病机：阴虚阳亢证多见于心肝同病，肝郁化热，心阴亏耗，阴虚阳亢化热生风。

治则：滋阴潜阳平肝清热。

方药：滋阴潜阳汤。

钩藤20克、决明子20克、怀牛膝15克、黄芩15克、菊花15克、玄参20克、生地20克、玉竹20克、生牡蛎20克、生赭石30克、珍珠母30克、白芍20克、甘草15克。水煎服，日一剂，日两次。

本方生地黄、玄参、玉竹滋阴养阴，代赭石、珍珠母、生牡蛎以潜阳，白芍、黄芩、决明子平肝泄热，钩藤、菊花清头目熄风，怀牛膝引热下行为治疗阴虚阳亢之有效方剂。

此证型多见于高血压并冠心病，不少患者用降压药血压可下降，但症状不除，或仅头昏胀轻减而心烦不宁，五心烦热，胸痛不减，用此方烦热除胸痛减，诸症消除血压亦随之下降，但辨证必须阴虚阳亢者方效。

六、糖尿病治疗经验

糖尿病属中医消渴病范畴，以多饮、多食、多尿为典型症状，有上、中、下三消之分，从脏腑辨证以肺、脾、肾为病位，从阴阳属性观察以阴虚燥热、气阴耗伤为多见，然亦有属于阳虚、湿热、血瘀者。张琪教授根据多年治疗本病的经验，认为消渴病在病因病机病位，脏腑阴阳辨证上，虽有上述之分，但它们之间往往相互关联，故在辨证治疗中应加以注意。如气阴两虚之证，有时病位在肺，有时在肾，有时又肺肾同时存在。肺与肾金水母子相关，治疗就必须有针对性，益气、滋阴、补肾同时并举，方能切合病情。痰浊瘀血为病理产物，与肾虚相关同时存在，又必须补肾与活血化瘀共用于一方，方能取效，类似情况在临床上比比皆是，因此，在遣方用药中，既要有所侧重，又应相互兼顾。

1. 气阴两虚 燥热伤肺

主症：口渴引饮者，或伴口渴者，但多见短气乏力，倦怠，口干，舌干红剥少苔，五心烦热，头昏，小便短黄，脉虚数等候。

病机：辨证属于气阴两虚，燥热伤肺。因肺主气，为水之上源，燥热耗伤肺金必然气阴亏耗。

治则：润肺清热，益气养阴。

方药：益气滋阴汤方。

生地黄20克、天花粉20克、知母15克、麦门冬15克、元参20克、西洋参15克或太子参30克、生芪20克、川连10克。水煎服，日一剂，日两次。

口渴甚可加生石膏50~100克，便秘加大黄以泻热存阴。

本方以养阴润肺清热为主，辅以参、芪益气，参、芪性温与燥热不相适宜，故用西洋参或太子参味甘而不燥，黄芪虽性温，但与大队养阴润肺之剂共用则可消减温性，既用其益气之功，又不致使温燥伤阴。此方用于气阴两虚偏重于燥热耗伤肺阴者，以舌红或红剥，脉细数为特征，只要辨证准确，用后多能取效。

如燥热症状不甚明显，只见短气乏力疲倦懒言，口干渴不甚，舌尖红苔薄，脉弦，以气虚证为主，用益气养阴法以益气为主，滋养阴液为辅，张琪教授多用加味清心莲子饮，效果颇佳。方药组成：黄芪30克、人参15克或党参30克、石莲子15克、地骨皮20克、柴胡15克、茯苓15克、麦冬15克、玉竹20克、花粉15克。方中主要药为人参、黄芪益气为主，地骨皮滋养阴液而不腻亦为要药，石莲子、麦冬、天花粉清热、润燥、生津，玉竹补中益气止渴，柴胡疏肝解郁，茯苓淡渗与补益药相配伍以防补而有壅，为治疗糖尿病以气虚为主之有效方剂。在改善体力，消除疲劳等方面效果明显，有不少病例服降糖药血糖、尿糖下降，体力仍不见恢复，用本方后精神和体力明显好转。

2. 肾阴亏耗 气阴两伤

主症：头眩，心悸，腰酸腿软，性欲减退，气短乏力，口渴，舌干，脉象虚数，血糖高或兼血脂高。

病机：糖尿病从中医辨证以气阴两虚贯穿始终。临床观察病程较短初起多伤肺，病程日久者肾阴亏耗。"肾为气之根""肾藏真精为脏腑阴液之根"，为元气之所系。糖尿病这一慢性消耗性疾病病程日久则"穷必及肾"，致使肾阴亏耗，气阴两伤。

治则：益气滋肾养阴。

方药：参芪地黄汤加味。

人参15克、黄芪30克、熟地黄30克、山萸15克、山药20克、茯苓15克、丹皮15克、泽泻15克、玉竹20克、首乌20克、枸杞20克、五味子15克、菟丝子15克。水煎服，日一剂，日两次。

肾为水火之脏，肾阴亏耗日久多损及阳，如张景岳氏所谓"善补阴者必于阳中求阴"，故于滋补肾阴之品中常辅以助阳之品而获效。

3. 痰瘀交阻 气阴两伤

主症：多见肥胖，头昏眩，气短乏力亦颇明显，舌质紫有瘀斑，舌下静脉青紫，脉象多见弦滑有力，检查多见高血压、高血糖、高血脂、血液黏稠度增加。

病机：糖尿病日久由于肺脾肾功能失调，日久则形成瘀血、痰浊、湿热等病理产物，为本病之病理转变。气虚无力推动血液运行则导致血瘀，阴分耗伤津液不能布化则烁津为痰，痰瘀交阻为本病之变证。此时多已合并心、脑、肾及肢端血管、视网膜病变等。

治则：活血祛瘀，清化痰浊，辅以益气养阴。

方药：活血涤痰汤。

生地20克、桃仁15克、红花15克、赤芍15克、枳壳15克、柴胡15克、川芎15克、半夏15克、胆星10克、苍术15克、石菖蒲15克、川连10克、丹参20克、葛根20克、玄参15克、黄芪20克、太子参15克，如便秘可加大黄10克、生首乌20克、生山楂15克。水煎服，日一剂，日两次。

如兼视网膜病变加草决明20克、木贼15克、蒺藜15克。

4. 脾虚湿热

主症：口虽渴而饮水不多，常见大便黏滞不爽，小便短黄，头晕倦怠乏力，口苦口臭，甚至口腔溃疡、牙龈肿胀、脘闷纳呆呕恶、舌苔腻、脉濡缓等候。

病机：气阴两伤，阴虚燥热为糖尿病多见常见之证，但据临床观察亦有部分糖尿病患者脾虚失运、湿热蕴蓄，困阻脾阳。

治则：清化湿热、醒脾和胃。

方药：清化湿热饮。

石菖蒲15克、白蔻仁10克、黄连10克、黄芩10克、滑石15克、茵陈15克、苍术15克、白术15克、葛根15克、苡仁20克、升麻10克、花粉10克、连翘15克。水煎服，日一剂，日两次。

方从甘露消毒饮衍化而出，妙在清化湿热，醒脾和胃，湿热除，脾胃和则清阳升，浊阴降则消渴证自除。方中用黄连、黄芩取其苦寒除湿热。王肯堂之白茯苓丸治肾消，皆用黄连取其苦寒除湿热，而今治消渴一味排斥苦寒药，不免有所偏颇。本方用石菖蒲、白蔻仁、藿香芳香化湿三品共用，以助黄连、黄芩、二术清化湿热之功，滑石、茵陈、苡仁、连翘淡渗利湿清热，湿热除脾运健则诸症自除。脾虚明显可加用参、芪以益气健脾。

七、慢性肝炎及肝炎后肝硬化

慢性肝炎包括慢性迁延性肝炎及慢性活动性肝炎，肝炎后肝硬化则是由慢性肝炎发展而来，临床以倦怠乏力，腹胀便溏，食少呕恶，胁痛，或面色晦暗，胁下癥块等为主证，至肝硬化腹水阶段则表现为腹胀大、尿少、消瘦等症。应属中医学"胁痛"、"积聚"、"癥瘕"、"臌胀"的范畴。

1. 肝郁脾虚

主症：慢性肝炎症见胁肋胀满疼痛，五心烦热，肝掌，舌赤，脉弦或弦数等。

病机：张琪教授认为，慢性肝炎就其疾病演变过程分析，与肝脾二脏功能失调密切相关。若肝气不畅则脾运不健，肝郁日久，横逆乘脾，可导致脾气虚而致消化系统功能紊乱出现腹胀便溏、食少呕恶等。因此，张琪教授认为，肝郁脾虚为慢性肝炎的主要病机，疏肝健脾法为慢性肝炎的主要治疗大法。体现了"见肝之病，当先实脾"的思想，但常兼夹湿热中阻证，故须伍以清热利湿之品；针对乙肝表面抗原及E抗原阳性，或肝功转氨酶升高，又常加用清热解毒之品，正邪兼顾。

治则：疏肝理脾，清热解毒。

方药：护肝汤。

柴胡 20 克、白芍 30 克、枳实 15 克、甘草 15 克、白术 20 克、茯苓 20 克、黄芪 30 克、五味子 15 克、败酱草 30 克、茵陈 20 克、板蓝根 20 克、虎杖 20 克、蒲公英 30 克、连翘 20 克。水煎服，日一剂，日两次。

本方乃以四逆散加茯苓、白术、黄芪及诸清热解毒之品而成。其中柴胡为疏肝之圣药，用之以条达肝气，芍药养血柔肝缓中止痛，柴芍合用，一疏一柔，疏而不燥，柔而不滞，枳实行气，甘草和中缓中，诸药配合，药力专而奏效捷。肝以阴为体，以阳为用，内藏相火最忌香燥戕伐以耗伤肝阴，但养肝又切忌甘寒滋腻如生熟地、玉竹等，易助湿有碍脾胃之运化，故重用芍药敛阴养血以益肝之体，一般用量在 30～50 克。加茯苓、白术、黄芪者，以益气健脾，加板蓝根、蒲公英、败酱草等清热解毒之品，乃针对患者乙肝表面抗原、E 抗原阳性及胆红素高，或丙型肝炎者而辨病辨证用药。脾大者，可加入制鳖甲、地鳖虫、桃仁等。现代药理研究，黄芪、五味子对肝损伤有明显的保护作用；茵陈有护肝利胆作用，可以使肝细胞的变性坏死减轻；败酱草有明显促进肝细胞再生，防止肝细胞变性和坏死，降低转氨酶的作用；蒲公英和连翘对四氯化碳所致肝损伤的动物模型有显著降低血清中谷丙转氨酶和减轻肝细胞脂肪变性的作用；板蓝根和虎杖也有极强的抗病毒和调节免疫力的作用。

2. 肝胆湿热

主症：面黄身黄，巩膜黄染，色泽晦暗不鲜明，全身倦怠，沉重难支，胸闷脘腹胀满，恶心不欲食，尿少色黄，口干苦，苔白腻，脉象弦缓。

病机：张琪教授认为，感受湿热疫邪是黄疸病的一个主要原因。肝旺乘脾，肝脾不和，贯穿于疾病的始终。病始于肝，湿热之邪侵于肝胆，致使肝失疏泄，胆汁外溢，加之湿热内阻中焦，郁而不达，使脾胃运化失常，则见黄疸。

治则：清热利湿，疏肝柔肝，益气健脾。

方药：一方面清热利湿退黄，以茵陈五苓散、热胀中满分消丸、甘露消毒丹等方加减化裁；一方面疏肝柔肝，以四逆散加参芪苓术等方。

茵陈 50 克（后下）、白术 20 克、泽泻 20 克、猪苓 20 克、茯苓 20 克、桂枝 15 克、白蔻 15 克、砂仁 15 克、川连 15 克、柴胡 20 克、陈皮 15 克、川朴 15 克、黄芩 15 克、紫苏 15 克、白花蛇舌草 30 克后下、板蓝根 20 克、虎杖 20 克、大青叶 20 克后下、甘草 15 克。水煎服，日一剂，日两次。

方中以茵陈五苓散以利湿热下行，辅以醒脾之白蔻、砂仁、紫苏，更用黄连、黄芩苦寒清热除湿，柴胡疏肝气，厚朴、陈皮以平满，干姜温脾，板蓝根、白花蛇舌草、大青叶、虎杖清热解毒以利肝损伤之恢复。

3. 湿热中阻

主症：腹部胀满，恶心不欲食，口苦口干，尿少色黄，大便溏而黏秽，五心烦热，头昏，舌质红，苔黄腻，脉滑数等。

病机：张琪教授认为，肝炎后肝硬化系急慢性肝炎演变的结果，湿热之邪蕴蓄不除，伤及脏腑气血，而脾为湿热困扰，日久则水湿运化失健，水气不能下行，导致水液内停而形成腹水。因此，肝郁脾虚，湿热中阻，是形成肝硬化腹水的主要原因。

治则：清热利湿和中。

方药：中满分消丸加减。

黄芩 15 克、黄连 15 克、砂仁 10 克、枳实 15 克、厚朴 15 克、半夏 15 克、陈皮 15 克、知母 15 克、泽泻 15 克、干姜 10 克、姜黄 15 克、党参 15 克、白术 15 克、茯苓 15 克、猪苓 15 克、甘草 15 克。水煎服，日一剂，日两次。

此方集辛散、苦泻、淡渗利水之法于一方，黄芩、黄连苦寒清热，加干姜、厚朴、砂仁，乃辛开苦降；半夏、陈皮和胃化湿，利脾胃之枢机，茯苓、白术、党参健脾，诸药合用，健脾和胃、清化湿热，利水行气，使湿热得除，升降和调，则腹水胀满诸症蠲除。

对大量腹水者，在此方基础上，酌加逐水之峻剂，如二丑、醋炙甘遂，其消肿利水效果甚佳。张琪教授用甘遂须醋炙，以小量开始，初用 5 克，及效后逐渐加量，常用至 10 克，大便泻下如水样，小便亦随之增多。

4. 脾虚气滞水蓄

主症：肝硬化肝功失代偿期，小量或中等量腹水时，若患者表现面色萎黄，腹部胀满，大便次数多，量少或便溏，尿少，手不温，舌苔白腻或舌质淡，脉弦细等。

病机：肝硬化腹水，临床虽以湿热中阻偏多，但在腹水量小或中等时，亦有因脾虚气滞水停者。

治则：健脾行气利水。

方药：加味茯苓导水汤。

白术 25 克、茯苓 30 克、猪苓 20 克、泽泻 20 克、广木香 10 克、木瓜 15 克、槟榔 20 克、砂仁 10 克、紫苏 15 克、陈皮 15 克、枳壳 15 克、党参 20 克、甘草 10 克。水煎服，日一剂，日两次。

本方以四苓利水，槟榔、紫苏、枳壳等利气，气行则水行，尤以重用参术苓益气健脾，助其运化，对脾虚气滞水蓄，此方甚效，如见手足寒或畏寒肢冷，可加附子、桂枝以助脾肾阳气。

肝硬化肝功失代偿期，大量腹水，肿势较重，一般健脾行气利水毫无效果。只要辨证患者尚未出现形脱、便血、昏迷，尚在可攻之时，可果敢用峻下攻水以消除其腹水，缓解其胀满。张琪教授临床常用舟车丸改为汤剂，甘遂、大戟、芫花用醋炙为佳，量各 5 克，大黄 10 ~ 15 克，牵牛子 20 ~ 30 克，用量可根据患者体质强弱及蓄水轻重而定。临证中用峻下逐水剂后，待二便通利增多后，继用茯苓导水汤之类，健脾行气利水，尿量继续增多，腹水遂而消除。

张琪教授自拟"藻朴合剂"乃治肝硬化腹水攻补兼施之方，药物组成：海藻 40 克、厚朴 30 克、黑白丑各 30 克、木香 15 克、槟榔 20 克、生姜 25 克、人参 15 克、白术 20 克、茯苓 30 克、知母 20 克、花粉 20 克。方中海藻为治疗腹水的有效药物，《本草纲目》记载其治大腹水肿，有软坚散结之作用，但治疗本症用量宜大，一般用 25 ~ 50 克为佳。黑白丑苦寒有毒，有泻下作用，逐水消肿，为治肝硬化腹水有效药物，配合厚朴、槟榔、木香行气利水，诸药合用，相辅相成。但肝硬化腹水患者体质日耗，气血不足，一味攻下则正气不支，故须掌握消补兼施之大法，正邪兼顾方能取效，于方中加人参、茯苓、白术益气健脾。此外，肝硬化腹水多出现肝阴亏耗、阴虚内热证候，如舌红绛、五心烦热等，故方中加知母、花粉，亦可加白芍以敛阴，防止燥热耗伤阴液。诸药合用，共成逐水行气，益气养阴之剂。

5. 肝脾肾虚 湿毒瘀血

主症：肝炎后肝硬化，表现脾大，腹胀满，胁肋胀痛，食少纳差，面色黧黑或晦暗，舌红，脉细数。

治则：清热解毒，消补兼施。

方药：软肝化癥煎（自拟）

柴胡 15 克、白芍 20 克、青皮 15 克、郁金 10 克、人参 15 克、白术 20 克、茯苓 20 克、黄芪 30 克、山茱萸 15 克、枸杞 15 克、炙鳖甲 30 克、茵陈 30 克、虎杖 15 克、黄连 10 克、蒲公英 30 克。水煎服，日一剂，日两次。

方中补药用参芪益气，苍术健脾，白芍养阴，山芋、杞子补肾；消法中重用炙鳖甲软坚散结，辅以青皮、郁金、丹皮、柴胡疏气活血化瘀。《金匮要略》鳖甲煎丸，君用鳖甲治疗久疟、疟母，疟母乃指久疟不愈胁下结成痞块，实即脾肿大，鳖甲既有软坚散结之功，又有滋阴清热之作用，脾大型肝硬化多出现五心烦热、舌红、脉细数等阴虚证候，故以鳖甲为首选药，辅以柴胡、青皮等行气活血之品，再与益气健脾柔肝补肾为伍合用，消补兼施，以达到"补而勿壅，消而勿伤"之作用。除此之外，在肝硬化辨证时又多见其有邪热内蕴证候，如口苦咽干、五心烦热、尿黄赤、巩膜黄染等，故在拟方中加用一些清热解毒之品，如茵陈、虎杖、黄连、栀子、蒲公英、大青叶、丹皮等。

此方药味虽多，但配伍严谨，张琪教授多年来治疗本病，总结其病理机制乃正虚邪实，正虚即肝虚、脾虚、肾虚，邪实即气滞、瘀血、痰浊、蓄水，湿热毒邪内蕴，正与邪相互交织，错综复杂，非一方一药所能奏效，尤其来请中医治疗者多是经用各种药物治疗不效，其难度之大可想而知，所以张琪教授治疗本病多用大方复方，无论对恢复肝功能、消除脾肿大、软肝护肝，以及改善体征、消除腹水等皆有良好效果。

八、痹　　证

痹者闭也，气血凝涩不行之意。痹证临床以关节、肌肉、筋骨疼痛为主证，或兼感酸麻重着，甚则肢体肿胀，屈伸不利。现代医学的风湿性关节炎、类风湿性关节炎、坐骨神经痛、神经根炎及某些结缔组织病等，在其病程中均可出现上述的临床表现，可按痹证辨证治疗。

张琪教授结合自己的临床实践，认为本病病因病机主要有：①正虚邪袭是痹症发病的基本病机。风寒湿等外邪侵袭是痹证发病的外在条件，正气虚弱，人体内部功能失调是痹证发病的内在根据。②热邪在痹证发病中具有重要意义。热邪的产生，多由直接感受热邪，或他邪化热而成。亦可由脏腑失调，如阳旺体质，或阴血亏耗所致。热邪致痹的特点可因夹风、夹湿、夹寒及夹痰、夹瘀等而不同，阳盛阴衰及湿热内蕴等又为热痹发病的内在因素。③痹证日久多夹血瘀。在痹证病程中，由于经脉气血为外邪壅滞，周流不畅，日久则可形成血瘀。瘀血与病邪相合，或与湿热相合，或与寒湿相合，或与痰浊相合等，阻于经络，深入肌肉关节，而致根深难以祛除，尤其多见于病程较长、反复发作、经久不愈之痹证。

1. 痹一方

独活 15 克、秦艽 15 克、防风 15 克、川芎 15 克、当归 20 克、熟地 20 克、白芍 20 克、桂枝 15 克、党参 20 克、生黄芪 30 克、牛膝 15 克。水煎服，日一剂，日两次。

适应证：本方适于治疗肝肾两亏，气血不足，外为风寒湿邪侵袭而成之痹证。证见腰膝冷酸痛无力，肢节屈伸不利，畏寒喜温，或肢节酸麻疼痛，重着，时轻时重，面色少华，心悸气短，乏力自汗，舌淡，脉沉弱或沉细者。

治则：益气养血，祛风除湿。

加减：疼痛明显者加细辛 5 克；便溏食少，腹胀者加土茯苓 15 克，白术 15 克；腰膝冷痛明显者加附子 15 克。

2. 痹二方

秦艽 15 克、生石膏 40 克、独活 10 克、羌活 10 克、黄芩 10 克、防风 10 克、生地 20 克、当归 15 克、川芎 15 克、赤芍 15 克、白芷 15 克、细辛 5 克、苍术 15 克。水煎服，日一剂，日两次。

适应证：本方适用于风寒湿痹夹有里热之证者，此证外为风寒湿邪侵袭，内蕴邪热，局部并不红肿，外观与风寒湿痹无异，症见肢体关节疼痛较剧，或筋脉拘急牵引，运动时加重；但见五心烦热，小便黄，大便干，或见关节红肿灼热，火变性不屈伸，舌红、苔白干或少苔，脉象滑或细数等，则为内热的表现。因外风内热，风热相搏，故肢节疼痛甚剧。

治则：养血清热，祛风除湿。

加减：腰酸膝软，头晕耳鸣者加熟地 20 克、白芍 30 克；大便秘者加大黄 7 克；关节肿胀者加薏苡仁 20 克、草薢 15 克；筋脉拘急牵引作痛者重用白芍至 50 克、甘草至 15 克。

3. 痹三方

川牛膝 15 克、地龙 15 克、羌活 15 克、秦艽 15 克、香附 15 克、当归 15 克、川芎 10 克、苍术 15 克、黄柏 l5 克、灵脂 15 克、红花 15 克、黄芪 20 克、桃红 15 克。水煎服，日一剂，日两次。

适应证：本方即《医林改错》身痛逐瘀汤原方略有删减，适用于痹证（关节肌肉疼痛）日久，用祛风寒湿诸药不效者。凡风寒湿邪痹阻，脉络不通，周身肢节疼痛，痛如锥刺，关节变形，手指足趾关节肿胀疼痛，或见皮下结节红斑颜色紫暗，舌质紫暗，脉沉涩者均可用本方。

治则：活血通络，祛风除湿。

加减：疼痛较剧加乳香 10 克、没药 10 克。

4. 痹四方

穿山龙 50 克、地龙 50 克、雷公藤 50 克、薏苡仁 50 克、苍术 15 克、黄柏 15 克、知母 15 克、白芍 40 克、牛膝 50 克、草薢 20 克、茯苓 20 克、甘草 10 克。水煎服，日一剂，日两次。

适应证：本方适于治疗湿热伤筋之痹证，以肢体酸软痛麻，笨重，或筋脉抽掣酸痛为主，伴见步履艰难，口渴不欲饮，多尿黄浊或黄赤，手足心热，舌苔白腻或黄腻，脉缓有力，或脉滑数。

治则：清热利湿，舒筋活络。

加减：若以筋脉抽掣酸痛为主，则重用白芍至 50 克；伴腰酸腰痛、膝软无力者加枸杞子 20 克、菟丝子 20 克、熟地 20 克。

5. 痹五方

制川乌 15 克，麻黄 15 克，赤芍、桂枝、黄芪、茯苓、白术各 20 克，干姜、甘草各 10 克。水煎服，日一剂，日两次。

适应证：本方治疗寒湿偏盛之痹证，临床表现肢节关节疼痛，以腰、少腹及下肢明显，遇冷则痛剧，得热则痛缓，痛处寒冷、沉重感明显，或关节肿胀屈伸不利，脉沉迟或弦紧、舌润口和、苔白及腰冷、妇女白带清稀、月经延期，男子出现少腹凉、阴囊潮湿等寒湿下注现象。

加减：若病程较久，皮肤失润，舌质紫暗，加鸡血藤 30 克、红花 15 克、桃仁 15 克；关节肿胀加草薢 15 克、薏苡仁 20 克；白带量多加桑螵蛸 20 克、茴香 15 克、龙骨 20 克；自觉有心悸气短头晕者，减麻黄量至 5 克。

6. 痹六方

苍术 15 克、黄柏 15 克、桂枝 15 克、威灵仙 10 克、防己 15 克、天南星 15 克、桃仁 15 克、红花 15 克、龙胆草 10 克、羌活 10 克、白芷 10 克、川芎 10 克。水煎服，日一剂，日两次。

适应证：此方原为朱丹溪治痛风方，方名上下通用通风方，为祛风，清热，活血、除痰、燥湿通用之剂。张琪教授治疗痛风、类风湿性关节炎的风湿热痰瘀交织致痹，症见周身关节游走窜痛、关节肌肉肿胀疼痛，缠绵不愈，关节发热，变形，皮下结节红斑，颜色紫暗，或肢体疼痛如锥刺，或伴发热夜间加重，口干不欲饮，尿黄赤，舌胖有齿痕或舌质紫暗，苔白或白腻，脉弦数等，此非单一驱风散湿法所能奏效。此方疏风燥湿，化痰清热，活血化瘀，上中下通治。

治则：清热化瘀，逐湿祛痰，活血通络。

7. 痹七方

蕲蛇、当归各 20 克，蜈蚣 2 条，全蝎、地鳖虫各 5 克，穿山甲 7.5 克，仙灵脾 15 克，熟地 25 克，白芍 25 克，秦艽 15 克。水煎服，日一剂，日两次。

适应证：本方适用于类风湿性关节炎，关节肿痛，变形严重，关节僵直，手指足趾关节呈梭形，疼痛如锥刺，严重者运动功能丧失，几成残废，肢体肌肉消瘦，肌肉萎缩，皮肤枯燥，舌质暗，有瘀斑或有瘀点，脉沉细或沉涩等。

治则：搜风活血通络，补肾强筋壮骨。

8. 痹八方

生石膏、银花各 50 克，防己、萆薢各 20 克，秦艽 15 克，薏苡仁 30 克，桂枝 20～30 克，黄柏 15～30 克，苍术 15～30 克，木通 15～30 克。水煎服，日一剂，日两次。

适应证：本方治疗风湿热痹，适用于急性风湿性关节炎，肢体关节疼痛，痛处红肿焮热疼痛，肌肤红斑或结节，多伴发热，汗出，口渴，心烦，小便黄赤，舌赤苔白腻或黄，脉浮滑或滑数者。

治则：清热解毒，疏风胜湿。

加减：若有恶寒发热，头痛等表证者加麻黄 10 克；小便短赤加滑石 15 克、泽泻 15 克、竹叶 15 克；有红斑结节者加丹皮 15 克、赤芍 15 克、生地 20 克；关节积液较多加茯苓 20 克、猪苓 15 克。

9. 痹九方

当归 15～20 克、猪苓 15 克、苍术 15 克、苦参 15 克、茵陈 15 克、赤芍 15 克，知母 10～15 克、羌活 10 克、防风 10 克、泽泻 15 克、黄芩 10～15 克、甘草 10 克、黄柏 15 克。水煎服，日一剂，日两次。

适应证：本方治疗病程日久，风湿热相搏，肢节烦痛，或肢节红肿或全身痛，风湿结节硬痛红肿，或红斑刺痒甚，伴周身沉重，口渴不欲饮，尿黄，心烦胸闷，舌质红，舌苔白腻，或黄腻，脉浮滑或滑数者。

治则：清利湿热，宣通经络。

加减：若病程日久，红斑紫暗，舌质暗者，加红花 15 克、桃仁 15 克、鸡血藤 30 克；红斑结节明显加丹皮 15 克、赤芍 15 克、生地 20 克；关节肌肉肿胀不明显者减泽泻、猪苓。

10. 痹十方

黄芪 75 克、白芍 20 克、甘草 10 克、生姜 10 克、大枣 5 枚、牛膝 15 克、桃仁 15 克、红花 15 克、桂枝 15 克。水煎服，日一剂，日两次。

适应证：本方适用于气虚络阻之痹证，症见上下肢或手足麻木酸软疼痛，笨重无力，或手脚麻木乏力，蚁行感，脉缓或弱，舌质淡，全身倦怠乏力，气短汗出等卫气不足之症。

治则：益气和营，活血通络。

主治：气虚络阻之痹，证见肢体麻木酸软疼痛，笨重无力，或手足麻木并有蚁走感；倦怠乏力，气短汗出，脉缓或弱，舌质淡。

对于痹证日久，关节变形僵直，手指足趾关节呈梭形肿大，疼痛如锥刺，不能屈伸，甚则功能丧失者，常采用虫类搜剔之药治疗。此类痹证多由病邪壅滞不去，深入关节筋骨，痼结根深，难以驱除。张琪教授善用虫类药物透骨搜风，通经络止痛。其中白花蛇透骨搜风，通经络，《本草经疏》谓其"性走窜，亦善行而无处不到，故能引诸风药至病所，自脏腑而达皮毛也"，即言其搜剔风邪之力；全蝎、蜈蚣驱风通络止痛；穿山甲散瘀通经络；苏土虫活血散瘀止痛。数种虫类药配合，有较强的透骨搜风，通络止痛作用。然此类病证多病程长，气血亏耗，肝肾亏损，为此在搜剔风寒湿邪基础上，加当归、白芍、熟地、仙灵脾补肝肾益气血，营筋骨利关节，体现了扶正祛邪的治疗原则。

九、胃　病

胃为六腑之一，足阳明胃经络于脾，与脾互为表里。脾与胃为"仓廪之官"，胃主受纳，脾主运化，胃主降，脾主升。脾与胃一升一降、一纳一化共同完成饮食物的消化吸收过程，故脾胃常合称为"后天之本"、"气血生化之源"。病理上二者亦常相互影响，凡外邪侵袭、劳逸失度、饮食不调、肝木相乘等，或偏虚，或偏实，或偏寒，或偏热，或气滞血瘀等，往往导致脾胃纳运失司，升降失调。因此调胃勿忘健脾，总以和胃降逆、助脾健运为要。胃的病证临床主要有胃脘痛、胀满、吐酸、嘈杂、呃逆、呕吐等。如慢性胃炎、消化道溃疡及胃神经官能症等病。

1. 脾胃虚寒

主症：脘腹满痛、呕吐、纳呆、下利清谷、喜暖畏寒、手足冷、舌淡滑润、脉沉或沉迟无力。

治则：温补脾胃，以振奋中宫之阳气。

方药：理中丸。

方用甘草、人参、白术益气健脾胃，干姜温阳散寒，乃为温补脾胃之妙方。理中丸功能温中散寒，主治脾阳不振，虚寒之脘腹满痛，此类脘腹满痛必喜温喜按、口中和、舌淡苔白滑、脉沉迟等。临床上对脾胃虚寒而寒象较甚者，可酌加附子、肉桂、高良姜等温中散寒。

对于此类脾胃虚寒所致脘腹挛缩痛，亦即痉挛痛者，亦可用黄芪建中汤加白术主治。方中黄芪益气，桂枝、生姜温中散寒，芍药、甘草、红枣缓中止痛，白术健脾，合之亦为治中气不足，脾胃虚寒之有效方剂。方中重用芍药，因其有柔肝止痛缓解痉挛之作用，故用之以缓解痉挛而止痛，临床用之具有卓效。本方去黄芪、白术为桂枝加芍药汤，《伤寒论》用以治太阴病腹满时痛者，实际乃胃肠虚寒痉挛而痛。若腹满痛，兼大便燥结，则为实热内结，虚中夹实之症，宜用本方加大黄，如桂枝加大黄汤。

若脾胃虚弱寒象不显著，可径用补益脾胃法。四君子汤、六君子汤当属此类。张琪教授临证于脾胃虚弱之人而现食少纳呆、消化迟缓、大便溏薄、面白少气、肢倦乏力、舌淡苔白润、脉沉细等，用补益脾胃法颇有佳效。然治脾胃虚弱患者药量宜轻，从小剂量开始取效，防其量重有碍脾胃之运化。同时此类患者宜缓图收功，切忌急于求成。不仅补益脾胃如此，凡补益药皆应缓中取效。因任何营养物质都必须经过脾胃的腐熟运化，才能将精微化为气血，若脾胃虚弱，运化不及，则精微不能化为气血而酿成痰饮湿浊。六君子汤即针对此病机而设，于补益脾胃之四君子汤基础上，加半夏、陈皮以蠲除痰饮。

《小儿药证直诀》白术散即四君子加藿香叶、木香、葛根而成，治疗小儿脾胃久虚、呕吐泄泻、频作不止、津液枯竭、烦躁而渴、但欲饮水、乳食不进、形体羸瘦等症。此方妙在补脾胃药中加葛根一味，以升清阳鼓舞胃气上行。

2. 脾胃升降失司

主症：心下痞满，痛呕胀满，胃脘胀痛，泛酸呕逆，舌红苔白，口干苦。

治则：寒热平调，消痞散结。

方药：半夏泻心汤。

甘草 20 克、黄连 10 克、黄芩 15 克、干姜 7.5 克、半夏 15 克、人参 15 克、大枣 3 个。水煎服，日一剂，日两次。

其中脾寒胃热若脾寒甚者，如胃脘痛，遇寒尤甚等，可加重干姜用量，并可酌加砂仁、公丁香以温脾祛寒；若胃热偏重，如舌干、口苦而臭、胃脘灼热，可加重黄芩、黄连用量；便秘者，可加少量大黄。

东垣有中满分消丸，依据《内经》"中满者泻之于内，宜以辛热散之，以苦泻之，淡渗利之，使上下分消其湿"而立方，熔泻心、平胃、四苓、姜朴于一炉，用分消法利脾胃之枢机，湿热得除，升降和调，则胀满诸症蠲除。笔者用此方治疗胃肠功能紊乱之气胀热胀，凡辨证符合脾湿胃热者，每获良效。

3. 气郁中寒

主症：胃脘胀满痛，胁下胀满，喜暖怕凉，呕恶吐逆，泛酸多吐清水涎沫及不消化食物残渣，或便溏清稀，舌淡苔白滑，脉弦迟或沉迟。

治则：温肝疏郁以散寒邪。

方药：吴茱萸汤加味。

吴茱萸 15 克、红参 15 克、川芎 15 克、当归 15 克、细辛 5 克、蔓荆子 15 克、生姜 15 克、大枣 5 枚。水煎服，日一剂，日两次。

适用于之由寒邪内犯厥阴肝经，肝失条达，寒邪夹气，侵犯脾胃，脾胃失和，所致胃脘痛，故出现胀满呕逆、泛吐清水及涎沫等。本方具有疏郁、温中散寒的功效，用于寒气攻冲、脘腹胀满、郁闷作痛、呕吐等症较为适宜。方中药物皆理气疏郁、温中、止痛之品，辨证以胀满攻冲及舌脉为依据。《内经》谓："肝为刚脏，体阴而用阳"，故多热证实证，但这是肝病的一般性，也有表现虚证寒证的，为肝病的特殊性。肝主疏泄，性喜条达，肝气郁而化热，为热证实证，肝气虚寒，浊阴上逆，亦郁而不疏，内犯脾胃，故腹胀呕逆、面黄不泽、苔白腻等，此类肝胃痛并不罕见，临床上不可忽略，前者忌用香燥，而后者则必用香燥，二者有寒热之不同。

4. 食滞犯胃

主症：脘腹胀满，恶心嘈杂，嗳气吞酸，口臭厌食，舌苔白厚腐，脉滑有力。

治则：消食化积和胃。

方药：加味枳术汤。

白术 10 克、枳实 10 克、苍术 10 克、厚朴 10 克、莱菔子 10 克、槟榔 10 克、神曲 10 克、麦芽 10 克、山楂 10 克、黄连 5 克、黄芩 10 克、草豆蔻 10 克、半夏 10 克、甘草 10 克。水煎服，日一剂，日两次。

方中白术、苍术健脾胃除湿，半夏、厚朴消痰降逆气，莱菔子、槟榔及三仙消食积顺气，黄芩、黄连苦寒清热除痞，草豆蔻辛温开胃、降逆止呕，全方以消为主，健脾为辅，积除则胃气自和。

《内经》谓："饮食自倍，肠胃乃伤"。饮食不节，恣啖酒肉油腻面食之类，损伤脾胃，脾运失常，影响肠胃的运化功能，以致饮食停滞于中，出现脘痞满痛诸症。如兼泄泻，大便完谷不化可于方内加重健脾止泻之力，如山药、茯苓、扁豆之类，消补兼施。如食郁化热，身热面赤，夜寐不安，舌苔厚腻，脉象滑数或沉滑有力，可加大黄10克。

5. 胃阴亏耗

主症：饥而不欲食，或纳呆，口干不欲饮，或胃中嘈杂，或胃脘隐痛、五心烦热、舌红、脉细数等症。

治则：滋养胃阴。

方药：甘露饮化裁。

生地15克、茵陈15克、枳壳15克、枇杷叶15克、石斛20克、麦冬15克、黄芩10克、炒麦芽20克、鸡内金15克、百合15克、白芍15克、甘草15克。水煎服，日一剂，日两次。

方中既有二地、石斛、麦冬滋胃阴之品，又用黄芩、茵陈清胃热，枇杷叶降逆气，枳壳行气以和胃，故对阴亏胃热者，尤为适宜。用此方时可去熟地，酌加麦芽、谷芽、佛手、陈皮等以开胃醒脾，并与甘寒药合用，防其滋腻有碍脾之运化。

小儿厌食症是目前儿科常见病之一，现代医学认为与缺锌有关。根据临床观察其大多属于胃阴不足而其根源又在于胃热。究其病因与父母喂养失调、恣食肥甘厚味致胃中蕴热密切相关。胃热日久，耗伤胃阴，受纳腐熟力弱，故而厌食，日久形成营养不良，体质消瘦，皮肤干燥，发焦唇干，舌红少津，脉象细数。治疗宜用少量黄连、黄芩苦寒清热，麦冬、石斛、沙参、生地以养胃阴，辅以陈皮、麦芽、山楂、佛手等开胃醒脾，若大便秘结，尤应加入少量大黄以泄热，用药时切忌香燥温补，以免耗伤胃阴，黄芩、黄连等苦寒之药亦应少量应用，以免苦寒化燥伤阴。

萎缩性胃炎常见胃阴虚证，表现为胃脘灼热、似饥非饥、似痛非痛、脘痞不舒、干呕呃逆等症状。张琪教授喜用芍药甘草汤酸甘化阴，合石斛、麦冬、天花粉、牡丹皮、生地滋养胃阴，酌加紫苏、砂仁、麦芽、山楂等少量理气导滞，常获满意疗效。

张琪教授曾拟地芍止痛饮一方，药用生地20克、公丁香5克、陈皮15克、枳壳15克、川朴15克、石斛15克、麦冬15克、白芍20克、甘草15克，水煎日1剂，分2次服。方中用生地黄滋养胃阴为主，配石斛、麦冬增强养胃益阴之力；少佐公丁香以芳香醒脾胃，使其滋而不腻；芍药、甘草酸甘化阴，且有缓急止痛之功；川朴、枳壳、陈皮理气和胃而导滞，合而用之，确有滋阴养胃、理气缓急止痛之功效，临证治疗萎缩性胃炎、肥厚性胃炎、胃及十二指肠溃疡、浅表性胃炎及顽固性胃痛等，每有显效。辨证时必须有舌红少苔或无苔，手足心热，脉细或细数等胃阴虚证表现者，方可用之。

6. 肝气犯胃

主症：胸胁胀满、喜长叹息、胃脘胀满疼痛、嗳气吞酸、嘈杂或呕恶等。

治则：疏肝和胃。

方药：柴胡疏肝散加减。

柴胡10克、白芍10克、枳实10克、川楝子10克、香附10克、陈皮10克、白术10克、甘草10克。水煎服，日一剂，日两次。

方中柴胡疏肝散结，枳实宽中下气，枳实与柴胡同用可以调理气机，消除胀满，白芍敛阴柔肝，甘草缓肝之急，"肝苦急，急食甘以缓之"，芍药与甘草合用，可以调理肝脾，肝脾得和，气机流畅，挛急可缓。川楝子又名金铃子，本草载入肝胃小肠经，性味苦寒，泄肝止痛，治热厥心痛，香附、陈皮疏肝和胃，白术健脾胃，合之为治疗肝胃不和之有效方剂。

若肝郁化热，夹胆气上逆而致胃失和降，临床表现胃脘胀痛，胁痛灼热，口苦咽干，心烦易怒，吞酸呕吐，便秘尿赤，舌质红，苔白干者，宜用大柴胡汤泻肝和胃治疗。用于治疗胃炎、溃疡病、胆囊炎、胆石症、胰腺炎、十二指肠疾病等见上述症候者。张琪教授以为，大柴胡汤适应证范围较广，凡胃脘痛、腹痛、胸胁及背痛等，只要有肝气犯胃、肝热夹胆气上逆而口苦、呕恶、舌红苔黄、脉弦有力或弦数者，皆可用之。

若肝气上逆，胃失和降，临床以嗳气上冲、呃逆不止为主者，伴脘腹痞满不舒，不能饮食，呕逆、脉弦、舌苔白腻等，多见于胃肠神经官能症、慢性胃炎等，宜平肝气，降逆和胃治疗，方用自拟镇肝理气汤，方以旋覆代赭汤、越鞠丸化裁而成，药物组成：生代赭石、旋覆花、半夏、陈皮、香附、苍术、焦栀、神曲、莱菔子、槟榔、砂仁、甘草。

7. 胃络瘀阻

主症：胃脘刺痛，痛有定处，拒按，食后较甚或吐血便黑，舌质紫暗或有瘀斑，脉沉。

治则：活血通络，和胃止痛。

方药：血府逐瘀汤化裁。

当归15克、生地15克、桃仁15克、红花15克、枳壳15克、赤芍15克、川芎15克、柴胡15克、桔梗10克、丹皮15克、怀牛膝15克、丹参15克、甘草10克。水煎服，日一剂，日两次。

本方适用于久痛入络，胃络瘀阻证。如吐血、便血可加旱三七粉冲服，兼胃热阴亏者酌加石斛、麦冬、沙参等。如兼胃脘胀满可加疏气行气之品，如郁金、香附、木香等。凡血瘀之证，重者多表现舌紫暗，有瘀斑，轻者则可无任何血瘀表现，往往在用其他治法无效时，改用活血通络法收效颇捷。

8. 脾胃不和

主症：上腹痛，恶心呕吐，口苦或吐蛔虫，上腹痛常为剧烈钻顶痛，捧腹屈膝，辗转不安，或呻吟不止，手足厥冷，发作过后一如常人，此即胆道蛔生症；也可见于慢性胃肠炎、结肠炎一类疾患，症见脘痛胀满，恶心呕吐，口苦咽干，腹胀痛，泻利，舌苔白黏腻，脉弦缓或沉迟。

治则：寒热并用，和中安蛔。

方药：乌梅丸。

黄连10克、黄柏10克、乌梅酸15克、附子3克、干姜10克、川椒10克、细辛3克、桂枝10克。水煎服，日一剂，日两次。

方中黄连、黄柏，苦寒清热，乌梅酸敛生津，附子、干姜、川椒、细辛、桂枝温中驱寒。蛔虫喜温而恶寒，肠寒则不利于蛔虫生长，故移行于胃或钻入胆道，胃受虫扰，则烦闷呕吐，甚或吐出蛔虫；肠寒虫动，则腹痛时作，甚则四肢厥冷。亦可痛处有肿块聚起，上下往来活动。面色白，或黄白相兼，或有虫斑，消瘦呕吐清水或蛔虫等，中医谓之"虫心痛"一类，应用本方时还可加苦楝皮。

十、头　痛

头痛是临床常见病症之一，可见于多种疾病中，本文所论专指以头痛为主症的内伤或外感性疾病。头痛有部位、久暂、轻重之别，有胀、钝、跳、刺、灼等性质之异，因而头痛又有太阳、少阳、阳明等六经，以及偏正头痛、头风等名称。

头痛的病因复杂，六淫外袭、七情所伤、饮食劳倦、跌打损伤皆可致病，但概括起来不外外感、内伤两类。一般感受外邪，必多挟风，六淫外袭，必风邪为引，或风挟寒邪，阻遏络脉，血郁于内而为头痛；或风挟热邪，侵扰清空，气血逆乱而头痛；或风挟湿邪，蒙蔽清阳，使清阳不升，浊阴不降而为头痛。内伤头痛，考其病因，多与肝脾肾三脏有关。此外，跌打损伤，以及"久病入络"，皆可导致血瘀络阻，而发生头痛。辨治头痛时首先辨别是属外感或属内伤，在此基础上进一步审证求因，审因论治，并结合头痛部位，所属经脉，循经用药。

外感头痛，多起病较急，病程较短，疼痛多剧，无休无止，并常伴外邪犯表症状。内伤头痛，其痛反复发作，时轻时重，病程较久，多有脏腑气血失调之症。其症随气虚、血虚、肾虚、肝阳、痰浊、瘀血之异而各具特征。一般来说，气虚脉大，血虚脉芤；肾虚腰膝酸软，肝阳亢者筋惕肢麻，痰浊者头眩恶心，瘀血者痛如锥刺。

分经辨证，对于审因论治及辨经用药有重要意义。大抵太阳经头痛，多在头后部，下连于项；阳明经头痛，多在前额及眉棱骨等处；少阳经头痛，多在头之两侧，并连及耳部；厥阴经头痛，则在巅顶部位，或连于目系。

头痛的治疗，外感头痛，多属实证，治疗以祛邪为主；内伤头痛，多属虚证，治疗以扶正为主。但有时外感与内伤并存，正虚与邪实同在，此时又当根据标本先后，或先祛其实，或先救其虚，或扶正与祛邪兼顾，当因证治宜。

1. 外感头痛

（1）风寒头痛

主症：头痛连及项背，恶风畏寒，常喜裹头，舌质淡，苔薄白，脉浮或浮紧。

治则：疏风散寒止痛。

方药：川芎茶调散化裁。

川芎10克、羌活10克、防风10克、白芷10克、细辛3克、薄荷10克、甘草10克。水煎服，日一剂，日两次。清茶调下。

方中川芎行血中之气，祛血中之风，上行头目，为风寒头痛之要药；羌活、防风、白芷、细辛辛温散寒，疏风止痛；薄荷清头目；甘草调和诸药；以清茶调下，取茶叶清上而降下之性，以监制诸药过于温燥、升散，使升中有降，共奏疏风邪，止头痛之功。

若寒邪侵犯厥阴经脉，引起巅顶疼痛，甚则四肢厥冷，苔白脉弦，治当温散厥阴之寒邪，方用吴茱萸汤，加藁本、川芎、细辛以祛风寒。

吴茱萸15克、党参15克、生姜15克、半夏15克、红枣5枚、白术15克、陈皮15克、胡椒10粒（碎）、藁本15克。水煎服，日一剂，日两次。

若寒邪客于少阴经脉，证见足寒气逆，头痛，背冷，脉沉细，治宜温散少阴寒邪，方用麻黄附子细辛汤化裁。

（2）风热头痛

主症：头痛而胀，甚则头痛如裂，发热恶风，面红目赤，口渴欲饮，便秘溲赤，苔黄，脉浮数。

治则：祛风清热。

方药：芎芷石膏汤与银翘散化裁。

菊花15克、薄荷15克、金银花15克、连翘15克、川芎15克、生石膏50克、生大黄10克、芒硝10克（单包烊化冲服）、白芷15克、焦栀15克、芥穗15克。水煎服，日一剂，日两次。

取方中石膏以清热泻火，菊花、连翘、银花、薄荷辛凉轻解，川芎、白芷、芥穗祛风止痛。若舌红少津可加石斛、花粉以生津止渴；便秘者可加大黄以泻热通腑。

（3）风湿头痛

主症：头痛如裹，肢体困重，纳呆胸闷，小溲不利，大便时溏，苔白腻，脉濡。

治则：祛风胜湿。

方药：羌活胜湿汤化裁。

黄连、香薷、藿香、佩兰、荷叶、蔓荆子、竹叶、厚朴、半夏、竹茹、茯苓、薏仁、滑石、二活各15克，薄荷10克。水煎服，日一剂，日两次。

方中羌活、独活、防风祛风胜湿，蔓荆子、川芎、藁本散风湿而止痛。恶心呕吐者加半夏、陈皮、竹茹以降逆止呕；胸闷不适加厚朴、紫苏以行气；纳呆加麦芽、神曲以消食化滞；小便不利可加薏仁、竹叶以淡渗利湿。若暑湿外袭，症见头痛而胀，身热心烦，口渴胸闷，治以清暑化湿，用黄连香薷饮加藿香、佩兰、蔓荆子、荷叶之类。

2. 内伤头痛

（1）肝阳上亢

主症：头痛目眩，时作筋掣，两侧为重，心烦易怒，口干口苦，或兼胁痛，舌红，苔薄黄，脉弦细而数。

治则：平肝潜阳。

方药：天麻钩藤饮化裁。

石决明20克、天麻10克、钩藤10克、牛膝10克、山栀10克、黄芩10克、茯神10克、白芍10克、女贞子10克、石斛10克。水煎服，日一剂，日两次。

方中石决明重镇潜阳；天麻、钩藤平肝息风；牛膝引热下行；山栀、黄芩泻肝胆之郁火；茯神宁心安神。肝阴不足可加白芍、女贞子、石斛以养阴。若肝火偏盛，症见头痛剧烈，口苦目赤，小溲色黄者，宜用栀子清肝散加减。若头痛系肾阴亏虚，水不涵木所致者，宜用杞菊地黄丸加减。

（2）气血亏虚

主症：头痛绵绵，时发时止，劳则加剧，倦怠乏力，面色少华，气短懒言，心悸怔忡，舌质淡，苔薄白，脉虚大无力或沉细。

治则：益气养血，祛风止痛。

方药：顺气和中汤与四物汤化裁。

黄芪20克、人参15克、白术15克、生地20克、白芍20克、当归15克、细辛3克、茯苓15克、川芎15克、蔓荆子15克、柴胡5克、升麻5克、黄芩10克、陈皮15克、甘草10克。水煎服，日一剂，日两次。

方中黄芪、人参、白术等益气健脾；四物养血；川芎、细辛、蔓荆子等祛风止痛；陈皮和胃；柴胡、升麻升阳，无热者去黄芩。

（3）痰浊头痛

主症：头痛昏蒙目眩，胸脘痞闷，纳呆呕恶，舌苔白腻，脉滑或弦滑。

治则：化痰降逆，祛风止痛。

方药：半夏白术天麻汤加减。

天麻15克、半夏15克、白术15克、党参15克、橘红15克、生姜10克、茯苓15克、甘草10克、白蒺藜10克、蔓荆子10克。水煎服，日一剂，日两次。

方中半夏、茯苓、陈皮、白术、生姜健脾化痰，降逆止呕；天麻平肝熄风，可加白蒺藜、蔓荆子以祛风止痛。若痰湿化热，出现口苦，舌苔黄腻，大便不畅，可去白术，加黄连、竹茹、鲜竹沥以清化痰热。

（4）瘀血头痛

主症：头痛经久不愈，痛处固定不移，如锥如刺，舌有瘀斑，脉弦或细涩。

治则：活血化瘀止痛。

方药：通窍活血汤化裁。

方中麝香芳香窜开窍；红花、桃仁、赤芍、川芎活血化瘀。若疼痛剧烈可加全蝎、蜈蚣、地龙、土虫等。若属气虚血瘀者则当改用补阳还五汤加减。若属气滞血瘀者用血府逐瘀汤加减。

十一、眩　　晕

眩晕是指以头晕目眩为主证的一种疾病。眩是眼目视物昏花不清，晕是头晕旋转，二者常同时并见，故统称眩晕。眩晕轻者闭目即止，重者如坐舟车，旋转不宁，站立不稳，可伴恶心呕吐，甚则昏倒等症状。包括现代医学的美尼尔综合征、内耳迷路炎、椎基底动脉供血不足、神经官能症、高血压脑病、低血压病等。结合临床实践，张琪教授将头痛一般分为风阳内动、肝血不足、肾精亏损、气血亏虚、痰浊上泛、气血瘀阻六类，大体分虚实两类，然亦有虚实夹杂，如肾精不足兼痰浊上扰，气血亏虚兼风阳上亢，要在于医者善于辨证，正确地掌握病机，细辨轻重缓急而施治之。

1. 风阳内动

（1）肝火上炎

主症：头昏胀痛，口苦目赤或目糊多眵，耳鸣耳聋，急躁易怒，面赤升火，舌红苔黄燥，脉弦数。多因恼怒情志过极而发作，其来也暴，发作即眩晕欲倒、呕恶、面部潮红、口苦咽干等。

病机：肝郁化火，火热上冲之眩晕症，风火上冒巅顶故眩晕，情志过极或暴怒激动肝火，故发病急骤，出现面红目赤，心烦易怒，口苦咽干，舌燥，脉弦数等一系列肝热上冲证候。

治则：平肝清热息风。

方药：泻青丸化裁。

龙胆草15克、黑山栀15克、大黄7.5克（酒炒）、羌活10克、防风10克、川芎15克、当归15克。水煎服，日一剂，日两次。

方中龙胆草、栀子、大黄以泄热平肝；羌活、防风、川芎上行巅顶以遂其条达之性，当归养血而润肝燥，一泄一散一补共用为治肝经郁热之妙方。

肝络风火相煽，上攻于脑，气血逆于高巅，除清热息风外，亦常用镇摄潜阳之品，如代赭石、磁石、珍珠母、龙骨、牡蛎、铁落等。《金匮》之风引汤、《医学衷中参西录》镇肝熄风汤等皆为有效之方，根据病情多滋阴镇摄潜阳合用。

凡见上述脉证无论是脑动脉硬化供血不全或高血压病、内耳眩晕病等皆可用之。清热平肝与镇潜摄纳合用大多有效。

（2）肝阳亢逆

主症：眩晕呕恶、心悸、心烦、心悬、头胀而鸣，或头脑空痛，目涩目糊，口干，少寐多梦，手足烦热，肢麻重则颤动，脉象弦细或细数，舌红绛少苔。

病机：肝阴不足，肝阳上亢，或肾阴亏耗，不能涵养肝木，以致肝阳亢逆，上扰清窍，发为眩晕，头胀而鸣，或头脑空痛。阳亢动风，故肢麻颤动，目涩目糊，口干，少寐多梦，手足心热，舌红少苔，皆为阴亏阳亢，虚火内扰之象。

治则：滋肾柔肝，育阴潜阳。

方药：育阴潜阳汤。

珍珠母30克、生白芍20克、生地20克、龟板20克、炒枣仁20克、玄参15克、何首乌15克、当归15克、甘草10克。水煎服，日一剂，日两次。

如心悸少寐可加朱砂面1~2克、琥珀面3克，二药冲服与汤药同时服；肢体麻木加桑枝、钩藤、潼蒺藜、地龙等；如兼抽搐加全蝎5克、蜈蚣1条。

肝喜条达，郁则为肝气，发则为肝火。"木郁达之"，如前症兼胸满胁痛太息，脘闷纳呆等肝气郁滞症，宜加入疏肝之品，如柴胡、郁金、白芍、川楝子、青皮等，肝为刚脏郁则易化火，用疏肝药时，切忌刚燥辛伐之品，防助热伤阴。

如见眩晕欲仆、肢体麻，震颤手足抽搐蠕动，语言不利，步履蹒跚，舌红少苔，脉象弦细为肝风内动，多为中风先兆，偏于热者可用羚羊钩藤汤，以育阴平肝息风，如脉弦劲头眩痛，血压高者宜用镇肝熄风汤，龙骨、牡蛎、赭石、怀牛膝、天冬、白芍、川楝子、茵陈、生麦芽。

如有上盛下虚征兆，腰酸腿软，舌颤肢麻酸软无力，脉象弦大不任重按或脉来沉细等，为肝肾亏损精气不能上荣，乃风痱先兆，宜补肝肾培下元为主，宜地黄饮子（详见肾精亏损条）。

2. 肝血不足

主症：面色黧黑，形体消瘦，头痛（或眉棱骨痛）眩晕，目干涩，耳鸣，心烦易怒，夜寐易惊多梦，肢体麻木，爪甲不荣，掌心热，妇女月经量少或经闭，舌干，脉细数或弦数。

病机：心主血，肝藏血，血虚而热，则心肝失养，表现心烦易怒，血虚不能上荣于脑故晕眩，"目受血而能视"，营血亏耗不荣于目，故眼干涩，视物模糊，血虚不荣于筋，故肢体麻木；肝主筋，爪为筋之余，肝血虚，筋失荣则爪甲枯，肝藏魂，血虚热不足以安魂，故夜寐多梦，种种见证皆肝血虚热所致。

治则：养肝清热。

方药：补肝汤加味。

当归20克、川芎20克、生地20克、白芍15克、枣仁15克、木瓜15克、麦冬15克、甘草10克、黑栀10克、苍耳子15克、芥穗10克、郁李仁10克。水煎服，日一剂，日两次。

四物汤为养血和血之通方，肝藏血，本方实乃肝家之药，足厥阴之脉络于巅，故肝血虚不能上荣，故眩晕，用四物汤养血行血，加酸枣仁、木瓜酸以补肝；麦冬清热滋阴；郁李润燥；黑栀清热；苍耳子、芥穗引药上行以达巅；于此类眩晕有良效。

四物汤为治血虚营弱，一切血病眩晕当以此为主，临床观察此方确为治疗血虚眩晕之良方，肝血虚热之人易招外风，多夹风邪则眩晕加重，宜四物汤加天麻、苍耳子、白芷、细辛之类，用之颇效，兼热者加玄参、知柏、黑栀之类。

3. 肾精亏虚阳不足

《素问·六节脏象论》谓："肾者主蛰，封藏之本，精之处也"。肾藏精生髓，有充养骨骼、滋生脑髓的作用，故骨脑的生长发育与其功能的活动，取决于"肾气"的盛衰，而肾寄命门之火为元阴元阳所藏，称水火之脏，故肾的盛衰又源于肾中元阴元阳化合产生之肾气，阴阳之偏盛偏衰皆可导致肾气不足，肾气不足眩晕之主因。《灵枢·海论》谓："髓海不足则脑转耳鸣，胫酸眩冒"。因此肾精亏损之眩晕可分为肾阴虚、肾阳虚、阴阳两虚三个方面。

（1）肾阴虚

主症：眩晕耳鸣，目昏，腰膝疲软无力，形体消瘦，五心烦热，健忘遗精，精神萎靡，足跟痛，舌质红，脉象弦细或细数。

病机：肾阴为一身阴液之本，有滋润形体脏腑，充养脑髓骨骼之功能，若肾阴亏损，形体脏腑失其滋养，则精血骨髓日益不足，脑髓匮乏，故眩晕耳鸣健忘，腰膝酸软；或阴津不能上注于目，故目视昏花；阴虚阳亢，虚火上升，故咽干口燥，五心烦热或颧赤盗汗，虚火扰于精室故遗精，妇女则经行量少甚或经闭，虚火扰血室亦可致崩漏。

治则：补阴精益肾健脑。

方药：左归丸。

方中熟地黄、枸杞子、山茱萸滋补肝肾之阴，使水旺以制火；茯苓、山药、甘草健脾胃以运化精微，共奏补阴精益肾健脑之功。六味地黄丸亦为治疗此病之有效方，所谓"蒂固则真水闭藏，根摇则上虚眩仆"。"滋苗者必灌其根"。

（2）肾阳虚

主症：眩晕耳鸣，面色无华，腰膝酸软，四肢不温，畏寒尿频或便溏，尿清自汗，阳痿遗精，舌淡胖嫩，脉象沉弱。

病机：肾阳为一身之本，不温煦形体，蒸化水液，促进生殖发育等功能，肾阳虚衰不能温煦形体，振奋精神，故形寒肢冷，精神委靡；脑髓失充，故眩晕耳鸣；腰为肾之府，肾阳不足则腰膝酸软遗精，脉来沉细，舌淡胖嫩，苔滑等。

治则：填补肾精。

方药：右归丸。

本方是以甘温的熟地为君，辅以枸杞、菟丝子、山茱萸、山药滋补肝肾之阴，尤以增加鹿角胶等血肉有情之品，益增添精之功。并用附子、肉桂取其温升动阳之妙以调整阴阳之偏，即以填补肾精为基础。汪蕴谷《杂症会心录》曰："盖禀厚则真火归藏，脏亏则气逆上奔，此阴虚之晕也"。

如房室过度，肾与督脉皆虚不能纳气归源，逆气奔上而眩晕者，宜八味地黄汤加沉香或黑锡丹。张琪教授治此类眩晕常用八味地黄汤加磁石、赭石、珍珠母镇潜摄纳而收效，取磁、赭与桂、附同用，镇降温摄于一方，单用磁石、赭石等只能是镇潜，必须与附子同用，方能达到温镇摄纳之功。

（3）阴阳两虚

主症：必须具备阴阳两虚之主证，如阴虚之五心烦热，头面升火烘热，舌红，脉细数；阳虚之畏寒肢冷，舌淡胖嫩，夜尿多，大便溏，脉沉弱等。其中便见一二主证即或作为阴阳两虚之依据，不一定具备。

病机：阴阳两虚，由于阴阳互根，阳虚日久常损及阴，阴虚日久亦常损及阳，而出现阴阳两虚。

治则：滋肾阴，补肾阳，开窍化痰。

方药：地黄饮子。

张琪教授于临床治疗患者眩晕行路摇摆，服以此方若干剂后眩晕顿除，步履稳健如常，有意想不到之效。用以治疗脑血栓形成风痱辨证属肾阴阳两虚者亦颇效。汪昂解释谓："火归水中，水生木，盖用桂附干地黄山萸等，补肾药中引火归元，水火既济而内风自熄"。

4. 气血亏虚

主症：头昏晕，心悸怔忡，少寐多梦，健忘，食少便溏，倦怠乏力或见崩漏便血，舌淡，脉细弱等。属于气虚不能摄血，气血不能上荣，因而发生以眩晕为主一系列证候。

病机：人体气血流行全身，是脏腑经络等一切组织器官进行生理活动的物质基础。《难经》谓："气主煦之，血主濡之"。是对气血功能的高度概括。若先天素质孱弱，气血不足；或久病大病耗伤气血；或失血虚而不复；或中焦脾胃虚弱不能生化气血；或因劳役过度，气血下陷。以上诸因素皆可使气血不足，不能上荣，脑失所养发生眩晕。《灵枢·口问篇》曰："上气不足，脑为之不满，耳为之苦鸣，头为之苦倾，目为之眩"。其病机属于此类眩晕，谓之虚眩。

治则：补心脾益气血。

方药：归脾汤。

有属于中气不足清阳不升者，临证表现，头晕目眩，视物不清，耳鸣耳聋，面白少神，困倦乏力，食不知味，纳减便溏，舌淡嫩，苔白，脉虚弱或大无力，宜益气升阳法，补中益气汤，益气聪明汤之类主治。

益气聪明汤为参芪与升葛、蔓荆子、黄柏、白芍合用，治中气不足清阳不升之头痛眩晕，耳鸣耳聋，内障目昏，清阳之气不能上升，故目昏而耳聋。本方有益气升阳，清上焦风热之作用，故用于此类眩晕多效。

血虚眩晕者临床表现：眩晕，面色无华，心悸怔忡，神疲乏力，形体瘦怯，唇舌爪甲色淡无华，或目干涩，视物昏花，脉细弱舌淡等，此属血虚不能上荣所致，宜人参养荣汤、八珍汤之类（与前肝血虚热合参），前者为血虚兼热，此则为血虚无热，但用补血即可。

5. 痰浊上犯

（1）痰饮上泛，清阳蔽阻

主症：胸闷，恶心呕吐，膈下漉漉有声，眩悸不止，头重额痛，多寐，四肢倦怠，舌苔白腻滑润，脉象濡或沉缓。

病机：多因饮食不节，脾虚不能运化，聚湿成痰，蒙蔽清阳，因则而头眩心悸，头重身重，湿阻中焦，气机不利，故胸闷恶心，脾主四肢，脾阳不振则四肢倦怠，少食多寐，苔白滑或腻，脉象濡缓。

治则：和胃化痰。

方药：二陈汤或温胆汤。

半夏 20 克、陈皮 15 克、苍术 15 克、甘草 10 克、竹茹 15 克、石菖蒲 15 克、茯苓 20 克。水煎服，日一剂，日两次。

如痰饮夹外风者，眩晕呕兼自汗，项强畏风，脉象浮，宜二陈汤加祛风之品。常用清晕化痰汤即二陈汤加防风、羌活、川芎、细辛、白芷、天南星、黄芩。临床此类患者多痰湿体质，体肥胖，头晕项强自汗，四肢重，畏风，脉浮缓，舌白腻，用本方化痰湿和胃祛风颇为有效。

如脾虚不能运化，痰湿内生，目胀，腹满，便溏，倦怠短气，头眩晕者，宜六君汤益气健脾祛痰。

如水饮上逆，眩晕，呕吐频繁，吐清水涎沫，舌苔白，薄而腻，脉象沉或濡滑，宜小半夏汤降逆化饮和胃。

有属脾胃阳虚水停心下，水气上逆隔阻清阳者，临床表现：心下逆满，悸动，气上冲胸，起则头目昏眩，或见小便少，脉象沉紧，舌胖嫩苔白腻，宜苓桂术甘汤治之。

（2）痰热上犯而清阳受阻

主症：口苦尿赤，心烦恶心欲吐，头目眩晕，胀痛，舌苔黄腻，脉象弦滑。

治则：化痰泄热。

方药：温胆汤加黄连、黄芩，呕吐重者加半夏、代赭石以降逆止呕。

热痰内结，眩晕耳鸣目疵，心烦懊恼，胸满膈热，口干喜冷，大便秘结，小便赤热，或咽噎不利，黏痰似胶，咯之不出，咽之不下，脉滑实，宜泄热化痰，滚痰丸主之。

6. 气血瘀阻

主症：多有外伤史，头痛眩晕，心悸不宁，胸闷气短，健忘，精神疲倦，面色青暗，舌质暗有瘀斑或舌紫等。

病机：多因头部外伤重力打击，脑部气血瘀阻，循行障碍，亦有情志抑郁或恚怒伤肝，肝气郁滞，气机不利，血瘀气滞，眩晕头痛。

治则：活血通络。

方药：血府逐瘀汤加穿山甲、旱三七。

如口干舌燥有热者加天花粉、知母、丹皮等清热生津之品。如外伤头晕痛，舌暗或有瘀斑者，宜用活络效灵丹加川芎、桃仁、红花、地龙行血活血止痛之剂。如眩晕甚者可加珍珠母、生赭石等镇肝潜阳之品。外伤头眩晕痛、大便秘者，可用复元活血汤行血化瘀泻热通便法治之。

凡外伤眩晕，除用活血化瘀法外亦可以潜阳平肝法合用，相互协同，疗效较佳。

十二、中　风

中风，是指以情志不遂、饮食不节、劳倦过度、风邪外侵等因素为病因，以脏腑阴阳失调、气机逆乱、痰浊瘀血阻滞等病理变化为机转，以突然昏仆、口眼歪斜、语言不利、半身不遂为主要临床表现的疾病。现代医学中的各种脑血管疾病及部分其他神经内科疾患多属此病范畴。中风是最为常见病之一，其病残率、病死率很高。对于中风的病因，张琪教授认为，应以"以内风为主，兼有外风"立论，主要由年迈体衰、脏腑虚损、气血亏虚、情志失调、饮食不节、劳逸失度、风邪外袭皆发生中风。中风的病机为本虚标实，下虚上盛，虚实错杂。在本为阴阳偏盛，气机逆乱；在标为风火交煽，痰浊壅塞，瘀血内阻。血瘀为其重要的病机。

辨治中风，一般先审明疾病病程分期，常以三期划分：急性期（又称卒中期），病程在半个月以内（个别重者不超过1个月）；恢复期（发病半个月至6个月以内）；后遗症期（半年以上）。再按病情的轻重，以脏腑经络分清证类，常以中脏腑与中经络两类划分：遍身或一侧手足麻木，或兼有一侧肢体力弱，或兼有口舌歪斜者为中络；以半身不遂，口眼歪斜，舌强言謇或不语，遍身麻木为主症，而无神识昏蒙者为中经；以半身不遂，口眼歪斜，舌强言謇或不语，遍身麻木，神识恍惚或迷蒙为主症者为中腑；以神昏或昏愦，半身不遂，口眼歪斜，舌强言謇或不语者为中脏（中脏腑仅见于急性期，而中经络可见于急性期、恢复期及后遗症期）。此后，详审疾病的证候，辨析所属证候分型，划分为十型，其中中脏腑类分三型，即阳闭、阴闭、脱症三型。而中经络类分为肝肾阴亏、风阳上扰，风痰阻窍、脉络瘀阻，血虚内热、风邪外袭，脉络瘀阻、风热外袭，气机壅滞、风邪外袭，阴阳两亏、痰浊上泛，气虚血瘀。前五型多见于急性期或恢复期，而后两型多见于恢复期及后遗症期，但有时亦可见于急性期。

1. 痰热内阻　闭塞清窍

主症：猝然昏倒，神志不清，半身不遂，口眼歪斜，牙关紧闭，两拳握固，大便不通，面红溲赤，烦热气粗，痰声曳锯，发热，血压偏高，舌绛干，苔黄腻，脉弦滑或弦数有力等。

治则：涤痰清热，通腑泻浊，祛瘀开窍。

方药：涤热醒神汤（自拟方）加味。

半夏、胆星、橘红、石菖蒲、郁金、黄芩各15克，生地25克，寸冬20克，玄参20克，生大黄15～20克，芒硝15克，水蛭10克，三七10克。抽搐加全蝎5克、蜈蚣1条。水煎服，日一剂，日两次。

本方适用于中风、中脏腑（多为脑出血），方中半夏、胆星、橘红化痰，黄芩清热，菖蒲、郁金开窍，生地、寸冬、玄参滋阴清热，大黄、芒硝通腑泻浊，三七、水蛭活血止血，全蝎、蜈蚣驱风止痉。诸药相伍，共奏化痰清热，通腑泻浊，祛瘀开窍之效。

此外开窍常配合牛黄安宫丸1丸，4～6小时1次鼻饲或灌肠。或配合针刺人中、十宣（放血），以助醒神开窍。

2. 寒痰扰心 窍络闭阻

主症：神志不清，半身不遂，口眼歪斜，痰声漉漉，静而不烦，四肢不温，面白唇紫，舌苔白腻。

治则：辛温开窍，豁痰醒神。

方药：导痰汤加味。

清半夏20克、陈皮15克、茯苓20克、甘草10克、枳实15克、竹茹15克、石菖蒲15克、南星15克、郁金15克、水蛭10克、泽泻15克。水煎服，日一剂，日两次。

本方适用于中风入脏腑。方中导痰汤豁痰开窍，痰除窍开则神志自然苏醒。加入水蛭意在活血通窍，瘀去则神方能清。加泽泻利湿以消除脑水肿，此为辨病用药之意。

临证常配合苏合香丸，辛香、透达以助开窍之力，但用量宜大，每次可服2.5克重，药丸3～4丸，4～6小时1次，量少则药力不逮。但中病即止，以神清为限。

3. 气阴欲绝 阳气欲脱

主症：神志昏愦、半身不遂、四肢厥冷、手撒遗尿、大汗淋漓、呼吸微弱、脉细数等。

治则：益气阴，回阳救脱。

方药：参附汤加减。

红参15克、寸冬15克、五味子15克、附片10克、生龙骨50克、生牡蛎50克。水煎服，日一剂，日两次。

本方适用于中风、中脏腑，此属阴阳离绝之症，诚为危候。方中生脉饮益气救阴，附片回阳救逆，强心固脱，生龙牡敛汗固阴。

4. 阴亏阳亢 心肝风火

主症：半身不遂，舌强语涩，头痛，面赤，心烦不寐，手足心热，血压高，舌红绛，苔黄或白干，脉弦滑或弦数等。

治则：滋阴潜阳，平肝息风。

方药：潜阳平肝汤加减。

生地25克、玄参25克、枣仁25克、生赭石30克、珍珠母30克、川连10克、柏子仁20克、生龙牡各20克、甘菊15克、夏枯草25克、怀牛膝20克。水煎服，日一剂，日两次。

加减：便秘加大黄15克；热盛加生石膏50～100克；痰多加竹沥、胆星、天竺黄各15克；心烦不寐加阿胶15克、鸡子黄1个（冲）。

本方适用于中风、中经络，证见，辨证属于两经相煽者。方中生地、玄参、阿胶、鸡子黄滋阴，枯草、菊花、川连清心肝之火，赭石、珍珠母、生龙牡潜阳熄风，怀牛膝引血下行，柏仁、枣仁安神。生石膏清泄胃火，大黄通便泄热，竹沥、竺黄、胆星清化痰热，诸药合用，具有滋阴潜阳，平肝息风，清心安神之效。

5. 风痰阻窍 脉络瘀阻

主症：舌强语謇，或舌强不语，口舌歪斜，半身不遂，麻木不仁，眩晕，舌质暗红，苔白腻，脉弦滑等。

治则：化痰祛风，活血通窍。

方药：解语汤加减。

白附子15克、石菖蒲15克、胆星15克、远志15克、天麻15克、羌活10克、全蝎10克、木香 7 克、丹参 20 克、当归 20 克、赤芍 15 克、地龙 15 克、甘草 10 克。水煎服，日一剂，日两次。

本方适用于中风恢复期或后遗症期。方以解语丹化痰驱风通窍，加当归、赤芍、地龙、丹参等活血通脉，使血活脉通，痰祛窍利，中风自复。

6. 血虚内热 风邪外中

主症：半身不遂，口眼歪斜，舌强语謇，头晕，手足麻木，或肢体拘急，关节酸痛，微恶风寒，苔白少津，脉象浮滑或弦滑等。

治则：清热养血、疏风通络。

方药：大秦艽汤加减。

秦艽 15 克、二活各 20 克、防风 10 克、川芎 15 克、白芷 15 克、元参 15 克、二地各 20 克、生石膏 50 克、当归 20 克、赤芍 15 克、苍术 15 克、甘草 10 克。水煎服，日一剂，日两次。

本方适用于中风、中经络。方中秦艽、防风、二活、白芷散风邪，当归、川芎、二地、赤芍养血和营，养血与疏风合用，扶正以祛邪。兼内热故用生地、石膏、黄芩清热，苍术除湿，合而为剂，使邪除、血和、筋疏，邪去正复，诸证自可向愈。

7. 风邪挟热 脉络瘀阻

主症：半身不遂，肢体酸软，头晕，口眼歪斜，舌质紫暗，苔白少津，脉象滑而有力，或兼数等。

治则：疏风清热，活血通络。

方药：疏风活血饮（自拟方）。

钩藤 15 克、菊花 15 克、独活 15 克、黄芩 15 克、生石膏 40 克、赤芍 20 克、全蝎 7.5 克、红花 15 克、丹参 20 克、川芎 15 克。水煎服，日一剂，日两次。

本法适用于中风、中经络。方中钩藤、菊花、生石膏、黄芩、独活、全蝎疏风清热，赤芍、红花、丹参、川芎活血通络熄风，此即"治风先治血，血行风自灭"之意。二组药相伍，内活外疏，对风热交织，瘀血内阻之中风症甚效。

8. 气机壅滞 风邪外中

主症：半身不遂，口眼歪斜，胸胁满闷，善太息，心烦易怒，恶寒，兼有痰喘气逆，舌苔薄白，脉象浮滑或弦滑等。

治则：调气解郁，活血祛风。

方药：乌药顺气汤加减。

乌药 15 克、川芎 10 克、白芷 15 克、僵蚕 15 克、薄荷 10 克、钩藤 20 克、菊花 15 克、麻黄 7.5 克、橘红 15 克、枳壳 15 克、桔梗 15 克、黄芩 15 克、甘草 10 克。水煎服，日一剂，日两次。

本方适用于中风、中经络。方中乌药为主，疏风顺气，配橘红、桔梗调气和中，以川芎、白芷、麻黄、薄荷、钩藤、菊花、僵蚕活血祛风，黄芩清郁热，甘草和诸药，全方合奏调气解郁、活血祛风之效。

9. 肾阴阳两亏 虚阳夹痰上泛

主症：舌强语謇，肢体麻木无力，偏瘫不用，口舌歪斜，饮水呛，口干痰多，舌淡，苔白腻，脉虚弦或沉弱等。

治则：滋阴助阳，化痰通络。

方药：地黄饮子加味。

熟地 30 克、山萸 20 克、石斛 20 克、麦冬 15 克、巴戟 15 克、枸杞子 20 克、石菖蒲 15 克、远志 15 克、肉桂 7.5 克、茯苓 20 克、丹参 20 克、桃仁 20 克。水煎服，日一剂，日两次。

本法适用于中风恢复期或后遗症期。方中熟地、山萸、枸杞、石斛、寸冬，滋补肾阴为主药，辅以巴戟、附子、肉桂以助肾阳。阴阳充则真元得以温养。肉桂、附子引火归元，使阳纳于阴。茯苓、远志、菖蒲化痰开窍，桃仁、丹参活血通脉，诸药相合，以达补肾助阳，化痰通络熄风之效。

10. 气虚血滞 经脉瘀阻

主症：半身不遂，口眼歪斜，口角流涎，语言不清，小便频数，全身无力，短气自汗脉虚或缓弱，舌淡润等。

治则：益气活血，通经活络。

方药：补阳还五汤加味。

黄芪 100 克、川芎 15 克、赤芍 15 克、当归 15 克、地龙 15 克、桃仁 15 克、红花 15 克、丹参 20 克。水煎服，日一剂，日两次。

本法适用于中风恢复期及后遗症期。方中以黄芪为主药，补益正气，当归、川芎、地龙、桃仁、丹参活血，气充血行，瘀去脉通，则中风自复。

十三、咳　　嗽

咳嗽是临床常见病证，多见于急慢性支气管炎、肺气肿、上呼吸道感染、肺炎等呼吸系统疾病。中医学将其分为外感及内伤两类，外感咳嗽多为六淫邪气外侵所致，内伤咳嗽则由脏腑虚实寒热所致。

1. 外感咳嗽

外感咳嗽多为六淫邪气外袭，肺合皮毛，外邪侵袭，首先犯肺，肺气不宣，清肃失常而致咳嗽上气。外邪有风温、风寒两类，前者宜用辛凉宣肺，辛凉用桑菊饮或银翘、黄芩，系从银翘散衍化改变剂型而成；后者宜用辛温宣肺，如三拗汤之类，如兼喘者，麻黄为必用之药，麻黄发表宣肺透邪之功非他药所能及。麻黄辛温虽与风热者不宜，但与石膏合用，石膏剂量加大，则辛温之性又可化为辛凉，对风热咳嗽则有卓效。张琪教授常以此方加川贝、鱼腥草、黄芩、银花，治疗上呼吸道感染及肺炎，尤以小儿肺炎屡获良效，但石膏之剂量须大于麻黄 10 倍方佳，此方取名加味麻杏石甘汤，其方组成如下：麻黄 10 克、杏仁 15 克、生石膏 50 ~ 100 克、鱼腥草 30 克、牛蒡子 15 克、黄芩 10 克、川贝 10 克、银花 30 克、桔梗 10 克、甘草 10 克。水煎服，日一剂，日两次。如见舌红少津，为肺阴亏耗，宜于方中加沙参、麦冬、玉竹、生地。

表寒里饮之咳嗽，痰呈泡沫清稀，甚则气喘不得卧。外有表证，发热恶寒，肢体酸楚，舌白润，脉浮滑等，多见于慢性支气管炎、肺气肿患者复感外邪，小青龙汤解表化饮止咳为最佳首选方药，药后得汗而诸症缓解。慢性气管炎、肺气肿属痰饮病，小青龙汤治表寒里饮症可获得缓解，如属新感可以痊愈，如属痰饮宿疾喘症则不易根治，多遇寒即发。张琪教授根据其意用小青龙汤治疗痰饮喘咳、呕逆、小便不利时，加熟地、肉苁蓉、仙灵脾、枸杞子以助肾中元阴元阳，如恶寒手足逆冷、小便清频，加附子、肉桂常取得良好疗效。但本方用量宜小为适合，若用量大如细辛、干姜、麻黄、桂枝等辛热之品易化热伤阴。张琪教授常用以下剂量加补肾之品，命名加味小青龙汤：麻黄 10 克、细辛 5 克、干姜 5 克、半夏 10 克、五味子 10 克、白芍 10 克、桂枝 10 克、甘草 10 克、熟地 25 克、仙灵脾 15 克、枸杞子 15 克、苁蓉 10 克。水煎服，日一剂，日两次。本方除治疗慢性支气管炎、肺气肿外，亦治肺炎、肺感染等，肺炎及肺感染属热者居多，如痰稠黏不易咳出，痰鸣音甚多，《金匮要略》谓"喉中水鸡声"，舌体胖大少津，可用本方加生石膏等清肺热，温清并用，但生石膏剂量宜大方能取效。张琪教授治疗此类患者，凡遇外寒里饮夹热致肺失宣降之证，用此方必能收效。亦有无内热者，舌润苔滑，咳嗽喘息，喉中痰声漉漉，两肺罗音甚多，用小青龙汤与射干麻黄汤两方化裁，命名加味射干麻黄汤：麻黄 10 克、射干 10 克、干姜 10 克、细辛 5 克、半夏 10 克、紫菀 15 克、冬花 10 克、苏子 10 克、生姜 10 克、五味子 10 克、桂枝 10 克。水煎服，日一剂，日两次。张琪教授以此方治疗小儿病毒性肺炎见上述证候，辩证属肺脾寒饮者，此方具有卓效，所以不能一见肺炎即投寒凉清热之剂，曾见不少因过服寒凉之剂而转为脾肺虚寒者，咳嗽气喘、腹胀便溏，由轻转重，甚至转危，极应注意。

另有咳嗽日久不愈，痰稠，口干咽干，胸闷，食纳不佳，舌尖红苔薄白少津，X 线检查两肺常无所见者，此为外感风寒客于肺中，日久不解，化热伤阴，此时宣肺解表已不能解，清肺止咳亦难收功，乃正虚邪恋，张琪教授常用小柴胡汤加味和解宣透，原方加杏仁、薄荷、紫苏、荆芥以助其宣散之功，再用北沙参、川贝母、知母、麦冬清金润肺，宣不伤正，润不留邪，治由外邪不解，耗伤阴液之咳嗽，多能治愈。方剂组成：柴胡 15 克、半夏 15 克、黄芩 15 克、党参 15 克、甘草 10 克、荆芥 10 克、紫苏 10 克、杏仁 15 克、薄荷 10 克、麦冬 15 克、川贝 15 克、沙参 15 克、知母 10 克、生姜 10 克、大枣 3 枚。水煎服，日一剂，日两次。此病亦常见病程短或新感，只有外邪袭肺，无化热伤阴证候，可不用沙参、麦冬、党参，只用宣肺祛邪即可，若兼喘可加麻黄，泻肺止喘即愈。

2. 内伤咳嗽

《内经》谓："五脏六腑皆令人咳"。内伤咳嗽以脏腑辨证为主，治内伤咳嗽应遵循这一原则，以脏腑辩证为纲，虚实寒热为目。

（1）肺咳：张琪教授认为，肺咳有寒热虚实之分。

肺虚寒则咳痰清稀，气短乏力，面白畏冷，舌润苔滑，用苓甘五味姜汤加人参，或用甘草干姜汤加五味子、罂粟壳颇效，亦可用《伤寒论》桂枝加厚朴杏子汤。多见于肺气肿及慢性支气管炎患者，平素痰多气喘，入冬即发作，辩证要点必须无里热证方可用之。

肺热证多为痰热壅肺，症见咳嗽声高，痰稠黏或黄，身热面赤，胸满气促，口干苦，舌红苔腻，脉滑数。治以清肺化痰，张琪教授喜用清肺汤，药物组成：麦冬 15 克、天冬 15 克、川贝 15 克、知母 15 克、黄芩 15 克、桑白皮 10 克、瓜蒌 20 克、清半夏 10 克、杏仁 15 克、五爪红 10 克、生草 10 克、枳壳 10 克、桔梗 10 克。水煎服，日一剂，日两次。另有清金降气汤治肺热咳嗽，气喘不得卧，身热，痰稠黏，舌红少津，脉滑数者。药物组成：枇杷叶 15 克、葶苈子 20 克、桑白皮 15 克、杏仁 15 克、黄芩 15 克、瓜蒌仁 15 克、寸冬 15 克、川贝 15 克、紫菀 20 克、玄参 15 克、生地 15 克、枳壳 15 克、鱼腥草 30 克、桔梗 15 克、甘草 10 克。水煎服，日一剂，日两次。方中用葶苈子、枳壳、桑白皮、桔梗利气降气，与清肺化痰之药合用，相互协同，增强疗效。

肺气阴两虚证，张琪教授常用《医宗金鉴》之人参清肺汤，其方组成为人参、炙甘草、知母、阿胶、地骨皮、桑白皮、杏仁、罂粟壳、乌梅。方中人参、炙甘草补肺气之虚，知母、阿胶、地骨皮滋肺阴，桑白皮、杏仁利肺气，罂粟壳、乌梅敛肺气，以滋补收敛为主，辅以利肺气，用于肺虚久咳喘息效果甚佳，方名清肺实为补肺，用以治疗肺气肿、慢性支气管炎、支气管扩张咯血、肺结核属肺气阴虚久嗽者皆效。肺阴亏耗咳嗽者，多症见咳痰黏稠带血，或干咳无痰，手足心热，或潮热盗汗，舌红少津，脉细数或虚数等，治以滋阴润肺法，如百合固金汤类。此型咳嗽多见于肺结核，亦有反复肺感染经用消炎药可暂愈，旋又复发，此属肺阴虚不胜外邪，必以滋阴润肺，少佐清宣之剂，俾正胜邪祛则愈。

（2）肝咳：即肝火犯肺，木火刑金证。主证为气逆呛咳，干咳少痰带血，胁痛咳引加剧，目干赤，面色青，遇怒则加重，舌边赤苔燥，脉弦或弦数，治宜泻肝保肺，清热宁金，多见于肺结核、支气管扩张或感染等病，张琪教授用泻白散加味主治。药物组成：桑白皮15克、地骨皮10克、郁金10克、柴胡15克、白芍15克、瓜蒌20克、黄芩10克、降香10克、麦冬15克、甘草10克。水煎服，日一剂，日两次。如咳血不止加三七5克，研末与汤药同时服之，如气上逆咳血加生赭石30克。

（3）脾咳：属痰饮病范畴，其病机为脾虚失运，痰饮内生，上贮于肺，所谓"脾为生痰之源，肺为贮痰之器"。证见咳嗽痰多白色易于咳出，喉中痰声漉漉，脘闷呕恶，晨起较甚，间或纳呆便溏腹胀，舌苔厚腻，脉缓或濡，或有轻度浮肿。张琪教授对此病审其无里热证，喜用张锡纯理饮汤，原方药物组成：白术12克、干姜15克、桂枝6克、炙甘草6克、茯苓6克、生杭芍6克、橘红4.5克、川厚朴4.5克。水煎服，日一剂，日两次。张琪教授认为，应用此方辨证应注意以下几要点：咳喘短气、胸满，痰涎多而清稀咳吐不爽，脉象弦迟细弱、或浮大无力、舌苔白滑或厚腻为主症；头眩耳鸣、烦躁身热则属假热，乃饮邪逼阳气外出之假象，间或有之，当从舌脉辨识，不可误作热证投以寒凉之剂，此证候在痰饮宿疾之肺气肿、肺心病个别患者中常见，但却非主症。

此外有脾湿生痰，日久化热，痰热互结之证；或见于痰饮复感外邪，痰热壅肺。证见喘咳气憋，痰稠黏不易咳出，脉滑，舌苔腻而少津，此为痰热蕴蓄上干于肺，肺失清肃所致，多见于慢性支气管炎、肺气肿感染之证，为常见之症，张琪教授用加味清气化痰汤治之疗效颇佳。药物组成：胆星10克、半夏15克、橘红15克、杏仁10克、枳实10克、瓜蒌仁15克、黄芩10克、茯苓10克、鱼腥草20克、麦冬15克、桑白皮15克、甘草10克。水煎服，日一剂，日两次。此方用二陈加胆星以化痰；用黄芩、鱼腥草、麦冬、桑白皮以清肺热；另用杏仁、枳实、瓜蒌仁利气，配伍合理，用之气顺热清痰消则诸症可除。

（4）心咳：《素问·咳论》谓："心咳之状，咳则心痛，喉中介介如梗状"。张琪教授认为，病机多属心气不足，心阳衰微，心阳心气虚，血运受阻，咳嗽无力声低，痰出不易，或咯出痰中夹有粉红色血液，气喘憋闷不得卧，胸痛，唇紫发绀，尿少浮肿，脉涩或结代，多见于肺心病心衰，治疗用加味真武汤。药物组成：附子15克、茯苓20克、白术15克、白芍15克、生姜15克、五味子15克、人参15克、寸冬10克、桃仁15克、红花10克、丹参15克、葶苈子15克。水煎服，日一剂，日两次。若并发感染，可于上方加鱼腥草、金银花、蒲公英、桑白皮等清热解毒之品，温清并用，正邪兼顾，多能收效。

（5）肾咳："肺为气之主，肾为气之根"，肾为肺之主，主纳气归元，与肺共司呼吸，如肾气虚失于摄纳则出现咳而兼喘，以喘为主，痰清稀，咳而遗尿，腰酸膝软，呼多吸少，浅表呼吸，舌淡胖，苔白滑，脉细弱，或浮大空豁，临床观察多见于支气管哮喘、肺心病，治当补肾纳气，用张锡纯之参赭镇气汤加熟地、枸杞子、山萸、五味子补肾摄纳，甚为有效。如属肾气虚，寒饮射肺，肾不纳气，喘息咳嗽，痰清稀，呼吸痰鸣音明显者，张琪教授常用肺肾合治法，上则温肺化饮，下则补肾摄纳，疗效颇著。

十四、前列腺炎及增生

前列腺炎多见于三四十岁之男性，主要症状为会阴、睾丸部位不适，腰痛，轻度尿频，尿道口有分泌物，若合并尿道感染时可伴有尿痛、尿道不适等症状。部分患者可有神经衰弱症状。张琪教授临床观察本病可由两个因素造成：一为肾中阴阳亏耗，湿热蕴结，出现小便不畅、腰酸乏力、尿道疼痛为主要症状，治疗宜滋阴助阳、清热利湿，常用滋肾通关丸与八味肾气丸加清热利湿之品，处方：知母 15 克、黄柏 20 克、肉桂 5 克、熟地 20 克、山茱萸 15 克、山药 15 克、茯苓 15 克、牡丹皮 15 克、泽泻 15 克、蒲公英 30 克、瞿麦 20 克、石韦 15 克，水煎服，日一剂，日两次。二为肾阳虚衰，膀胱湿热，寒热互结，以会阴及睾丸胀痛、发凉，腰酸痛，脉象沉为主要症状，治疗宜温阳利湿，清热解毒之剂，常用薏苡附子败酱散加蒲公英、双花、瞿麦、竹叶清热解毒利湿；如腰酸痛可加熟地、山茱萸。处方：附子 15 克、薏苡仁 30 克、败酱草 50 克、蒲公英 30 克、金银花 25 克、竹叶 15 克、瞿麦 20 克、甘草 15 克、熟地 20 克、山茱萸 15 克。水煎服，日一剂，日两次。

前列腺增生症又称前列腺肥大，以排尿困难为主要临床特征，为男性老年常见疾病之一。张琪教授认为，本病多因肾阳式微，肾气虚衰，湿浊痰瘀滞结不化，阻塞水道，小便不利，同时由于肾阳不足，气化功能失调，不能下达洲都，而致小便不利，轻则涓滴不利为癃，重则点滴全无为闭，可知肾阳及肾元虚为致病之本，痰浊血瘀为致病之标，属本虚标实证。现代医学认为，本病与性激素分泌有关，男性老年人睾丸发生萎缩，体内性激素平衡失调，激素分泌量下降，其中雄激素下降尤为明显，分泌性激素的器官亦萎缩，性器官调节激素发生病变，前列腺是受累的主要组织，可导致纤维增生肥大。以上所述与中医谓本病由老年肾气衰为发病之根的理论不谋而合，肾气为阴阳化合而成，本病以肾阳虚衰为多见，由于肾阳虚衰下焦虚寒，致气凝血瘀，痰湿互结不化，久而成积阻塞水道，酿而为癃闭。张琪教授自拟补肾温通饮方如下：熟地 20 克、山芋 15 克、茯苓 15 克、泽泻 15 克、附子 10 克、肉桂 10 克、知母 10 克、黄柏 10 克、川椒 10 克、茴香 15 克、橘核 15 克、大黄 7 克、桃仁 15 克、瞿麦 15 克、萹蓄 15 克。水煎服，日一剂，日两次。本方用八味肾气汤原方补肾温阳助气化；茴香、川椒、橘核温通阳气，辛开行气开窍；知母、黄柏滋肾阴，合肉桂为通关丸，以防无阴则阳无以化，有通关利水之效，萹蓄、瞿麦清热利水通淋，因癃闭膀胱尿潴留，尿液兼夹湿热，故须以清热利水；辅佐桃仁、大黄化瘀血痰浊，消坚化积。全方消补寒温并用，扶正祛邪，标本兼顾，用于此病多效。